现代各科护理技能与实践

赵云霞　吕贝贝　张兴月　张建丽　肖宁　杜鹏程◎主编

吉林科学技术出版社

图书在版编目（CIP）数据

现代各科护理技能与实践/赵云霞等主编. --长春：
吉林科学技术出版社，2024.3
ISBN 978-7-5744-1183-8

Ⅰ.①现…Ⅱ.①孙…Ⅲ.①护理学Ⅳ.①R47

中国国家版本馆CIP数据核字(2024)第064126号

现代各科护理技能与实践

主　　编　赵云霞　等
出 版 人　宛　霞
责任编辑　张　楠
封面设计　长春市阴阳鱼文化传媒有限责任公司
制　　版　长春市阴阳鱼文化传媒有限责任公司
幅面尺寸　185mm×260mm
开　　本　16
字　　数　303千字
印　　张　13
印　　数　1~1500册
版　　次　2024年3月第1版
印　　次　2024年10月第1次印刷

出　　版　吉林科学技术出版社
发　　行　吉林科学技术出版社
地　　址　长春市福祉大路5788号出版大厦A座
邮　　编　130118
发行部电话/传真　0431-81629529 81629530 81629531
　　　　　　　　　81629532 81629533 81629534
储运部电话　0431-86059116
编辑部电话　0431-81629510
印　　刷　廊坊市印艺阁数字科技有限公司

书　　号　ISBN 978-7-5744-1183-8
定　　价　80.00元

目　　录

第一章 呼吸系统疾病的护理

第一节 肺炎的护理

肺炎是指终末气道、肺泡和肺间质的炎症,可由病原微生物、理化因素、免疫损伤、过敏及药物所致。

一、常见病因

以感染为最常见病因,如细菌、病毒、真菌、寄生虫等,还有理化因素、免疫损伤、过敏及药物等。正常的呼吸道免疫防御机制使气管隆嵴以下的呼吸道保持无菌。是否发生肺炎决定于两个因素:病原体和宿主因素。如果病原体数量多,毒力强和(或)宿主呼吸道局部和全身免疫防御系统损害,即可发生肺炎。

病原体可通过下列途径引起肺炎:①空气吸入;②血行播散;③邻近感染部位蔓延。当病原体直接抵达下呼吸道后,滋生繁殖,引起肺泡毛细血管充血、水肿,肺泡内纤维蛋白渗出及细胞浸润。

二、临床表现

1.症状

细菌性肺炎的常见症状为咳嗽、咳痰,或原有呼吸道症状加重,并出现脓性痰或血痰,伴或不伴痛。肺炎病变范围大者可有呼吸困难、呼吸窘迫。大多数患者有发热。

2.体征

早期肺部体征无明显异常,重症者可有呼吸频率增快,鼻翼翕动,发绀。肺实变时有典型的体征,如叩诊浊音、语颤增强和支气管呼吸音等,也可闻及湿啰音。并发胸腔积液者,患侧胸部叩诊浊音、语颤减弱、呼吸音减弱。

三、辅助检查

1.胸部 X 线

以肺泡浸润为主。呈肺叶、段分布的炎性浸润影,或呈片状或条索状影,密度不均匀,沿支气管分布。

2.血液检查

细菌性肺炎可见白细胞计数和中性粒细胞增高,核左移,或细胞内见中毒颗粒。年老体弱、酗酒、免疫功能低下者白细胞计数可不增高,但中性粒细胞比例仍高。

3.病原学检查

痰涂片革兰染色有助于诊断,但易受咽喉部寄殖菌污染。为避免上呼吸道污染,应在漱口后取深部咳出的痰液送检,或经纤维支气管镜取标本送检,结合细菌培养,诊断敏感性较高。必要时做血液、胸腔积液细菌培养,以明确诊断。

4.血清学检查

补体结合试验适用于衣原体感染。间接免疫荧光抗体检查多用于军团菌肺炎等。

四、治疗原则

给予对症和支持治疗,选用抗生素应遵循抗菌药物治疗原则,即对病原体给予针对性治疗。

五、护理

1.评估

(1)病史。①患病及治疗经过:询问本病的有关病因,如有无着凉、淋雨劳累等诱因,有无上呼吸道感染史;有无 COPD、糖尿病等慢性病史;是否使用过抗生素、激素、免疫抑制药等;是否吸烟,吸烟量有多少。②目前病情与一般情况:日常活动与休息、饮食、排便是否规律,如是否有食欲缺乏、恶心、呕吐、腹泻等表现。

(2)身体评估。①一般状态:意识是否清楚,有无烦躁、嗜睡、反复惊厥、表情淡漠等;有无急性病容、鼻翼翕动。有无生命体征异常,有无血压下降、体温升高或下降等。②皮肤、淋巴结:有无面颊绯红、口唇发绀、皮肤黏膜出血、浅表淋巴结肿大。③胸部:有无三凹征;有无呼吸频率、节律异常;有无胸部压痛、叩诊实音或浊音;有无肺泡呼吸音减弱或消失、异常支气管呼吸音、干湿啰音、胸膜摩擦音等。

(3)实验室检查。①血常规:有无白细胞计数升高、中性粒细胞核左移、淋巴细胞升高;②X线检查:有无肺纹理增粗、炎性浸润影等;③痰培养:有无细菌生长,药敏试验结果如何;④血气分析:是否有 PaO_2 减低和(或)$PaCO_2$ 升高。

2.护理要点及措施

(1)休息与生活护理:发热患者应卧床休息,以减少氧耗量,缓解头痛、肌肉酸痛等症状。病房安静,环境适宜,室温 18℃～20℃,湿度 50%～60%,定时通风。

(2)口腔护理:高热及咳痰的患者应加强口腔护理,保持口腔清洁,预防口舌炎、口腔溃疡的发生。每日 2 次口腔护理,饭前、饭后漱口,口唇干燥者涂液状石蜡。

(3)饮食与补充水分:给予能提供足够热量、蛋白质和维生素的流质或半流质,以补充高热引起的营养物质消耗。鼓励患者多饮水,每日 1～2L。轻症者无需静脉补液,失水明显者可遵医嘱给予静脉补液,保持血钠＜145mmol/L,尿比重＜1.020,补充因发热而丢失较多的水和盐,加快毒素排泄和热量散发,尤其是食欲差或不能进食者。心脏病或老年人应注意补液速度,避免过快导致急性肺水肿。

(4)降温护理:高热时可采用乙醇擦浴、冰袋、冰帽等物理降温措施,以逐渐降温为宜,防止虚脱。儿童要预防惊厥,不宜用阿司匹林或其他解热药,以免大汗和干扰热型观察。患者出汗时,及时协助擦汗,更换衣服,避免受凉,使患者感觉舒适。

(5)病情观察:监测并记录生命体征,以便观察热型,协助医生明确诊断。重症肺炎不一定有高热,重点观察儿童、老年人、久病体弱者的病情变化。

(6)用药护理:遵医嘱使用抗生素,观察疗效和不良反应。应用头孢唑啉钠可出现发热、皮疹、胃肠道不适等不良反应,偶见白细胞减少和丙氨酸氨基转移酶增高;喹诺酮类药偶见皮疹、恶心等;氨基糖苷类抗生素有肾、耳毒性,老年人和肾功能减退者,应特别注意观察是否有耳鸣、头晕、唇舌发麻等不良反应的出现。

(7)呼吸困难、咳嗽、咳痰护理:①抬高床头取舒适的平卧位,根据病情及血气分析结果选择给氧方式,重症肺炎或伴有低氧血症的患者出现明显呼吸困难、发绀者,要给予鼻导管或面罩吸氧。②实施胸部物理疗法指导并鼓励患者进行有效的咳嗽、咳痰,以利于排痰;对无力咳嗽或痰液干燥不易咳出时,给予雾化吸入、变换体位、翻身叩背等,使其保持呼吸道通畅。

(8)感染性休克的护理

①病情监测。a.生命体征:有无心率加快、脉搏细速、血压下降、脉压变小、体温不升或高热、呼吸困难等,必要时进行心电监护;b.精神和意识状态:有无精神萎靡、表情淡漠、烦躁不安、神志模糊等;c.皮肤、黏膜:有无发绀、肢端湿冷;d.出入量:有无尿量减少,疑有休克者每小时应测尿量及尿比重;e.实验室检查:有无血气分析等指标的改变。

②感染性休克的抢救配合:发现异常情况,立即通知医师,并备好物品,积极配合抢救。a.体位:患者取仰卧中凹位,头胸部抬高 20°、下肢抬高约 30°,有利于呼吸和静脉血回流。b.吸氧:给予高流量吸氧,维持 PaO_2＞60mmHg,改善缺氧症状。c.补充血容量:快速建立两条静脉通路,遵医嘱给予右旋糖酐或平衡液以维持有效血容量,降低血液黏稠度,防止弥散性血管内凝血;有明显酸中毒可应用 5％碳酸氢钠静脉滴注,因其配伍禁忌较多,宜单独输入。随时监测患者一般情况、血压、尿量、尿比重、血细胞比容等;监测中心静脉压,作为调整补液速度的指标,中心静脉压＜5cmH₂O 可加快输液速度,达到 10cmH₂O 应慎重,输液不宜过快,以免诱发急性心力衰竭。下列证据提示血容量已补足:口唇红润、肢端温暖、收缩压＞90mmHg,每小时尿量＞30mL 以上。如血容量已补足,每小时尿量＜400mL,比重＜1.018,应及时报告医师,注意有无急性肾衰竭。d.用药护理:遵医嘱输入多巴胺、间羟胺等血管活性药物。根据血压调整滴速,以维持收缩压在 90～100mmHg 为宜,保持重要器官的血液供应,改善微循环。输注过程中注意防止液体溢出血管外,引起局部组织坏死和影响疗效。联合使用广谱抗菌药物控制感染时,应注意药物疗效和不良反应。

(9)心理护理:评估患者的心理状态,有无焦虑等不良情绪,疾病是否影响了患者的日常生活和睡眠。对于病情危重者,医护人员应该陪在患者身边,安慰患者,使其保持情绪稳定,增强战胜疾病的信心。

3.健康教育

(1)患者及家属了解肺炎的病因及诱因,避免受凉、淋雨、吸烟、酗酒,防止过度劳累。有皮肤痈、疖、伤口感染、毛囊炎、蜂窝织炎时应及时治疗,尤其是免疫功能低下者(糖尿病、血液病、艾滋病、肝病、营养不良等)和慢性支气管炎、支气管扩张者。

(2)保证饮食均衡、营养充足,多饮水,并适当活动锻炼,以增强体质。

(3)室内常通风换气,在天气晴朗时,到室外呼吸新鲜空气,晒太阳。在感冒流行季节,应尽量避免去人多拥挤的场所。必要时佩戴口罩。

(4)指导患者遵医嘱按时服药,了解肺炎治疗药物的疗效、用法、疗程、不良反应,防止患者自行停药或减量,定时随访。

(5)特殊患者的康复护理,慢性病、长期卧床、年老体弱者,应注意经常改变体位、翻身、拍背,咳出气道痰液,有感染征象及时就诊。

(6)根据气温变化合理增减衣服。衣着宽松,保持呼吸通畅。

(7)积极治疗原有的慢性疾病,定期随访。

第二节　支气管哮喘的护理

支气管哮喘是由多种细胞(如嗜酸性粒细胞、肥大细胞、T淋巴细胞、中性粒细胞、气道上皮细胞等)和细胞组分参与的气道慢性炎性疾病。这种慢性炎症与气道高反应性相关,通常出现广泛多变的可逆性气流受限,并引起反复发作性的喘息、气急、胸闷或咳嗽等症状,常在夜间和(或)清晨发作、加剧,多数患者可自行缓解或经治疗缓解。

一、病因与发病机制

1.病因

哮喘的病因还不十分清楚,患者个体过敏体质及外界环境的影响是发病的危险因素。环境因素中主要包括某些激发因素,如尘螨、花粉、真菌、动物毛屑、二氧化硫、氨气等各种特异和非特异性吸入物;感染,如细菌、病毒、原虫、寄生虫等;食物,如鱼、虾、蟹、蛋类、牛奶等;药物,如普萘洛尔(心得安)、阿司匹林等;气候变化、运动、妊娠等都可能是哮喘的激发因素。

2.发病机制

哮喘的发病机制不完全清楚,可概括为免疫-炎症反应、神经机制和气道高反应性及其相互作用。

二、临床表现

1. 症状

为发作性伴有哮鸣音的呼气性呼吸困难或发作性胸闷和咳嗽。严重者被迫采取坐位或呈端坐呼吸，干咳或咳大量白色泡沫痰，甚至出现发绀等，有时咳嗽可为唯一的症状(咳嗽变异型哮喘)。哮喘症状可在数分钟内发作，经数小时至数天，用支气管舒张药或自行缓解。某些患者在缓解数小时后可再次发作。在夜间及凌晨发作和加重常是哮喘的特征之一。

2. 体征

发作时胸部呈过度充气状态，有广泛的哮鸣音，呼气音延长。但在轻度哮喘或非常严重哮喘发作，哮鸣音可不出现。心率增快、奇脉、胸腹反常运动和发绀常出现在严重哮喘患者中。非发作期体检可无异常。

三、辅助检查

1. 痰液检查

涂片在显微镜下可见较多嗜酸性粒细胞。

2. 呼吸功能检查

(1)通气功能检测：在哮喘发作时呈阻塞性通气功能改变，呼气流速指标均显著下降，1秒钟用力呼气容积(FEV_1)、1秒率[1秒钟用力呼气量占用力肺活量比值($FEV_1/FVC\%$)]以及最高呼气流量(PEF)均减少。肺容量指标可见用力肺活量减少、残气量增加、功能残气量和肺总量增加，残气占肺总量百分比增高。缓解期上述通气功能指标可逐渐恢复。病变迁延、反复发作者，其通气功能可逐渐下降。

(2)支气管激发试验(BPT)用以测定气道反应性。吸入激发剂后其通气功能下降、气道阻力增加。运动亦可诱发气道痉挛，使通气功能下降。一般适用于通气功能在正常预计值的70%以上的患者。如FEV_1下降≥20%，可诊断为激发试验阳性。

(3)支气管舒张试验(BDT)用以测定气道可逆性。有效的支气管舒张药可使发作时的气道痉挛得到改善，肺功能指标好转。常用吸入型的支气管舒张药如沙丁胺醇、特布他林及异丙托溴铵等。舒张试验阳性诊断标准：①FEV_1较用药前增加12%或以上，且其绝对值增加200mL或以上；②PEF较治疗前增加每分钟60L或增加≥20%。

(4)呼气峰流速(PEF)及其变异率测定：PEF可反映气道通气功能的变化。哮喘发作时PEF下降。此外，由于哮喘有通气功能时间节律变化的特点，常于夜间或凌晨发作或加重，使其通气功能下降。若24小时内PEF或昼夜PEF波动率≥20%，也符合气道可逆性改变的特点。

3. 动脉血气分析

哮喘发作时由于气道阻塞且通气分布不均，通气/血流比值失衡，可致肺泡气-动脉血氧分压差($PA\text{-}aDO_2$)增大;严重发作时可有缺氧,PaO_2降低,由于过度通气可使$PaCO_2$下降,pH上升,表现呼吸性碱中毒。若重症哮喘,病情进一步发展,气道阻塞严重,可有缺氧及CO_2潴留,$PaCO_2$上升,表现呼吸性酸中毒。若缺氧明显,可合并代谢性酸中毒。

4.胸部 X 线检查

早期在哮喘发作时可见两肺透亮度增加,呈过度通气状态;在缓解期多无明显异常。如并发呼吸道感染,可见肺纹理增加及炎性浸润阴影。同时要注意肺不张、气胸或纵隔气肿等并发症的存在。

5.特异性变应原的检测

哮喘患者大多数伴有过敏体质,对众多的变应原和刺激物敏感。测定变应性指标结合病史有助于对患者的病因诊断和脱离致敏因素的接触。

四、治疗原则

目前尚无特效的治疗方法,但长期规范化治疗可使哮喘症状能得到控制,减少复发乃至不发作。

(1)脱离变应原。

(2)药物治疗

①缓解哮喘发作:此类药物主要作用为舒张支气管,故也称支气管舒张药。

a.β_2肾上腺素受体激动药(简称β_2激动药):β_2激动药是控制哮喘急性发作的首选药物。常用的短效β受体激动药有沙丁胺醇、特布他林和非诺特罗,作用时间为 4～6 小时。长效β_2受体激动药有福莫特罗、沙美特罗及丙卡特罗,作用时间为 10～12 小时。

b.抗胆碱药:吸入抗胆碱药如异丙托溴铵,为胆碱能受体(M 受体)拮抗药,可以阻断节后迷走神经通路,降低迷走神经兴奋性而起舒张支气管作用,并有减少痰液分泌的作用。与β_2受体激动药联合吸入有协同作用,尤其适用于夜间哮喘及多痰的患者。

c.茶碱类:是目前治疗哮喘的有效药物。茶碱与糖皮质激素合用具有协同作用。口服给药:包括氨茶碱和控(缓)释茶碱,后者且因其昼夜血药浓度平稳,不良反应较少,且可维持较好的治疗浓度,平喘作用可维持 12～24 小时,可用于控制夜间哮喘。最好在用药中监测血浆氨茶碱浓度,其安全有效浓度为 6～15$\mu g/mL$。

②控制或预防哮喘发作:此类药物主要治疗哮喘的气道炎症,亦称消炎药。由于哮喘的病理基础是慢性非特异性炎症,糖皮质激素是当前控制哮喘发作最有效的药物。可分为吸入、口服和静脉用药。

a.吸入治疗是目前推荐长期消炎治疗哮喘的最常用方法。常用吸入药物有倍氯米松、布地奈德、氟替卡松、莫米松等,后两者生物活性更强,作用更持久。吸入治疗药物全身性不良反应少,少数患者可引起口咽念珠菌感染、声音嘶哑或呼吸道不适,吸药后用清水漱口可减轻局部反应和胃肠吸收。

b.口服剂:有泼尼松(强的松)、泼尼松龙(强的松龙)。

c.静脉用药:重度或严重哮喘发作时应及早应用琥珀酸氢化可的松,注射后4～6小时起作用,常用量为每日100～400mg,或甲泼尼龙(甲基强的松龙,每日80～160mg)起效时间更短(2～4小时)。地塞米松因在体内半衰期较长、不良反应较多,宜慎用,一般为每日10～30mg。

d.LT调节剂:通过调节LT的生物活性而发挥消炎作用,同时具有舒张支气管平滑肌的作用,可以作为轻度哮喘的一种控制药物的选择。常用半胱氨酰LT受体拮抗药,如孟鲁司特10mg。

(3)免疫疗法:分为特异性和非特异性两种。采用特异性变应原(如螨、花粉、猫毛等)做定期反复皮下注射,剂量由低至高,以产生免疫耐受性,使患者脱(减)敏。除常规的脱敏疗法外,季节前免疫法对于一些季节性发作的哮喘患者(多为花粉致敏),可在发病季节前3～4个月开始治疗。非特异性疗法,如注射卡介苗、转移因子、疫苗等生物制品抑制变应原反应的过程,有一定辅助的疗效。

五、护理

1.评估

(1)病史

①患病及治疗经过:询问患者发病时的症状,如喘息、呼吸困难、胸闷或咳嗽的程度、持续时间、诱发和缓解因素。了解既往和目前的检查结果、治疗经过和患者的病情程度。了解患者对所用药物的名称、剂量、用法、疗效、不良反应等知识的掌握情况,尤其是患者能否掌握药物吸入技术,是否进行长期规律的治疗,是否熟悉哮喘急性发作先兆和正确处理方法,急性发作时有无按医嘱治疗等。评估疾病对患者日常生活和工作的影响程度。

②评估与哮喘有关的病因和诱因:a.有无接触变应原:室内是否密封窗户,是否使用毛毯、尼龙饰品,或使用空调等而造成室内空气流通减少;室内有无尘螨滋生,动物的皮毛和排泄物、花粉等。b.有无主动或被动吸烟,吸入污染空气如臭氧、杀虫剂、油漆和工业废气等。c.有无进食虾蟹、鱼、牛奶、蛋类等食物。d.有无服用普萘洛尔、阿司匹林等药物史。e.有无受凉、气候变化、剧烈运动、妊娠等诱发因素。f.有无易激动、紧张、烦躁不安、焦虑等精神因素。g.有无哮喘家族史。

③心理-社会状况:哮喘是一种气道慢性炎症性疾病,患者对环境多种激发因子易过敏,发作性症状反复出现,严重时可影响睡眠、体力活动。应注意评估患者有无烦躁、焦虑、恐惧等心理反应。由于哮喘需要长期甚至终身防治,可加重患者及家属的精神、经济负担。注意评估患者有无忧郁、悲观情绪,以及是否对疾病失去信心等。评估家属对疾病知识的了解程度、对患者关心程度、经济情况和社区医疗服务状况等。

(2)身体评估

①一般状态:评估患者的生命体征和精神状态;有无失眠,有无嗜睡、意识模糊等意识状态改变,有无痛苦面容。观察呼吸频率和脉率的情况,有无奇脉。

②皮肤和黏膜:观察口唇、面颊、耳郭等皮肤有无发绀,唇舌是否干燥,皮肤弹性是否降低。

③胸部体征:胸部有无过度膨胀,观察有无辅助呼吸肌参与呼吸和三凹征出现。听诊肺部有无哮鸣音、呼吸音延长,有无胸腹反常运动。但应注意轻度哮喘或非常严重哮喘发作时,可不出现哮鸣音。

(3)实验室及其他检查

①血常规:有无嗜酸性粒细胞增高、中性粒细胞增高。

②动脉血气分析:有无 PaO_2 降低,$PaCO_2$ 是否增高,有无呼吸性酸中毒、代谢性碱中毒。

③特异性变异原的检测:特异性 IgE 有无增高。

④痰液检查:涂片有无嗜酸性粒细胞,痰培养有无致病菌。

⑤肺功能检查:有无 FEV_1、$FEV_1/FVC\%$、VC 等下降,有无残气量、功能残气量、肺总量增加,有无残气/肺总量比值增高。

⑥X 线检查:有无肺透亮度增加。若出现肺纹理增多和炎性浸润阴影,提示并发现感染。注意观察有无气胸、纵隔气肿、肺不张等并发症的征象。

2.护理要点及措施

(1)病情观察:观察患者意识状态,呼吸频率、节律、深度及辅助呼吸肌是否参与呼吸运动等,监测呼吸音、哮鸣音变化,监测动脉血气分析和肺功能情况,了解病情和治疗效果。哮喘严重发作时,如经治疗病情无缓解,做好机械通气准备工作。加强对急性期患者的监护,尤其是夜间和凌晨哮喘易发作,严密观察有无病情变化。

(2)环境与体位:有明确过敏原者,应尽快脱离。提供安静、舒适、温湿度适宜的环境,保持室内清洁、空气流通。根据病情提供舒适体位,如为端坐呼吸者提供床旁桌支撑,以减少体力消耗。病室不宜摆放花草,避免使用皮毛、羽绒或蚕丝织物。

(3)氧疗护理:重症哮喘患者常伴有不同程度的低氧血症,应遵医嘱给予鼻导管或面罩吸氧,吸氧流量为每分钟 1～3L,吸入浓度一般不超过 40%。为避免气道干燥和寒冷气流的刺激而导致气道痉挛,吸入的氧气应尽量温暖湿润。在给氧过程中,检测动脉血气分析。如哮喘严重发作,经一般药物治疗无效,或患者出现神志改变,$PaO_2<60mmHg$,$PaCO_2>50mmHg$时,应准备进行机械通气。

(4)饮食护理:约 20% 的成年患者和 50% 的患儿可因不适当饮食而诱发或加重哮喘,应提供清淡、易消化、足够热量的饮食,避免进食硬、冷、油煎食物,若能找出与哮喘发作有关的食物,如鱼、虾、蟹、蛋类、牛奶等,应避免食用。某些食物添加剂如酒石黄、亚硝酸盐(制作糖果、糕点中用于漂白或防腐)也可诱发哮喘发作,应当引起注意。戒酒、戒烟。哮喘急性发作时,患者呼吸增快、出汗,常伴脱水、痰液黏稠,形成痰栓阻塞小支气管加重呼吸困难。应鼓励患者每天饮水 2500～3000mL,以补充丢失的水分,稀释痰液。重症者应建立静脉通道,遵医嘱及时、充分补液,纠正水、电解质和酸碱平衡紊乱。

(5)口腔与皮肤护理:哮喘发作时,患者常会大量出汗,应每天以温水擦浴,勤换衣服和床单,保持皮肤的清洁、干燥和舒适,协助并鼓励患者咳嗽后用温水漱口,保持口腔清洁。

　　(6)用药护理:观察药物疗效和不良反应。

　　①β₂受体激动药:指导患者按医嘱用药,不宜长期、规律、单一、大量使用。因为长期应用可引起β₂受体功能下降和气道反应性增高,出现耐药性。指导患者正确使用雾化吸入器,以保证药物的疗效。静脉滴注沙丁胺醇时应注意控制滴速(每分钟$2\sim4\mu g$)。用药过程观察有无心悸、骨骼肌震颤、低血钾等不良反应。

　　②糖皮质激素:吸入药物治疗,全身性不良反应少,少数患者可出现口腔念珠菌感染、声音嘶哑或呼吸道不适,指导患者喷药后必须立即用清水充分漱口以减轻局部反应和胃肠吸收。口服用药宜饭后服用,以减少对胃肠道黏膜的刺激。气雾吸入糖皮质激素可减少其口服量,当用吸入剂时,通常需同时使用2周后再逐步减少口服量,指导患者不得自行减量或停药。

　　③茶碱类:静脉注射时浓度不宜过高、速度不宜过快、注射时间宜在10分钟以上,以防中毒症状发生,其不良反应有恶心、呕吐等胃肠道症状,心律失常、血压降低和兴奋呼吸中枢作用,严重者可致抽搐甚至死亡,用药时监测血药浓度可减少不良反应发生,其安全浓度为$6\sim15ph/mL$,发热、妊娠、小儿或老年有心、肝、肾功能障碍及甲状腺功能亢进症者不良反应增加。合用西咪替丁(甲氰咪胍)、喹诺酮类、大环内酯类药物等可影响茶碱代谢而使其排泄减慢,应加强观察。茶碱缓(控)释片有控释材料,不能嚼服,必须整片吞服。

　　④其他:色甘酸钠及尼多酸钠,少数患者吸入后可有咽喉不适、胸闷、偶见皮疹,孕妇慎用。抗胆碱药吸入后,少数患者可有口苦或干感。酮替芬有镇静、头晕、口干、嗜睡等不良反应,对高空作业人员、驾驶员、操控精密仪器者应予以强调。

　　(7)促进排痰:痰液黏稠者可定时给予蒸汽或氧气雾化吸入。指导患者进行有效咳嗽、协助叩背有利于痰液排出,无效者可用负压吸引器吸痰。

　　(8)心理护理:缓解紧张情绪:哮喘新近发生和重症发作的患者,通常感到情绪紧张,甚至惊恐不安,应多巡视患者,耐心解释病情和治疗措施,给予心理疏导和安慰,消除过度的紧张状态,对减轻哮喘发作的症状和控制病情有重要意义。

　　3.健康教育

　　(1)疾病知识指导:指导患者增加对哮喘的激发因素、发病机制、控制目的和效果的认识,以提高患者在治疗中的依从性。通过教育使患者懂得哮喘虽不能彻底治愈,但只要坚持充分的正规治疗,完全可以有效控制哮喘的发作,即患者可达到没有或仅有轻度症状,能坚持日常工作和学习。

　　(2)避免诱发因素:针对个体情况,指导患者有效控制可诱发哮喘发作的各种因素,如避免摄入引起过敏的食物;避免强烈的精神刺激和剧烈运动;避免持续的喊叫等过度换气动作;不养宠物;避免接触刺激性气体及预防呼吸道感染;戴围巾或口罩避免冷空气刺激;缓解期应加强体育锻炼、耐寒锻炼及耐力训练,以增强体质。

　　(3)自我检测病情:指导患者识别哮喘发作的先兆表现和病情加重的征象,学会哮喘发作时进行简单的紧急自我处理方法。学会利用峰流速仪来检测最大呼气峰流速(PE-FR),做好哮喘日记,为疾病预防和治疗提供参考资料。峰流速仪的使用方法:取站立位,尽可能深吸一口气,然后用唇齿部分包住口含器后,以最快的速度,用 1 次最有力的呼气吹动游标滑动,游标最终停止的刻度,就是此次峰流速值。峰流速测定是发现早期哮喘发作最简便易行的方法,在没有出现症状之前,PEFR 下降,提示早期哮喘的发生。临床试验观察证实,每天测量的 PEFR 与标准的 PEFR 进行比较,不仅能早期发现哮喘的发作,还能判断哮喘控制的程度和选择治疗措施。如果 PEFR 经常地、有规律地保持在 $80\% \sim 100\%$,为安全区,说明哮喘控制理想,如果 PEFR 为 $50\% \sim 80\%$,为警告区,说明哮喘加重需要及时调整治疗方案;如果 PEFR$<50\%$,为危险区,说明哮喘严重,需要立即到医院就诊。

(4)用药指导:哮喘患者应了解自己所用各种药物的名称、用法、用量及注意事项,了解药物的主要不良反应及如何采取相应的措施来避免。指导患者或家属掌握正确的药物吸入技术,遵医嘱使用 β_2 受体激动药和(或)糖皮质激素吸入剂。与患者共同制订长期管理、防止复发的计划。

(5)心理-社会指导:精神-心理因素在哮喘的发生发展过程中起重要作用,培养良好的情绪和战胜疾病的信心是哮喘治疗和护理的重要内容。哮喘患者的心理反应可有抑郁、焦虑、恐惧、性格改变等,应给予心理疏导,使患者保持规律的生活和乐观情绪,积极参加体育锻炼,最大程度保持劳动能力,可有效减轻患者的不良心理反应。此外,患者常有社会适应能力下降(如信心及适应能力下降、交际减少等)的表现,应指导患者充分利用社会支持系统,动员与患者关系密切的家人和朋友参与对哮喘患者的管理,为其身心健康提供各方面的支持。

第三节 支气管扩张的护理

支气管扩张症是由于不同病因引起气道及其周围肺组织的慢性炎症,造成气道壁损伤,继之管腔扩张和变形。临床表现为慢性咳嗽、咳痰、间断咯血和反复肺部感染。

一、流行病学

支气管扩张症的发病率并不清楚,其起病多在儿童或青少年时期,由于抗生素和疫苗的应用,发病率有减少的趋势。

二、病因

1.感染
细菌、真菌、病毒、结核分枝杆菌及非结核分枝杆菌。

2.遗传性或先天性缺陷
囊性纤维化、肺隔离症、支气管软骨缺损等。

3.免疫缺陷
原发性低 γ 球蛋白血症、HIV 感染、肺移植等。

4.物理化学因素

放射性肺炎、毒气吸入、吸入性肺炎等。

5.全身相关疾病

类风湿关节炎等。

三、发病机制

不同原因所致支气管和周围组织慢性炎症,使管壁弹力纤维、平滑肌和软骨受到破坏,管壁变形和扩张,而炎症引起支气管黏膜充血、肿胀、黏液分泌增多,造成支气管堵塞。支气管肺组织反复感染和支气管堵塞,两者相互作用、互为因果,促使支气管扩张的发生和进展。

四、护理评估

(一)健康史

(1)了解患者有无儿童时期诱发支气管扩张的呼吸道感染史或其他先天因素。

(2)了解患者患病的年龄、发生时间、诱因,主要症状的性质、严重程度和持续时间、加剧因素等。

(3)询问患者咳嗽的时间、节律,观察患者痰液的颜色、性状、量和气味及有无肉眼可见的异常物质等。

(4)详细询问患者有无咯血,评估患者咯血的量。

(5)了解患者有关的检查和治疗经过,是否按医嘱进行治疗,是否掌握有关的治疗方法。

(二)临床表现

因病情轻重不一,临床表现各异,病变早期临床可无症状,随着病情进展可出现以下临床常见症状。

1.症状

(1)慢性咳嗽、大量黏液脓痰:咳嗽和咳痰与体位改变有关,卧床或晨起时咳嗽痰量增多。呼吸道感染急性发作时,黄绿色脓痰明显增加。

(2)间断咯血:因病变部位支气管壁毛细血管扩张形成血管瘤,而反复咯血,咯血程度可分为小量咯血至大量咯血,与病情无相关性。有些患者仅有反复咯血,而无咳嗽、脓痰等症状,或仅有少许黏液痰,临床上称为干性支气管扩张。

(3)全身症状:若支气管引流不畅,痰不易咳出,反复继发感染,可出现畏寒、发热、食欲缺乏、消瘦、贫血等症状。有的患者存在鼻窦炎,尤其先天性原因引起的支气管扩张。

2.体征

轻症或干性支气管扩张体征不明显。病变典型者可于下胸部、背部的病变部位闻及固定性、局限性湿啰音,呼吸音减低,严重者可伴哮鸣音。慢性患者可伴有杵状指(趾)。

(三)辅助检查

1.胸部 X 线

可见一侧或双侧下肺纹理增多或增粗,典型者可见多个不规则的蜂窝状透亮阴影或沿支气管的卷发状阴影。

2.CT 检查

外周肺野出现囊状、柱状及不规则形状的支气管扩张,囊状支气管扩张其直径比伴行的血管粗大,形成印戒征。

3.纤维支气管镜检查

敏感性可达 97%,是主要的诊断方法。可直接观察气道黏膜病变,可做支气管肺泡灌洗液检查,能进行细菌、细胞病理学、免疫学的检查,可进一步明确病因,指导诊断和治疗。

4.痰微生物检查

包括痰涂片、痰细菌培养、抗生素敏感试验等,以指导用药。

5.血清免疫球蛋白和补体检查

有助于发现免疫缺陷病引起呼吸道反复感染所致的支气管扩张。

(四)心理社会评估

支气管扩张的患者多数为青年、幼年期发病,其病程之长,反复发作,使患者产生焦虑、悲观的心理,呼吸困难,反复咯血等症状又使患者感到恐惧,因此应了解患者的心理状态及应对方式;了解患者是否知道疾病的过程、性质以及防治和预后的认知程度;评估患者的家庭成员的文化背景、经济收入,及对患者的关心、支持程度。

五、护理问题

1.清理呼吸道无效

与痰液黏稠、量多、无效咳嗽引起痰液不易排出有关。

2.有窒息的危险

与痰多、黏稠、大咯血而不能及时排出有关。

3.营养失调:低于机体需要量

与慢性感染导致机体消耗增加、咯血有关。

4.焦虑

与疾病迁延不愈、不能正常生活工作有关。

六、计划与实施

(一)目标

(1)患者能正确进行有效咳嗽、使用胸部叩击等措施,达到有效的咳嗽、咳痰。

（2）患者能保持呼吸道通畅，及时排出痰液和气道内的血液，不发生窒息的危险。

（3）患者能认识到增加营养物质摄入的重要性并能接受医务人员对饮食的合理化建议。

（4）患者能表达其焦虑情绪，焦虑减轻，能配合治疗和康复。

（二）实施与护理

1.生活护理

患者居室应经常通风换气，换气时注意保护患者避免受凉。室内温湿度适宜，温度保持在22℃～24℃，相对湿度保持在50%～60%，保持气道湿润，利于纤毛运动，维护气道正常的廓清功能。因患者慢性长期咳嗽和咳大量脓性痰，机体消耗大，故应进食营养丰富的饮食，特别是供给优质蛋白，如：蛋、奶、鱼、虾、瘦肉等。加强口腔护理，大量咳痰的患者，口腔内残有痰液，易发生口腔感染及口腔异味，因此，应嘱患者随时漱口，保持口腔清洁。

2.心理护理

应为患者提供一个良好的休息环境，多巡视、关心患者，建立良好的护患关系，取得患者的信任，告知患者通过避免诱因，合理用药可以控制病情继续进展，缓解症状；相反，焦虑会加重病情。并教育家属尽可能地陪伴患者，给予患者积极有效的安慰、支持和鼓励。

3.治疗配合

（1）病情观察：慢性咳嗽、咳大量脓性痰、反复咯血、反复肺部感染是支气管扩张的主要临床表现，痰量在体位改变时，如起床时或就寝后最多每日可达100～400mL，痰液经放置数小时后可分三层，上层为泡沫，中层为黏液，下层为脓性物和坏死组织，当伴有厌氧菌感染时，可有恶臭味。有50%～70%支气管扩张患者有咯血症状，其咯血量差异较大，可自血痰到大咯血，应注意观察，及时发现患者有无窒息的征兆。

（2）体位引流

①应根据病变的部位和解剖关系确定正确的体位。通过调整患者的体位，将患肺置于高位，引流支气管开口向下，以利于淤积在支气管内的脓液随重力作用流入大支气管和气管而排出。病变位于上叶者，取坐位或健侧卧位。病变位于中叶者，取仰卧位稍左侧。病变位于舌叶者，取仰卧位稍向右侧。病变位于下叶尖段者，取俯卧位。②体位引流每日2～4次，每次15～20min，两餐之间进行。如痰液黏稠可在引流前行雾化吸入，并在引流时用轻叩患者背部，使附于支气管壁的痰栓脱落，促进引流效果。③引流过程中注意观察患者反应，如发现面色苍白、出冷汗、头晕、脉率增快、血压下降及有大咯血等，应立即停止引流，并采取相应措施。

（3）咯血的护理：根据咯血量临床分为痰中带血、少量咯血（<100mL/d）、中等量咯血（100～500mL/d）或大量咯血（>500mL/d，或1次300～500mL）。

①咯血量少者适当卧床休息，取患侧卧位，以利体位压迫止血。进食少量温凉流质饮食。

②中等或大量咯血时应严格卧床休息，应用止血药物，必要时可经纤维支气管镜止血，或插入球囊导管压迫止血。

③大量咯血时取侧卧或头低足高位，预防窒息，并暂禁食。咯血停止后进软食，忌用咖啡、浓茶等刺激性食品。备好抢救物品及各种抢救药物。

④观察再咯血征象,如患者突感胸闷、气急、心慌、头晕、咽喉部发痒、口有腥味并烦躁、发绀、神色紧张、面色苍白、冷汗、突然坐起,甚至抽搐、昏迷、尿失禁等,提示再咯血的可能。应立即置患者于头低足高侧卧位,通知医师并准备抢救。大咯血时可因血块堵塞大气管而致窒息或肺不张,故须立即将口腔血块吸出,抽吸同时辅以轻拍背部,使气管内的血液尽快进入口腔。

4.用药护理

合并严重感染时可根据细菌药敏选用抗生素,用法用量应遵医嘱,并及时观察药物过敏反应、毒副作用。局部用药,如:雾化吸入,及时协助患者排出痰液。咯血患者常规留置套管针,建立有效的静脉通路。大咯血时遵医嘱应用止血药,如垂体后叶素,用药过程中注意观察止血效果和不良反应,如发现患者出现惊慌、面色苍白、腹痛等,除通知医师外立即减慢滴速。及时给予氧气吸入,备好抢救物品。如吸引器、简易呼吸器、气管插管、呼吸机、急救药品等。

5.健康教育

(1)患有其他慢性感染性病灶如慢性扁桃体炎、鼻窦炎、龋齿等患者,应劝其积极治疗,以防复发。

(2)指导患者有效咳嗽进行体位排痰,可指导患者将以往确定的病变肺叶和肺段置于高位,引流支气管开口向下,使痰液顺体位流至气管,嘱患者深呼吸数次,然后用力咳嗽将痰液咳出,如此反复进行。

(3)指导患者和家属了解疾病的发生、发展和治疗、护理过程及感染、咯血等症状的监测。

(4)嘱患者戒烟,注意保暖,预防感冒,并加强体育锻炼,增强机体免疫力和抗病能力。

(5)建立良好生活习惯,养成良好的心态,防止疾病的进一步发展。

七、预期结果与评价

(1)能有效咳痰,痰液易咳出。

(2)能正确应用体位引流、胸部叩击等方法排出痰液。

(3)及时发现患者窒息征兆,避免窒息发生。

(4)营养状态改善。

(5)能运用有效的方法缓解症状,减轻心理压力。

第二章　循环系统疾病的护理

第一节　心脏瓣膜病的护理

心脏瓣膜病是由于多种原因引起的单个或多个瓣膜的结构异常和功能异常,导致瓣口狭窄和(或)关闭不全。同时具有两个或两个以上瓣膜受损时,称为联合瓣膜病。风湿性心瓣膜病以二尖瓣狭窄伴主动脉瓣关闭不全最常见。

慢性风湿性心瓣膜病,简称风心病。是指急性风湿性心脏炎症反复发作后所遗留的心脏瓣膜病变,最常受累的是二尖瓣,其次是主动脉瓣。

风湿性心瓣膜病与甲族乙型溶血型链球菌反复感染有关,患者感染后对链球菌产生免疫反应,使心脏结缔组织发生炎症病变,在炎症的修复过程中,心脏瓣膜增厚、变硬、畸形、相互粘连致瓣膜的开放受到限制,阻碍血液正常流通,称为瓣膜狭窄;如心脏瓣膜因增厚、缩短而不能完全闭合,称为关闭不全。

一、二尖瓣疾病

(一)二尖瓣狭窄

1.病因、病理

二尖瓣狭窄的最常见病因是风湿热,近半数患者有反复链球菌感染病史如扁桃体炎、咽峡炎等。虽然青霉素在预防链球菌感染的应用,使风湿热、风湿性心瓣膜病的发病率下降,但是风湿性二尖瓣狭窄仍是我国主要的瓣膜病。急性风湿热后,需要两年多形成明显二尖瓣狭窄,急性风湿热多次发作较一次发作出现狭窄早。先天性畸形、结缔组织病也是二尖瓣狭窄的病因。

风湿热导致二尖瓣不同部位的粘连融合,导致二尖瓣狭窄,二尖瓣开放受限,瓣口截断面减少。二尖瓣终呈漏斗状,瓣口常为"鱼口"状。瓣叶钙化沉积常累及瓣环,使其增厚。

慢性二尖瓣狭窄可导致左心房扩大及房壁钙化,尤其在出现房颤时左心耳、左心房内易发生血栓。

2.病理生理

正常二尖瓣口的面积是 $4\sim6cm^2$,当瓣口面积减小到对跨瓣血流产生影响时,即定义为狭窄。二尖瓣狭窄可分为轻、中、重度三个狭窄程度,瓣口面积 $1.5cm^2$ 以上为轻度,$1\sim1.5cm^2$

为中度，<1cm² 为重度。测量跨瓣压差可以判断二尖瓣狭窄的程度。重度二尖瓣狭窄跨瓣压差显著增加，可达 20mmHg。

随着瓣口的狭窄，当心室舒张时，血液自左房进入左室受阻，使左心房不能正常排空，致左心房压力增高，当严重狭窄时，左房压可高达 25mmHg，才可使血流通过狭窄的瓣口充盈左室，维持正常的心排血量。左房压力升高，致使肺静脉压升高，肺的顺应性减少，出现劳力性呼吸困难、心率增快，左房压会更高。当有促使心率增快的诱因出现时，急性肺水肿被诱发。

左心房压力增高，肺静脉压升高，使肺小动脉收缩，最终导致肺血管的器质性闭塞性改变产生肺动脉高压、增加右室后负荷，使右心室肥大，甚至右心衰竭，出现体循环淤血的相应表现。

3.临床表现

(1)症状：最常出现的早期症状是劳力性呼吸困难，常伴有咳嗽、咯血。首次出现呼吸困难常以运动、精神紧张、性交、感染、房颤、妊娠为诱因。随着瓣膜口狭窄加重，可出现阵发性夜间呼吸困难，严重时可导致急性肺水肿，咳嗽、咳粉红色泡沫痰。常出现心律失常是房颤，可有心悸、乏力、疲劳，甚至可有食欲减退、腹胀、肝区疼痛、下肢水肿症状。

部分患者首发症状为突然大量咯鲜血，并能自行止住，往往常见于严重二尖瓣狭窄患者。

(2)体征：可出现面部两颧绀红、口唇轻度发绀，称"二尖瓣面容"。

心尖部可触及舒张期震颤；心尖部可闻及舒张期隆隆样杂音是最重要的体征；心尖部第一心音亢进及二尖瓣开放拍击音；肺动脉瓣区第二心音亢进、分裂。

(3)并发症

①房颤：是早期常见的并发症，亦是患者就诊的首发症状。房颤发生率随左房增大和年龄增长而增加。发生前常出现房性期前收缩，初始是阵发性房扑和房颤，之后转为慢性房颤。

②急性肺水肿：是重度二尖瓣狭窄的严重并发症，如不及时救治，可能致死。

③血栓栓塞：约有 20% 患者发生体循环栓塞，偶尔为首发症状。发生栓塞的 80% 患者是有房颤病史。血栓脱落引起周围动脉栓塞，以脑动脉栓塞常见。左心房带蒂球形血栓或游离漂浮球形血栓可能突然阻塞二尖瓣口，导致猝死。而肺栓塞发生常是房颤或右心衰竭时，在右房有附壁血栓形成脱落所致。

发生血栓栓塞的危险因素有房颤。直径>55mm 的大左心房。栓塞史。心排血量明显降低。

④右心衰竭：是晚期常见并发症，也是二尖瓣狭窄主要死亡原因。

⑤感染：因本病患者常有肺淤血，极易出现肺部感染。

4.实验室检查

(1)X线：左房增大，后前位见左缘变直，右缘双心房影。左前斜位可见左主支气管上抬，右前斜位可见食管下端后移等。

(2)心电图：二尖瓣狭窄重者可有"二尖瓣型 P 波"，P 波宽度>0.12s，并伴有切迹。

(3)超声心动图：是明确诊断和量化的可靠方法。

(4)心导管检查：当临床表现、体征与超声心动图检查的二尖瓣口面积不一致，而且考虑介入或手术治疗时,可进行心导管检查,正确判断狭窄程度。

5.治疗原则

内科治疗以保持和改善心脏代偿功能、积极预防及控制风湿活动及并发症发生为主。有风湿活动的患者应长期应用苄星青霉素肌内注射 120 万 U/月。无症状者要避免剧烈活动和诱发并发症的因素。

外科手术是治疗本病的根本方法,如二尖瓣交界分离术、人工心瓣膜置换术等。对于中、重度单纯二尖瓣狭窄,瓣叶无钙化,瓣下组织无病变,左房无血栓的患者,也可应用经皮瓣膜球囊扩张术介入治疗。

(二)二尖瓣关闭不全

1.病因、病理

心脏收缩期二尖瓣的关闭要依靠二尖瓣的瓣叶、瓣环、腱索、乳头肌和左心室的结构及功能的完整性,任何部分出现异常均可导致二尖瓣关闭不全。

(1)瓣叶:风湿热损害最常见,约占二尖瓣关闭不全患者 1/3,女性为多见。风湿性病变造成瓣膜僵硬、变性,瓣缘卷缩,瓣膜交界处的粘连融合,导致二尖瓣关闭不全。

各种原因所致二尖瓣脱垂,心脏收缩时进入左心房影响二尖瓣的关闭;感染性心内膜炎、肥厚型心肌病、先天性心脏病心内膜垫缺损均能使瓣叶结构及功能损害,导致二尖瓣关闭不全。

感染性心内膜炎、二尖瓣创伤性损伤、人工瓣损伤等都可造成瓣叶穿孔,发生急性二尖瓣关闭不全。

(2)瓣环:各种原因引起的左室增大或伴有左心衰竭,都可使瓣环扩大,导致二尖瓣关闭不全。但随心脏缩小、心功能改善,二尖瓣关闭不全情况也会改善。

二尖瓣环钙化和退行性变,多发生于老年女性患者,亦导致二尖瓣关闭不全。严重二尖瓣环钙化累及传导系统,可引起不同程度的房室或室内传导阻滞。

(3)腱索:先天性或各种继发性的腱索病变,如腱索过长、腱索的粘连挛缩或断裂,均可导致二尖瓣关闭不全。

(4)乳头肌:冠状动脉灌注不足致使乳头肌血供不足,使其功能失调,导致二尖瓣关闭不全。如是暂时性乳头肌缺血,出现二尖瓣关闭不全也是短暂的。乳头肌坏死是心肌梗死的常见并发症,会造成永久性二尖瓣关闭不全。虽然乳头肌断裂发生率低,但一旦发生,即可出现严重致命的二尖瓣关闭不全。

乳头肌脓肿、肉芽肿、淀粉样变和结节病等,也是二尖瓣关闭不全的病因。一侧乳头肌缺如、降落伞二尖瓣综合征等先天性乳头肌畸形,也可使二尖瓣关闭不全。

2.病理生理

心室收缩时,二尖瓣关闭不全,部分血液反流入左心房,使左心房承接肺静脉和反流的血液,而使左房压力增高,心室舒张期左心房有过多的血液流入左心室,左心室压力增高,导致左心房和左心室代偿性肥大。当左室功能失代偿,不仅心搏出量减少,而且加重反流,导致左房进一步扩大,最后引起左心衰竭,出现急性肺水肿,继之肺动脉高压。持续肺动脉高压又必然导致右心衰竭,最终为全心衰竭。

3.临床表现

(1)症状:轻者可无症状,风心病患者可从首次风湿热后,无症状期常可超过20年。重者出现左心功能不全的表现如疲倦、心悸、劳力性呼吸困难等,后期可出现右心功能不全的表现。

急性二尖瓣关闭不全,轻度反流可有轻度的劳力性呼吸困难。重度反流如乳头肌断裂,将立刻发生急性左心衰竭,甚至发生急性肺水肿或心源性休克。

(2)体征:心脏搏动增强并向左下移位;心尖区全收缩期粗糙吹风样杂音是最重要体征,第一心音减弱,肺动脉瓣区第二心音亢进。

(3)并发症:二尖瓣关闭不全的并发症与二尖瓣狭窄的并发症相似,但心力衰竭情况出现较晚。感染性心内膜炎较二尖瓣狭窄常见;房颤、血栓栓塞较二尖瓣狭窄少见。

急性二尖瓣关闭不全,重度反流,可短期内发生急性左心衰竭,甚至发生急性肺水肿或心源性休克,预后差。

4.实验室检查

(1)X线:左房增大,伴肺淤血。重者左房左室增大,可有间质性肺水肿征。左侧位、右前斜位可见因二尖瓣环钙化而出现的致密、粗的C形阴影。

(2)心电图:急性者常见有窦性心动过速。重者可有左房增大左室肥厚,ST-T非特异改变。也可有右心室肥厚征,常出现房颤。

(3)超声心动图:脉冲式多普勒超声、彩色多普勒血流显像明确诊断的敏感性高。

(4)放射性核素心室造影:通过左心室与右心室心搏量的比值评估反流程度,当比值>2.5则提示严重反流。

(5)左心室造影:左心室造影是二尖瓣反流程度的"金标准",通过观察收缩期造影剂反流入左心房的量,评估二尖瓣关闭不全的轻重程度。

5.治疗原则

(1)急性:治疗的目的是降低肺静脉压,增加心排血量,纠正病因。内科治疗一般为术前过渡措施,降低心脏的前后负荷,减轻肺淤血,减少反流,增加心排血量。外科治疗是根本措施,根据病因、病情情况、反流程度和对药物治疗的反应,进行不同手术方式。

(2)慢性

内科治疗:①无症状、心功能正常者无需特殊治疗,应定期随访。②预防感染性心内膜炎;风心病患者应预防风湿活动。③房颤处理如二尖瓣狭窄,但除因心功能恶化需要恢复窦性心律外,多数只需控制心室率。慢性房颤、有栓塞史或左房有血栓的患者,应长期抗凝治疗。

外科治疗:是恢复瓣膜关闭完整性的根本措施。为保证手术效果,应在发生不可逆的左心室功能不全之前进行。手术方法有瓣膜修补术和人工瓣膜置换术两种。

二、主动脉瓣疾病

（一）主动脉瓣狭窄

1.病因、病理

(1)风心病:风湿性炎症使主动脉瓣膜交界处粘连融合,瓣叶纤维化、钙化、僵硬、挛缩畸形,造成瓣口狭窄。同时伴有主动脉瓣关闭不全和二尖瓣狭窄。

(2)先天性畸形:先天性二尖瓣畸形是最常见的先天性主动脉瓣狭窄的病因,而且二尖瓣畸形易并发感染性心内膜炎。成年期形成的椭圆或窄缝形狭窄瓣口,是成人孤立性主动脉瓣狭窄的常见原因。

(3)退行性病变:退行性老年钙化性主动脉瓣狭窄,常见于 65 岁以上老人,常伴有二尖瓣环钙化。

2.病理生理

由于主动脉瓣狭窄,使左心室后负荷加重,收缩期排血受阻而使左心室肥大,导致左心功能不全。

主动脉瓣狭窄严重时可以引起心肌缺血,其机制为:①左心室肥大、心室收缩压升高、射血时间延长,增加心肌耗氧量。②左心室肥大,心肌毛细血管密度相对减少。③心腔内压力在舒张期增高,压迫心内膜下冠状动脉。④左心室舒张末压升高使舒张期主动脉-左心室压差降低,冠状动脉灌注压降低。后两条造成冠状动脉血流减少。供血减少,心肌耗氧量增加,如果有运动等负荷因素,就可出现心肌缺血症状。

3.临床表现

(1)症状:劳力性呼吸困难、心绞痛、晕厥是主动脉瓣狭窄典型的三联征。劳力性呼吸困难为晚期肺淤血引起的首发症状,进一步可发生夜间阵发性呼吸困难、端坐呼吸,甚至急性肺水肿。心绞痛常因运动等诱发,休息后缓解。晕厥多数发生于直立、运动中或后即刻,少数也有在休息时发生。

(2)体征:主动脉瓣区可闻及响亮、粗糙的收缩期吹风样杂音是主动脉瓣狭窄最重要的体征,可向颈部传导。主动脉瓣区可触及收缩期震颤。

(3)并发症

①心律失常:约 10% 患者可发生房颤,将导致临床表现迅速恶化,可出现严重的低血压、晕厥、肺水肿。心肌供血不足时可发生室性心律失常。病变累及传导系统可致房室传导阻滞。室性心律失常、房室传导阻滞常是导致晕厥,甚至猝死的原因。

②心脏性猝死:一般发生在有症状者。

③感染性心内膜炎:虽不常见,但年轻患者较轻的瓣膜畸形也比老年钙化性瓣膜狭窄的患者,发生感染性心内膜炎的危险性大。

④心力衰竭:可见左心衰竭。因左心衰竭发生后,自然病程明显缩短,因而少见终末期的

右心衰竭。

⑤消化道出血:出血多为隐匿性慢性,多见于老年瓣膜钙化患者,手术根治后出血常可停止。

⑥栓塞:少见。

4.实验室检查

(1)X线:心影正常或左心房、左心室轻度增大,升主动脉根部可见狭窄后扩张。重者可有肺淤血征。

(2)心电图:重度狭窄者左心房增大、左心室肥厚并有 ST-T 改变。可有房颤、房室传导阻滞、室内阻滞及室性心律失常。

(3)超声心动图:是明确诊断、判断狭窄程度的重要方法。特别二维超声心动图探测主动脉瓣异常十分敏感,有助于确定狭窄的病因,但不能准确定量狭窄程度。应用连续波多普勒,测定通过主动脉瓣的最大血流速度,计算出跨膜压和瓣口面积。

(4)心导管检查:当超声心动图不能确定狭窄程度,又要进行外科手术治疗,应进行心导管检查。常以左心室-主动脉收缩期压差,判断狭窄程度,平均压>50mmHg 或峰压≥70mmHg 为重度狭窄。

5.治疗原则

(1)内科治疗:治疗目的是明确狭窄程度,观察进展情况,选择合理手术时间。

①感染:预防感染性心内膜炎;预防风湿热活动。

②心律失常:积极治疗心律失常,预防房颤,一旦出现房颤,应及时转为窦性心律。

③心绞痛:可用硝酸酯类药治疗心绞痛。

④心力衰竭:限制钠盐摄入,谨慎使用洋地黄和利尿药药物,不可使用作用于小动脉的血管扩张药,避免使用 β 受体阻滞药等负性肌力药物。

⑤无症状:无症状的轻度狭窄患者要每 2 年复查 1 次。中、重度狭窄的患者每 6～12 个月复查 1 次,同时要避免剧烈体力活动。

(2)介入治疗:经皮球囊主动脉瓣成形术与经皮球囊二尖瓣成形术不同,临床应用范围局限。另外经皮球囊主动脉瓣成形术不能代替人工瓣膜置换术,只对高危患者在血流动力学方面产生暂时的轻微的益处,不能降低死亡率。

(3)外科治疗:人工瓣膜置换术是治疗成人主动脉瓣狭窄的主要方法。儿童、青少年的非钙化性先天性主动脉瓣严重狭窄者,可在直视下行瓣膜交界处分离术。

(二)主动脉瓣关闭不全

1.病因、病理

主要由于主动脉瓣和(或)主动脉根部疾病所致。

(1)急性

①创伤:造成升主动脉根部、瓣叶的损伤。

②主动脉夹层:使主动脉瓣环扩大、一个瓣叶被夹层挤压、瓣环或瓣叶被夹层血肿撕裂,常发生在马方综合征、特发性升主动脉扩张、高血压、妊娠。

③感染性心内膜炎:致使主动脉瓣膜穿孔、瓣周脓肿。

④人工瓣膜撕裂。

(2)慢性

①主动脉瓣疾病:绝大部分患者的主动脉瓣关闭不全是由于风心病所致,单纯主动脉瓣关闭不全少见,常因瓣膜交界处伴有程度不同狭窄,常合并二尖瓣损害。感染性心内膜炎是单纯性主动脉瓣关闭不全的常见病因,赘生物使瓣叶损害、穿孔,瓣叶结构损害、脱垂及赘生物介于瓣叶之间,均影响主动脉瓣关闭。即便感染控制,瓣叶纤维化、挛缩也继续发展。临床上表现为急性、亚急性、慢性主动脉瓣关闭不全。先天性畸形,其中在儿童期出现主动脉瓣关闭不全,二叶主动脉瓣畸形是单纯性主动脉瓣关闭不全的1/4。室间隔缺损也可引起主动脉瓣关闭不全。主动脉瓣黏液样变,瓣叶舒张期脱垂入左心室,致使主动脉瓣关闭不全。强直性脊柱炎也可瓣叶受损,出现主动脉瓣关闭不全。

②主动脉根部扩张疾病:造成瓣环扩大,心脏舒张期瓣叶不能对合。如梅毒性主动脉炎、马方综合征、特发性升主动脉扩张、重症高血压和(或)动脉粥样硬化而导致升主动脉瘤以及强直性脊柱炎造成的升主动脉弥漫性扩张。

2.病理生理

由于主动脉瓣关闭不全,在舒张期左心室接受左心房流入的血液及主动脉反流来的血液,使左心室代偿性肥大和扩张,逐渐发生左心衰竭,出现肺淤血。

左心室心肌重量增加使心肌耗氧量增加,主动脉舒张压低致使冠状动脉血流减少,两方面造成心肌缺血,使左心室心肌收缩功能降低。

3.临床表现

(1)症状:轻者可无症状。重者可有心悸,心前区不适、心绞痛、头部强烈的震动感,常有体位性头晕。晚期可发生左心衰竭。

急性患者重者可出现低血压和急性左心衰竭。

(2)体征:第二主动脉瓣区可听到舒张早期叹气样杂音。颈动脉搏动明显;脉压增大;周围血管征常见,如点头征、颈动脉和桡动脉扪及水冲脉、股动脉枪击音、股动脉听诊可闻及双期杂音和毛细血管搏动征。主动脉根部扩大患者,在胸骨右侧第2、3肋间可扪及收缩期搏动。

(3)并发症:常见的是感染性心内膜炎;发生心力衰竭急性患者出现早,慢性患者则出现于晚期;可出现室性心律失常,但心脏性猝死少见。

4.实验室检查

(1)X线:急性期可有肺淤血或肺水肿征。慢性期左心房、左心室增大,升主动脉继发性扩张。并可累及整个主动脉弓。左心衰竭时可有肺淤血征。

(2)心电图:急性者常见有窦性心动过速和ST-T非特异改变,慢性者可有左心室肥厚。

(3)超声心动图:M型显示二尖瓣前叶或室间隔舒张期纤细扑动,是可靠诊断征象。急性患者可见二尖瓣期前关闭,主动脉瓣舒张期纤细扑动是瓣叶破裂的特征。

(4)放射性核素心室造影:可以判断左心室功能;根据左、右心搏量比值估测反流程度。

(5)磁共振显像:诊断主动脉疾病极为准确,如主动脉夹层。

(6)主动脉造影:当无创技术不能确定反流程度,并准备手术治疗时,可采用选择性主动脉造影,半定量反流程度。

5.治疗原则

(1)急性:外科人工瓣膜置换术或主动脉瓣修复术是根本的措施。内科治疗目的是降低肺静脉压,增加心排血量,稳定血流动力学。

(2)慢性

①内科治疗:积极控制感染;预防感染性心内膜炎;预防风湿热。应用青霉素治疗梅毒性主动脉炎。当舒张压>90mmHg时需用降压药。左心衰竭时应用血管紧张素转换酶抑制药和利尿药,需要时可加用洋地黄类药物。心绞痛可使用硝酸酯类药物。积极控制心律失常,纠正房颤。无症状的轻度、中度反流患者应限制重体力活动,每1~2年复查1次。无症状的中度主动脉瓣关闭不全和左室扩大者,也需使用血管紧张素转换酶抑制药,延长无症状期。

②外科治疗:人工瓣膜置换术或主动脉瓣修复术是严重主动脉瓣关闭不全的主要治疗方法,为不影响手术后的效果,应在不可逆心功能衰竭发生之前进行,但须遵守手术适应证,避免过早手术。

三、心瓣膜疾病护理措施

(一)活动与休息

按心功能分级安排适当的活动,合并主动脉病变者应限制活动,风湿活动时卧床休息,活动时出现不适,应立即停止活动并给予吸氧3~4L/min。

(二)饮食护理

给予高热量、高蛋白、高维生素易消化饮食,以协助提高机体抵抗力。

(三)病情观察

1.体温观察

定时观测体温,注意热型,体温超过38.5℃时给予物理降温,半小时后测量体温并记录降温效果。观察有无风湿活动的表现,如皮肤出现环形红斑、皮下结节、关节红肿疼痛等。

2.心脏观察

观察有无心力衰竭的征象,监测生命体征和肺部、水肿、肝大的体征,观察有无呼吸困难、乏力、尿少、食欲减退等症状。

3.评估栓塞

借助各项检查评估栓塞的危险因素,密切观察有无栓塞征象,一旦发生应立即报告医师,给予溶栓、抗凝治疗。

(四)风湿的预防与护理

注意休息,病变关节应制动、保暖,避免受压和碰撞,可用局部热敷或按摩,减轻疼痛,必要时遵医嘱使用止痛药。

（五）心衰的预防与护理

避免诱因,积极预防呼吸道感染及风湿活动,纠正心律失常,避免劳累、情绪激动。严格控制入量及输液滴速,如发生心力衰竭置患者半卧位,给予吸氧,给予营养易消化饮食,少量多餐。保持大便通畅。

（六）防止栓塞发生

1.预防措施

鼓励与协助患者翻身,避免长时间蹲、坐,勤换体位,常活动下肢,经常按摩、用温水泡脚,以防发生下肢静脉血栓。

2.有附壁血栓形成患者护理

应绝对卧床,避免剧烈运动或体位突然改变,以免血栓脱落,形成动脉栓塞。

3.观察栓塞发生的征兆

脑栓塞可引起言语不清、肢体活动受限、偏瘫;四肢动脉栓塞可引起肢体剧烈疼痛、皮肤颜色及温度改变;肾动脉栓塞可引起剧烈腰痛;肺动脉栓塞可引起突然剧烈胸痛和呼吸困难、发绀、咯血、休克等。

（七）亚急性感染性心内膜炎的护理

应做血培养以查明病原菌;注意观察体温、新出血点、栓塞等情况。注意休息,合理饮食,补充蛋白质和维生素,提高抗病能力。

（八）用药护理

遵医嘱给予抗生素、抗风湿热药物、抗心律失常药物及抗凝治疗,观察药物疗效和副作用。如阿司匹林导致的胃肠道反应,柏油样便,牙龈出血等副作用;观察有无皮下出血、尿血等;注意观察和防止口腔黏膜及肺部有无二重感染;严密观察患者心率/律变化,准确应用抗心律失常药物。

（九）健康教育

1.解释病情

告诉患者及家属此病的病因和病程发展特点,将其治疗长期性和困难讲清楚,同时要给予鼓励,建立信心。对于有手术适应证的患者,要劝患者择期手术,提高生活质量。

2.环境要求

居住环境要避免潮湿、阴暗等不良条件,保持室内空气流通,温暖干燥,阳光充足,防风湿复发。

3.防止感染

在日常生活中要注意适当锻炼,注意保暖,加强营养,合理饮食,提高机体抵抗力,加强自我保健,避免呼吸道感染,一旦发生,应立即就诊、用药治疗。

4.避免诱发因素

协助患者做好休息及活动的安排,避免重体力劳动、过度劳累和剧烈运动。要教育患者家属理解患者病情并要给予照顾。

要劝告反复发生扁桃体炎患者,在风湿活动控制后 2～4 个月可手术摘除扁桃体。在拔牙、内镜检查、导尿、分娩、人工流产等手术前,应告诉医师自己有风心病史,便于预防性使用抗生素。

5.妊娠

育龄妇女要在医师指导下,根据心功能情况,控制好妊娠与分娩时机。对于病情较重不能妊娠与分娩患者,做好患者及配偶的心理工作,接受现实。

6.提高患者依从性

告诉患者坚持按医嘱服药的重要性,提供相关健康教育资料。同时告诉患者定期门诊复诊,对于防止病情进展也是重要的。

第二节　心包炎的护理

国内临床资料统计表明,心包疾病占心脏疾病住院患者的 1.5%～5.9%。心包炎按病因分类,分为感染性心包炎和非感染性心包炎。非感染性心包炎多由肿瘤、代谢性疾病、自身免疫性疾病、尿毒症等所致。按病情进展可分为急性心包炎(伴或不伴心包积液)、亚急性渗出性缩窄性心包炎、慢性心包积液、粘连性心包炎、慢性缩窄性心包炎等。临床上以急性心包炎和慢性缩窄性心包炎为最常见。

一、急性心包炎

急性心包炎是心包脏层与壁层间的急性炎症,可由细菌、病毒、自身免疫、物理、化学等因素引起。心包炎亦常是某种疾病的一部分表现或为某种疾病的并发症,为此常被原发病掩盖,但也可独立表现。根据急性心包炎病理变化,可以分为纤维蛋白性或渗出性两种。

(一)病因、病理、病理生理

1.病因

急性心包炎的病因有:①原因不明者,称为急性非特异性。②病毒、细菌、真菌、寄生虫、立克次体等感染。③自身免疫反应:风湿热、结缔组织疾病如系统性红斑狼疮、类风湿关节炎、结节性多动脉炎、白塞病、艾滋病;心肌梗死后综合征、心包切开后综合征;某药物引发如普鲁卡因胺、青霉素等。④肿瘤性:原发性如间皮瘤、脂肪瘤、纤维肉瘤,继发性如乳腺癌、肺癌、白血病、淋巴瘤等。⑤内分泌、代谢性疾病:如尿毒症、痛风、甲状腺功能减低、淀粉样变。⑥物理因素:如放射性、外伤如心肺复苏后、穿透伤、钝伤、介入治疗操作相关等。⑦邻近器官疾病引发如急性心肌梗死、胸膜炎、主动脉夹层、肺梗死等。

常见病因为风湿热、结核、细菌感染,近年来病毒感染、肿瘤、尿毒症性和心肌梗死性心包炎发病率显著增多。

2.病理

在急性期心包壁层、脏层上有纤维蛋白、白细胞和少量内皮细胞的渗出,无明显液体积聚,此时称为纤维蛋白性心包炎。以后如果液体增加,则为渗出性心包炎,液体多为黄而清的,偶可混浊不清、化脓性或呈血性,量可由 100mL 至 3L,一般积液在数周至数月内吸收,可伴随发生壁层与脏层的粘连、增厚、缩窄。

液体也可较短时间内大量积聚引起心脏压塞。急性心包炎心外膜下心肌有炎性变化,如范围较广可称为心肌心包炎。炎症也可累及纵隔、横膈和胸膜。

3.病理生理

心包腔正常时平均压力接近于零或低于大气压,吸气时呈轻度负压,呼气时近于正压。急性纤维蛋白性心包炎或积液少量不致引起心包内压力增高,故不影响血流动力学。如果液体迅速增多,心包无法伸展或来不及伸展以适应其容量的变化,造成心包内压力急剧上升,引起心脏受压,致使心室舒张期充盈受阻,周围静脉压亦升高,使心排血量降低,血压下降,导致急性心脏压塞临床表现发生。

(二)临床表现

1.症状

(1)胸痛:心前区疼痛是纤维蛋白性心包炎主要症状,如急性非特异性心包炎、感染性心包炎。疼痛常位于心前区或胸骨后,可放射到颈部、左肩、左臂及左肩胛骨,也可达上腹部,疼痛性质呈压榨样或锐痛,也可闷痛,常与呼吸有关,常因咳嗽、深呼吸、变换体位或吞咽而加重。

(2)呼吸困难:呼吸困难是心包积液时最突出的症状。严重的呼吸困难患者可呈端坐呼吸,身躯前倾、呼吸浅速、面色苍白、发绀。

(3)全身症状:可有干咳、声音嘶哑及吞咽困难等症状,常因压迫气管、食管而产生。也可有发冷、发热、乏力、烦躁、心前区或上腹部闷胀等。大量渗液可影响静脉回流,出现体循环淤血表现如颈静脉怒张、肝大、腹水及下肢水肿等。

(4)心脏压塞:心包积液快速增加可引起急性心脏压塞,出现气促、心动过速、血压下降、大汗淋漓、四肢冰凉,严重者可意识恍惚,发生急性循环衰竭、休克等。

如积液积聚较慢,可出现亚急性或慢性心脏压塞,表现为颈静脉怒张、静脉压升高、奇脉。

2.体征

(1)心包摩擦音:心包摩擦音是纤维蛋白性心包炎的典型体征,多位于心前区,以胸骨左缘第 3、4 肋间、坐位时身体前倾、深吸气最为明显,心包摩擦音可持续数小时或持续数天、数周,当积液增多将二层心包分开时,摩擦音即消失,如有部分心包粘连仍可闻及。心前区听到心包摩擦音就可做出心包炎的诊断。

(2)心包积液:心浊音界向两侧增大,皆为绝对浊音区;心尖搏动弱,且位于心浊音界的内侧或不能扪及;心音低钝、遥远;积液大量时可出现心包积液征(Ewart 征),即在左肩胛骨下叩诊浊音和闻及因左肺受压引起的支气管呼吸音。

（3）心脏压塞：除有体循环淤血体征外。按心脏压塞程度,脉搏可表现为正常、减弱或出现奇脉。奇脉是大量积液患者,触诊时桡动脉搏动呈吸气性显著减弱或消失,呼气时又复原的现象。也可通过血压测量来诊断,即吸气时动脉收缩压下降 10mmHg 或更多。急性心脏压塞可因动脉压极度降低,奇脉难察觉出来。

3.并发症

（1）复发性心包炎：复发性心包炎是急性心包炎最难处理的并发症,在初次发病后数月至数年反复发病并伴严重的胸痛。发生率 20%～30%,多见于急性非特异性心包炎、心脏损伤后综合征。

（2）缩窄性心包炎：缩窄性心包炎常见于结核性心包炎、化脓性心包炎、创伤性心包炎。

（三）实验室检查

1.化验检查

由原发病决定,如感染性心包炎常有白细胞计数增加、血沉增快等。

2.X 线检查

对渗出性心包炎有一定价值,可见心影向两侧增大,心脏搏动减弱或消失;尤其是肺部无明显充血而心影显著增大是心包积液的 X 线表现特征。但成人液体量少于 250mL、儿童少于 150mL 时,X 线难以检出。

3.心电图

急性心包炎时来自心包下心肌的心电图异常表现为:①常有窦性心动过速。②ST 段抬高,呈弓背向下,见于除 aVR 导联以外的所有导联,aVR 导联中 ST 段压低。③一至数日后,ST 段回到基线,T 波低平或倒置,持续数周至数月后 T 波逐渐恢复正常。④心包积液时有 QRS 低电压。⑤包膜下心房肌受损时可有除 aVR 和 V_1 导联外 P-R 段压低。

4.超声心动图

对诊断心包积液迅速可靠。M 型或二维超声心动图中均可见液性暗区以确定诊断。心脏压塞的特征为:右心房及右心室舒张期塌陷;吸气时室间隔左移,右心室内径增大,左心室内径减小等。

5.心包穿刺

抽取的积液做生物学、生化、细胞分类、查瘤细胞的检查等,确定病因;缓解心脏压塞症状;必要时在心包腔内给予抗菌或化疗药物等。

6.心包镜及心包活检

有助于明确病因。

（四）治疗原则

1.病因治疗

根据病因给予相应治疗,如结核性心包炎给予规范化抗结核治疗,化脓性心包炎应用敏感抗生素治疗等。

2.非特异性心包炎的治疗

(1)应用非甾体类抗炎药物治疗:可应用数月的时间,缓慢减量直至停药。

(2)应用糖皮质激素药物治疗:如果应用非甾体类抗炎药物治疗无效,则可应用糖皮质激素治疗,常用泼尼松 40～60mg/d,1～3 周,症状严重者可静脉应用甲泼尼龙。须注意当激素减量时,症状常可反复。

3.复发性心包炎的治疗

秋水仙碱 0.5～1mg/d,至少 1 年,缓慢减量停药。但终止治疗后部分患者有复发倾向。对顽固性复发性心包炎伴严重胸痛患者,可考虑外科心包切除术治疗。

4.心包积液、心脏压塞治疗

①结核性或化脓性心包炎要充分、彻底引流,提高治疗效果和减少心包缩窄发生率。②心包积液中、大量,将要发生心脏压塞的患者,行心包穿刺引流。③已发生心脏压塞患者,无论积液量多少都要紧急心包穿刺引流。④由于积液中有较多凝块、纤维条索状物,会影响引流效果或风险大的患者,可行心包开窗引流。

二、缩窄性心包炎

缩窄性心包炎是心脏被纤维化或钙化的心包致密厚实地包围,使心室舒张期充盈受限而引发一系列循环障碍的疾病。

(一)病因、病理、病理生理

1.病因

缩窄性心包炎继发于急性心包炎,病因以结核性心包炎为最常见,其次为化脓或创伤性心包炎。少数患者与急性非特异性心包炎、心包肿瘤及放射性心包炎等有关,也有部分患者其病因不明。

2.病理

急性心包炎随着渗液逐渐吸收,心包出现弥漫的或局部的纤维组织增生、增厚粘连、壁层与脏层融合钙化,使心脏及大血管根部受限。心包长期缩窄,心肌可萎缩。如心包显微病理示为透明样变性组织,提示为非特异性,如为结核性肉芽组织或干酪样病变,则提示为结核性。

3.病理生理

纤维化、钙化的心包使心室舒张期扩张受阻,心室舒张期充盈减少,使心搏量下降。为维持心排血量,心率增快。上、下腔静脉也因心包缩窄而回流受阻,出现静脉压升高,颈静脉怒张、肝大、腹水、下肢水肿,出现 Kussmaul 征。

Kussmaul 征:吸气时周围静脉回流增多而已缩窄的心包使心室失去适应性扩张的能力,致静脉压增高,吸气时颈静脉更明显扩张。

(二)临床表现

1.症状

常见症状为劳力性呼吸困难、疲乏、食欲缺乏、上腹胀满或疼痛。也可因肺静脉压高而导致症状如咳嗽、活动后气促。也可有心绞痛样胸痛。

2.体征

有颈静脉怒张、肝大、腹水、下肢水肿、心率增快,可见 Kussmaul 征。腹水常较皮下水肿出现得早、明显得多,这情况与心力衰竭中所见相反。

窦性心律,有时可有房颤。脉搏细弱无力,动脉收缩压降低,脉压变小。心尖搏动不明显,心音减低,少数患者在胸骨左缘第 3、4 肋间可闻及心包叩击音。

(三)实验室检查

1.X 线检查

心影偏小、正常或轻度增大;左右心缘变直,主动脉弓小而右上纵隔增宽(上腔静脉扩张),有时可见心包钙化。

2.心电图

窦性心律,常有心动过速,有时可有房颤。QRS 波群低电压、T 波低平或倒置。

3.超声心动图

对缩窄性心包炎的诊断价值远不如对心包积液诊断价值,可见心包增厚、僵硬、钙化,室壁活动减弱,舒张早期室间隔向左室侧移动等,但均非特异而恒定的征象。

4.右心导管检查

右心导管检查的特征性表现:是肺毛细血管压力、肺动脉舒张压力、右心室舒张末期压力、右心房压力均升高且都在相同或相近高水平,右心房压力曲线呈 M 或 W 波形,右心室收缩压轻度升高,舒张早期下陷及高原形曲线。

(四)治疗原则

1.外科治疗

应尽早施行心包剥离术。但通常在心包感染、结核被控制,即应手术并在术后继续用药 1 年。

2.内科辅助治疗

应用利尿药和限盐缓解机体液体潴留,水肿症状;对于房颤伴心室率快的患者,可首选地高辛,之后再应用 β 受体阻滞药和钙拮抗药。

三、心包炎护理措施

(一)体位与休息

对于呼吸困难患者要根据病情帮助患者采取半卧位或前倾坐位,依靠床桌,保持舒适体位。协助患者满足生活需要。对于有胸痛的患者,要卧床休息,保持情绪稳定,不要用力咳嗽、深呼吸或突然改变体位,以免使疼痛加重。

(二)呼吸观察与给氧

观察呼吸困难的程度,有无呼吸浅快、发绀,观察血气变化。根据缺氧程度调节氧流量,观察吸氧效果。

（三）预防感染

嘱患者加强营养,给予高热量、高蛋白、高维生素的易消化饮食,限制钠盐摄入,增强机体抵抗力。避免受凉,防止呼吸道感染,以免加重呼吸困难症状。

（四）输液护理

控制输液速度,防止加重心脏负担。

（五）用药护理

遵医嘱给予非甾体抗炎药,注意有无胃肠道反应、出血等副作用。遵医嘱给予糖皮质激素、抗生素、抗结核、抗肿瘤等药物治疗,其护理详见相关内容。

（六）心包穿刺术的护理

详见心包穿刺及引流术的护理措施部分。

（七）健康教育

1.增强抵抗力

告诉患者注意充分休息,加强营养,给予高热量、高蛋白、高维生素的易消化饮食,限制钠盐摄入。注意防寒保暖,预防呼吸道感染。

2.坚持药物治疗

指导患者必须坚持足够疗程的药物治疗,不能擅自停药,防止复发。注意药物不良反应,定期随访。

3.积极治疗

对缩窄性心包炎的患者,讲明行心包剥离术的重要性,解除心理障碍,尽早接受手术治疗。

第三节　心肌病的护理

心肌疾病是除先天性心血管病、心脏瓣膜病、冠状动脉粥样硬化性心脏病、高血压心脏病、肺源性心脏病和甲状腺功能亢进性心脏病等以外的以心肌病变为主要表现,并伴有心肌功能障碍的一组心肌疾病。

心肌病分为四型即扩张型心肌病、肥厚型心肌病、限制型心肌病和致心律失常型右室心肌病。各类型心肌病病理生理特点为扩张型心肌病,左心室或双心室扩张,有收缩功能障碍;肥厚型心肌病,左心室或双心室肥厚,常伴有非对称性室间隔肥厚;限制型心肌病,收缩正常,心壁不厚,单或双心室舒张功能低下及扩张容积减小;致心律失常型右室心肌病,右心室进行性纤维脂肪变。

本节仅阐述扩张型心肌病和肥厚型心肌病两型。

一、扩张型心肌病

扩张型心肌病是一类常见的心肌病,其主要特征是单侧或双侧心腔扩大,心肌收缩功能减退,伴或不伴有充血性心力衰竭。本病常伴有心律失常,血栓栓塞和猝死,病死率较高,男性多于女性,也是导致心力衰竭的最常见的病因。

(一)病因及发病机制

病因目前尚不明确。扩张型心肌病常表现出家族性发病趋势,目前研究在扩张型心肌病的家系中已定位了 26 个染色体位点与本病相关,并从中找出 22 个致病基因。不同的基因产生突变和相同基因不同的突变都可引起扩张型心肌病,并伴有不同的临床症状。病毒感染、环境等因素也可能与其发病有关。

近年来研究认为扩张型心肌病的发病与持续病毒感染和自身免疫反应有关,尤其以柯萨奇病毒 B 感染最为密切。持续病毒感染对心肌组织的损伤,引发自身免疫反应,包括细胞免疫、自身抗体或细胞因子介导,致使心肌损伤,是导致或诱发扩张型心肌病重要原因和发病机制。另外围生期、酒精中毒、抗癌药物、心肌能量代谢紊乱和神经激素受体异常等因素也可引起本病。

心肌损害表现为非特异性心肌细胞肥大、变性,出现不同程度的纤维化。心腔扩张,室壁多变薄,纤维瘢痕形成,常伴有附壁血栓。

(二)临床表现

1.症状

起病缓慢,常出现充血性心力衰竭的症状和体征时方就诊,如极度乏力、心悸、气急,甚至端坐呼吸、水肿、肝大等。部分患者可发生栓塞或猝死。部分病毒性心肌炎发展到扩张型心肌病,早期可无充血性心力衰竭表现而仅有左室增大表现。

2.体征

心脏扩大为主要体征。常可听到第三或第四心音,心率快时呈奔马律,常合并各种类型的心律失常。

(三)实验室检查

1.X 线检查

心影明显增大、心胸比＞0.5,肺淤血。

2.心电图

可见心房颤动、传导阻滞等各种心律失常。可有 ST-T 改变,低电压,R 波减低,少数可见病理性 Q 波,多由心肌广泛纤维化所致,须与心肌梗死相鉴别。

3.超声心动图

本病早期即可有心腔轻度扩大,以左心室扩大显著,后期各心腔均扩大,室壁运动减弱,提示心肌收缩力下降。以致无病变的二尖瓣、三尖瓣,在收缩期不能退至瓣环水平,而彩色血流多普勒显示二尖瓣、三尖瓣反流。

4. 心脏放射性核素检查

可见舒张末期和收缩末期左心室容积增大,左室射血分数降低;核素心肌显影表现为局灶性、散在性放射性减低。

5. 心导管检查

早期可正常,有心力衰竭时可见左、右心室舒张末压、左心房压和肺毛细血管楔压增高。心室造影可见心腔扩大,室壁运动减弱,射血分数低下。

6. 心内膜心肌活检

可见心肌细胞肥大、变性、间质纤维化等。活检标本可进行病毒学检查。

(四)治疗原则

尚无特殊的治疗方法。目前治疗原则是针对充血性心力衰竭和各种心律失常,预防栓塞和猝死,提高生活质量和生存率。

1. 病因治疗

对于原因不明的扩张型心肌病,要寻找病因,任何可引起心肌病的可能病因要逐一排除,并给予积极治疗。如控制感染,在病毒感染时密切注意心脏情况,积极抗病毒治疗;限烟戒酒、改变不良生活方式等。

2. 症状治疗

(1)充血性心力衰竭治疗:限制体力活动;低钠饮食;应用洋地黄和利尿药,但本病较易发生洋地黄中毒,故应慎用。常用血管扩张药物、血管紧张素转换酶抑制药等药物。在病情稳定,射血分数<40%,可选用β受体阻滞药,注意从小剂量开始。必要时可安装双腔起搏器,改善严重心力衰竭症状,提高生活质量。

(2)预防栓塞:对于有血栓形成风险或是有房颤的患者,可给予阿司匹林 75～100mg/d,口服。对于有附壁血栓形成或发生栓塞的患者,可进行抗凝治疗。

(3)改善心肌代谢:对于家族性扩张型心肌病,可应用能量代谢药物改善心肌代谢紊乱,常用辅酶 Q_{10} 10mg/次,3 次/d。

(4)预防猝死:室性心律失常和猝死是扩张型心肌病的常见症状,预防猝死主要是控制室性心律失常的诱发因素,如纠正心力衰竭、维持电解质平衡、避免某些药物的不良反应、积极纠正心律失常等。必要时可置入心脏电复律除颤器,以防猝死发生。

3. 外科治疗

内科治疗无效的病例,可考虑进行心脏移植。

4. 治疗新思想

(1)免疫学治疗:根据抗心肌抗体介导致使心肌细胞损害的机制,可对早期扩张型心肌病患者进行免疫学治疗,如阻止抗体效应、免疫吸附抗体、免疫调节、抑制抗心肌抗体的产生,改善心功能,早期阻止扩张型心肌病进展。

(2)中医治疗:临床应用发现生脉饮、牛磺酸、黄芪等,有抗病毒作用,调节免疫改善心脏功能。

二、肥厚型心肌病

肥厚型心肌病是以心室非不对称性肥厚,并累及室间隔,使心室腔变小为特征,以左心室血液充盈受阻、舒张期顺应性下降为基本病态的心肌病。约有 1/2 患者有家族史,患病男性高于女性,青年发病率高,本病主要死亡原因是心源性猝死,亦为青年猝死的常见原因。

根据左心室流出道有无梗阻又可分为梗阻性肥厚型和非梗阻性肥厚型心肌病。梗阻性病例主动脉瓣下部室间隔肥厚明显,过去亦称为特发性肥厚型主动脉瓣下狭窄。

(一)病因及发病机制

本病常有明显家族史。近年研究发现,约有 1/2 患者是由心肌肌节收缩蛋白基因如心脏肌球蛋白重链及心脏肌钙蛋白 T 基因突变为主要的致病因素,本病是常染色体显性遗传疾病。还有人认为儿茶酚胺代谢异常、细胞内钙调节异常、高血压、强度运动等均可作为本病发病的促进因子。

肥厚型心肌病的主要改变为心肌显著肥厚、心腔缩小,以左心室为多见,常伴有二尖瓣瓣叶增厚。本病的组织学特征为心肌细胞肥大,形态特异,排列紊乱。

(二)临床表现

1.症状

部分患者可无自觉症状,因猝死、心力衰竭或在体检中被发现。

绝大多数患者可有劳力性呼吸困难;部分患者可有胸痛、心悸、多种形态的心律失常;伴有流出道梗阻的患者由于左心室舒张期充盈不足,心排血量减低,可出现黑矇,在起立或运动时可出现眩晕,甚至神志丧失等。室性心律失常、室壁过厚、流出道阶差大,常是引起猝死的主要危险因素。

心房颤动可促进心力衰竭的发生,少数患者可并发感染性心内膜炎或栓塞等。

2.体征

可有心脏轻度增大,能听到第四心音,流出道有梗阻的患者可在胸骨左缘第 3~4 肋间听到较粗糙的喷射性收缩期杂音;心尖部也常可听到收缩期杂音。

现在认为杂音产生除因室间隔不对称肥厚造成左心室流出道狭窄外,主要是由于收缩期血流经过狭窄处时的漏斗效应,把二尖瓣吸引移向室间隔使狭窄更严重,在收缩晚期甚至可完全阻挡流出道;同时二尖瓣本身出现关闭不全。胸骨左缘 3~4 肋间所闻及的流出道狭窄所致的收缩期杂音,与主动脉瓣膜器质性狭窄所产生的杂音不同。凡能影响心肌收缩力,改变左心室容量和射血速度的因素,都使杂音的响度有明显变化,如使用 β 受体阻滞药、下蹲位、举腿或体力运动,使心肌收缩力下降或使左心容量增加,均可使杂音减轻;相反如含服硝酸甘油或做 Valsalva 动作,会使左心室容量减少或增加心肌收缩力,均可使杂音增强。

(三)实验室检查

1.X 线检查

心影增大多不明显,如有心力衰竭则有心影增大。

2.心电图

可因心肌肥厚的类型不同而有表现不同。最常见的表现为左心室肥大,ST-T 改变,胸前导联常出现巨大倒置 T 波。在Ⅰ、aVL 或Ⅱ、Ⅲ、aVF、V_5、V_4 可出现深而不宽的病理性 Q 波,在 V_1 有时可见 R 波增高,R/S 比增大。室内传导阻滞、期前收缩亦常见。

3.超声心动图

是主要诊断手段,无论对梗阻性与非梗阻性的诊断都有帮助。

可示室间隔的非对称性肥厚,舒张期室间隔的厚度与后壁之比≥1.3,间隔运动低下。有梗阻性的患者可见室间隔流出道向左心室内部分突出、二尖瓣前叶在收缩期前移、左心室顺应性降低所致舒张功能障碍等。运用彩色多普勒可了解杂音起源和计算梗阻前后的压力差。

4.心导管检查

心室舒张末期压上升。梗阻性肥厚型心肌病在左心室腔与流出道间有收缩压差,心室造影显示左心室变形。

5.心内膜心肌活检

心肌细胞畸形肥大,排列紊乱,有助于诊断。

(四)治疗原则

本病的治疗原则是弛缓肥厚的心肌,防止心动过速,维持正常窦性心律,减轻左心室流出道狭窄,抗室性心律失常。

1.避免诱因

要求患者在日常生活,避免激烈运动、持重、情绪激动、突然起立或屏气等诱因,减少猝死的发生。

避免使用增强心肌收缩力的药物如洋地黄等以及减轻心脏负荷的药物,以减少加重左室流出道梗阻。

2.药物治疗

建议应用 β 受体阻滞药、钙通道阻滞药治疗。

有的肥厚型心肌病患者,逐渐呈现扩张型心肌病的症状和体征,称其为肥厚型心肌病的扩张型心肌病像,治疗方式需用扩张型心肌病有心力衰竭时的治疗措施进行治疗。

3.介入治疗

重症梗阻性患者可做介入治疗,但不作为首选治疗方法,必要时可置入双腔起搏器或置入心脏电复律除颤器。乙醇消融也可缓解临床症状。

4.手术治疗

切除最肥厚的部分心肌,缓解机械性梗阻。在任何治疗无效情况下,可考虑心脏移植。

三、心肌病患者的护理措施

(一)疼痛护理

立即停止活动,卧床休息;给予吸氧,氧流量 2～4L/min;安慰患者,解除紧张情绪,遵医嘱使用钙通道阻滞药或 β 受体阻滞药,注意有无心动过缓等不良反应。禁用硝酸酯类药物。

避免诱因防止诱发心绞痛,避免劳累、提取重物、突然起立或屏气、情绪激动、饱餐、寒冷刺激等。戒烟酒。如出现疼痛或疼痛加重或伴有冷汗、恶心、呕吐时告诉医护人员,及时处理。

(二)心力衰竭护理

因扩张型心肌病患者对洋地黄耐受性差,为此应用洋地黄时应警惕发生中毒。严格控制输液量及滴速,防止诱发急性肺水肿。

(三)晕厥护理

晕厥护理详见相关内容。

(四)健康教育

1.休息原则

症状明显患者应卧床休息,症状轻的患者可参加轻体力工作,但须避免劳累。肥厚型心肌病活动后常有晕厥、猝死的危险,因此要切忌跑步、各种球类比赛等激烈体能运动,避免提取重物、突然起立或屏气、情绪激动、饱餐、寒冷刺激等诱因。有晕厥病史患者要避免独自一人外出活动,以防发生意外。

2.饮食要求

给予高蛋白、高维生素、清淡饮食,增强机体抵抗力,有心力衰竭的患者要低盐饮食。要注意多食用蔬菜、水果,保持大便通畅,减轻排便负担。

3.预防感染

保持室内空气新鲜,经常通风换气,阳光充足,防寒保暖。保持口腔、会阴部清洁干净,尽量避免去人多的场所,预防上呼吸道感染。

4.随诊

坚持遵医嘱服药,帮助患者掌握观察药物疗效和不良反应的知识。定期随诊,症状加重或症状有变化时,要立即就诊,以防病情恶化。

第三章　消化系统疾病的护理

第一节　消化性溃疡的护理

消化性溃疡是一种常见的慢性胃肠道疾病,通常指发生在胃和十二指肠的溃疡。本病可发生于任何年龄,但中年最为常见,十二指肠溃疡(DU)多见于青壮年,而胃溃疡(GU)多见于中老年,男性患病比女性较多。临床上 DU 比 GU 为多见,两者之比约为 3∶1,但有地区差异,在胃癌高发区 GU 所占的比例有增加。

一、临床表现

典型溃疡病为节律周期性疼痛,与进食有关。十二指肠溃疡疼痛部位在中上腹偏右,疼痛出现在两餐之间和午夜;胃溃疡疼痛部位在中上腹偏左,疼痛在餐后 1h。其他症状有:反酸、嗳气、恶心、呕吐、食欲减退,病程迁延可致消瘦、贫血、失眠、心悸及头晕等症状。

二、评估要点

1.一般情况

评估患者的生命体征,营养状况,有无贫血;患者及家属对疾病知识方面的了解程度如何。

2.专科情况

(1)患者何时出现疼痛,有无诱发因素。疼痛有无明显节律性,疼痛的部位、持续时间,有无呕血、黑便,目前的大便性状如何;家族中有无溃疡病倾向。

(2)平时生活饮食是否规律,有无暴饮暴食,有无咖啡、烟酒或刺激性食物食用过多情况。

(3)生活中有无承受重大压力,是否常处于精神紧张状态。住院有无经济、家庭、工作等方面的顾虑。

3.实验室及其他检查

(1)纤维胃镜检查和黏膜活检:可直接观察溃疡部位、病变大小、性质,并可在直视下取活检组织做病理检查和幽门螺杆菌检测。其诊断的准确性较高。

(2)胃液分析:协助诊断。

(3)幽门螺杆菌检测:^{13}C-或^{14}C-尿素呼气试验检测幽门螺杆菌感染的敏感性和特异性均较高,常作为根除治疗后复查的首选方法。

(4)大便隐血试验:隐血试验阳性提示溃疡有活动。

(5)X线钡餐检查:溃疡的X线直接征象是龛影,对溃疡诊断有确诊价值。

三、护理诊断/问题

1.疼痛

与消化性溃疡胃酸对溃疡面的刺激有关。

2.营养失调

与疼痛、恶心呕吐引起摄入量减少,消化吸收障碍有关。

3.潜在并发症

上消化道出血、再出血。

四、护理措施

(1)向患者解释疼痛的原因,指导和帮助患者减少或去除加重、诱发疼痛的因素。

(2)观察患者上腹疼痛的规律和特点,评估患者疼痛的性质、程度及部位。给予制酸性食物(苏打饼干等)在疼痛前进食,或服用制酸剂防止疼痛。也可采用局部热敷和针灸止痛等。

(3)观察大便的性状,观察有无并发症的发生。

(4)指导患者有规律地生活和劳逸结合。溃疡有活动者,嘱其卧床休息,保持环境安静,保证充足的睡眠。

(5)指导患者有规律地进餐,提倡少量多餐,避免粗糙、过冷过热和刺激性食物及饮料,以清淡饮食为主。

(6)与患者共同制订戒烟、戒酒计划,并争取家庭的重视和支持。

(7)帮助患者认识压力与溃疡疼痛发作的关系,指导患者放松技巧,自觉避免精神、神经因素的影响。

(8)遵医嘱予以药物治疗,督促患者按时服药,制酸剂应在餐后和睡前服用,组胺 H_2 受体拮抗剂常于进食及睡前服用。注意观察药物的不良反应。

(9)指导患者识别溃疡复发、出血的症状和体征,以便及时就诊。

五、应急措施

(1)出现大出血和急性穿孔时,应绝对卧床休息,予以禁食。

(2)建立静脉液路,配合医生给予止血、胃肠减压、抗感染治疗。

(3)必要时可做急诊胃镜检查,明确诊断或镜下治疗。

(4)及时请外科会诊,做好术前准备。

六、健康教育

(1)合理安排休息时间,保证充足睡眠,生活应有规律,避免过度紧张与劳累。

（2）注意饮食卫生,少量多餐,定时进食,建立合理的饮食习惯和结构,戒除烟酒,避免食用刺激性食物。

（3）保持情绪稳定,避免工作、家庭等各方面不良因素刺激。

（4）慎用或勿用致溃疡药物,如阿司匹林、咖啡因、泼尼松等,并指导其按医嘱正确服药,学会观察药效及不良反应,不随便停药,以减少复发。

（5）定期复诊,若上腹疼痛节律发生变化并加剧,或者出现呕血、黑便时,应立即就医。

第二节　胃炎的护理

胃炎是指任何病因引起的胃黏膜炎症,常伴有上皮损伤和细胞再生,是最常见的消化道疾病之一。按临床发病的缓急和病程的长短,可分为急性胃炎和慢性胃炎。

一、急性胃炎

急性胃炎是多种原因引起的急性胃黏膜炎症。临床常急性发病,可有明显上腹部症状,内镜检查可见胃黏膜充血、水肿、出血、糜烂、浅表溃疡等一过性的急性病变。急性胃炎主要包括:急性幽门螺杆菌(H.pylori)感染引起的急性胃炎、除幽门螺杆菌之外的病原体感染及其毒素对胃黏膜损害引起的急性胃炎和急性糜烂出血性胃炎。后者是指由各种病因引起的、以胃黏膜多发性糜烂为特征的急性胃黏膜病变,常伴有胃黏膜出血和一过性浅溃疡形成。

（一）病因与发病机制

引起急性糜烂出血性胃炎的常见病因有以下几种。

1.药物

常见的有非甾体类抗炎药(NSAID)如阿司匹林、吲哚美辛等,某些抗肿瘤药、口服氯化钾及铁剂等。

2.应激

严重创伤、大面积烧伤、大手术、颅内病变、败血症及其他严重脏器病变或多器官功能衰竭等均可使机体处于应激状态而引起急性胃黏膜损害。

3.乙醇

由乙醇引起的急性胃炎有明确的过量饮酒史,乙醇有亲脂性和溶脂能力,高浓度乙醇可直接破坏胃黏膜屏障,引起上皮细胞损害、黏膜出血和糜烂。

（二）临床表现

1.症状

急性糜烂出血性胃炎通常以上消化道出血为主要表现,一般出血量较少,呈间歇性,可自止,但也可发生大出血引起呕血和(或)黑粪。部分 H.pylori 感染引起的急性胃炎患者可表现为一过性的上腹部症状。不洁食物所致者通常起病较急,在进食污染食物后数小时至 24h 发病,表现为上腹部不适、隐痛、食欲减退、恶心、呕吐等,伴发肠炎者有腹泻,常有发热。

2.体征

多无明显体征,个别患者可有上腹轻压痛。

(三)辅助检查

1.内镜检查

胃镜检查最具诊断价值,急性胃炎内镜下表现为胃黏膜局限性或弥漫性充血、水肿、糜烂、表面覆有黏液和炎性渗出物,以出血为主要表现者常可见黏膜散在的点、片状糜烂,黏膜表面有新鲜出血或黑色血痂。

2.粪便隐血检查

以出血为主要表现者,粪便隐血试验阳性。

(四)治疗要点

(1)针对病因,积极治疗原发疾病。

(2)去除各种诱发因素。嗜酒者宜戒酒,如由非甾体类抗炎药引起,应立即终止服药并用抑制胃酸分泌药物来治疗,如患者必须长期使用这类药物,则宜同时服用抑制胃酸分泌药物。

(3)对症治疗:可用甲氧氯普胺(胃复安)或多潘立酮(吗丁啉)止吐,用抗酸药或 H_2 受体拮抗药如西咪替丁、雷尼替丁或法莫替丁等以降低胃内酸度,减轻黏膜炎症。保护胃黏膜可用硫糖铝、胶体铋等。

(五)护理措施

1.基础护理

(1)休息:病情较重者应卧床休息,注意胃部保暖。急性大出血者绝对卧床休息。

(2)环境:保持安静、舒适,保证患者睡眠。

(3)饮食:以无渣、温凉半流或软饭为宜,提倡少量多餐,避免辛辣、生冷食物;有剧烈呕吐、呕血者禁食。

(4)心理护理:由于严重疾病引起出血者,尤其当出血量大、持续时间较长时,患者往往精神十分紧张、恐惧。护士应关心体贴患者,耐心加以解释,缓解患者紧张情绪,解除其恐惧心理,使患者积极配合治疗,促进身体早日康复。

2.疾病护理

(1)对症护理:观察腹痛的程度、性质及腹部体征的变化;呕吐物及排便的次数、量及性质;观察有无水、电解质酸碱平衡紊乱的表现等。有上消化道出血者更要注意出血量和性状、尿量等的观察。

(2)专科护理:遵医嘱用药,观察药物疗效及不良反应,有消化道出血者配合医师采取各种止血措施。

3.健康教育

(1)注意饮食卫生,进食规律,避免过冷过热及不洁的食物。

（2）尽可能不用非甾体类抗炎药、激素等药物，如必须服用者，可同时服用抗酸药。

（3）嗜酒者劝告其戒酒。

（4）对腐蚀剂要严格管理，以免误服或被随意取用。

二、慢性胃炎

慢性胃炎系指不同病因引起的胃黏膜的慢性炎症或萎缩性病变，是一种十分常见的消化道疾病，占接受胃镜检查患者的 80%～90%，男性多于女性，随年龄增长发病率逐渐增高。根据病理组织学改变和病变在胃的分布部位，将慢性胃炎分为非萎缩性、萎缩性和特殊类型三大类。

（一）病因与发病机制

1.幽门螺杆菌（H.pylori）感染

目前认为 H.pylori 感染是慢性胃炎主要的病因。

2.饮食和环境因素

长期 H.pylori 感染增加了胃黏膜对环境因素损害的易感性；饮食中高盐和缺乏新鲜蔬菜及水果可导致胃黏膜萎缩、肠化生以及胃癌的发生。

3.自身免疫

胃体萎缩为主的慢性胃炎患者血清中常能检测出壁细胞抗体和内因子抗体，尤其是伴有恶性贫血的患者检出率相当高。

4.其他因素

机械性、温度性、化学性、放射性和生物性因子，如长期摄食粗糙性与刺激性食物、酗酒、咸食、长期服用非甾体类抗炎药或其他损伤胃黏膜的药物、鼻咽部存在慢性感染灶等。

（二）临床表现

1.症状

大多数慢性胃炎患者无任何症状。有症状者主要表现为非特异性的消化不良症状，如上腹部隐痛、进食后上腹部饱胀、食欲缺乏、反酸、暖气、呕吐等。少数患者有呕血与黑粪，自身免疫胃炎可出现明显厌食和体重减轻，常伴贫血。

2.体征

本病多无明显体征，有时可有上腹部轻压痛，胃体胃炎严重时可有舌炎和贫血的相应体征。

（三）辅助检查

1.胃镜及胃黏膜活组织检查

是最可靠的确诊方法，并常规做幽门螺杆菌检查。

2.幽门螺杆菌检测

包括侵入性（如快速尿素酶测定、组织学检查等）和非侵入性（如 ^{13}C 或 ^{14}C 尿素呼气试验等）方法检测幽门螺杆菌。

（四）治疗要点

1.消除或削弱攻击因子

(1)根除 H.pylori 治疗:目前根除方案很多,但可归纳为以胶体铋药为基础和以质子泵抑制药为基础的两大类。

(2)抑酸或抗酸治疗:适用于有胃黏膜糜烂或以胃烧灼感、反酸、上腹饥饿痛等症状为主者,根据病情或症状严重程度,选用抗酸药。

(3)针对胆汁反流、服用非甾体类抗炎药等作相关治疗处理。

2.增强胃黏膜防御

适用于有胃黏膜糜烂出血或症状明显者,药物包括兼有杀菌作用的胶体铋,兼有抗酸和胆盐吸收的硫糖铝等。

3.动力促进药

可加速胃排空,适用于上腹饱胀,早饱等症状为主者。

4.中医中药

辨证施治,可与西药联合应用。

5.其他

应用抗抑郁药,镇静药。适用于睡眠差,有精神因素者。

（五）护理措施

1.基础护理

(1)休息与体位:急性发作或症状明显时应卧床休息,以患者自觉舒适体位为宜。平时注意劳逸结合,生活有规律,避免晚睡晚起或过度劳累,保持心情愉快。

(2)饮食:注意饮食规律及饮食卫生,选择营养丰富易于消化的食物,少量多餐,不暴饮暴食。避免刺激性和粗糙食物,勿食过冷过热易产气的食物和饮料等。养成细嚼慢咽的习惯,使食物和唾液充分混合,以帮助消化。胃酸高时忌食浓汤、酸味或烟熏味重的食物,胃酸缺乏者可酌情食用酸性食物如山楂等。

(3)心理护理:因腹痛等症状加重或反复发作,患者往往表现出紧张、焦虑等心理,有些患者因担心自己所患胃炎会发展为胃癌而恐惧不安。护理人员应根据患者的心理状态,给予关心、安慰,耐心细致地讲授有关慢性胃炎的知识,指导患者规律的生活和正确的饮食,消除患者紧张心理,使患者认真对待疾病,积极配合治疗,安心养病。

2.疾病护理

(1)疼痛护理:上腹疼痛时可给予局部热敷与按摩或针灸合谷、足三里等穴位,也可用热水袋热敷胃部,以解除胃痉挛,减轻腹痛。

(2)用药护理:督促并指导患者及时准确服用各种灭菌药物及制酸药等,以缓解症状。

3.健康教育

(1)劳逸结合,适当锻炼身体,保持情绪乐观,提高免疫功能和增强抗病能力。

（2）饮食规律，少食多餐，软食为主；应细嚼慢咽，忌暴饮暴食；避免刺激性食物，忌烟戒酒、少饮浓茶咖啡及进食辛辣、过热和粗糙食物；胃酸过低和有胆汁反流者，宜多吃瘦肉、禽肉、鱼、奶类等高蛋白低脂肪饮食。

（3）避免服用对胃有刺激性的药物（如水杨酸钠、吲哚美辛、保泰松和阿司匹林等）。

（4）嗜烟酒者与患者、家属一起制订戒烟酒的计划并督促执行。

（5）经胃镜检查肠上皮化生和不典型增生者，应定期门诊随访，积极治疗。

第三节　胃癌的护理

胃癌是最常见的胃肿瘤，即胃腺癌。在胃的恶性肿瘤中，腺癌占95%。这也是最常见的消化道恶性肿瘤，该病在我国仍是最常见的恶性肿瘤之一，病死率下降并不明显。

一、常见病因

胃癌的发生是一个多步骤、多因素进行性发展的过程。Hp感染与胃癌有共同的流行病学特点：胃癌高发区人群Hp感染率高；Hp抗体阳性人群发生胃癌的危险率高于阴性人群；胃癌有明显的家族聚集倾向，家族发病率高于人群2～3倍。

二、临床表现

早期胃癌多无症状，或者仅有一些非特异性消化道症状。因此，仅凭临床症状，诊断早期胃癌十分困难。

进展期胃癌最早出现的症状是上腹痛，同时伴有食欲缺乏，厌食，体重减轻。开始仅为上腹饱胀不适，餐后更甚，继之有隐痛不适，偶呈节律性溃疡样疼痛，但这种疼痛不能被进食或服用制酸药缓解，患者常有早饱感及软弱无力。

三、辅助检查

1.实验室检查

血常规及便常规：缺铁性贫血较常见，系长期失血所致。如有恶性贫血，可见巨幼细胞性贫血。大便隐血持续阳性，有辅助诊断意义。

2.内镜检查

内镜检查结合黏膜活检，是目前最可靠的诊断方法。对早期胃癌，内镜检查更是最佳的诊断方法。一般应在病灶边缘与正常交界处至少取6块组织。

四、治疗

1.手术治疗

外科手术切除加区域淋巴结清扫是目前治疗胃癌的主要手段。胃切除范围可分为近端胃切除、远端胃切除及全胃切除。目前国内普遍将 D_2 手术作为进展期胃癌淋巴结清扫的标准手术。手术效果取决于胃癌的分期、浸润的深度和扩散范围。对那些无法通过手术治愈的患者,部分切除仍然是缓解症状最有效的手段,特别是有梗阻的患者。因此,即使是进展期胃癌.如果无手术禁忌证或远处转移,应尽可能手术切除。

2.内镜下治疗

早期胃癌可在内镜下行电凝切除或剥离切除术(EMR 或 EPMR)。由于早期胃癌可能有淋巴结转移,故需对切除的癌变息肉进行病理检查,如癌变累及到根部或表浅型癌肿侵袭到黏膜下层,需追加手术治疗。

3.化学治疗

早期胃癌且不伴有任何转移灶者,手术后一般不需要化疗。胃癌对化疗并不敏感,但有转移者,视情况而定。

4.其他治疗

(1)体外试验及动物体内试验表明,生长抑素类似物及 COX-2 抑制药能抑制胃癌生长。

(2)中医中药治疗:中药扶正抗癌方可以配合治疗,但其对人类胃癌的治疗尚需进一步的临床研究。

五、护理

1.护理评估

(1)一般情况。患者的年龄、性别、职业、婚姻状况、健康史、既往史、心理、自理能力等。

(2)身体状况。①疼痛情况:疼痛位置、性质、时间等情况。②全身情况:生命体征、神志、精神状态,有无衰弱、消瘦、焦虑、恐惧等表现。

(3)评估疾病临床类型、严重程度及病变范围。

2.护理要点及措施

(1)减轻疼痛:关心患者,给予其心理支持。提供非药物治疗方法。疼痛剧烈时,可按医嘱给予镇痛药和镇静药,并评估镇痛药的效果。

(2)营养支持:供给患者足够的蛋白质、糖类和丰富维生素食品,保证足够热量。对不能进食者,行肠外营养。

(3)预防感染及合并症的发生:保持患者口腔、皮肤的清洁,预防感染。

(4)心理护理:护理人员应给予患者心理支持,建立良好的医患、护患关系。尽可能地满足患者合理的护理要求。帮助患者树立战胜疾病的信心。

3.健康教育

(1)宜少量多餐,进食营养丰富易消化的饮食,以后慢慢过渡至普通饮食。

(2)忌生、硬、辛辣刺激性食物,忌暴饮暴食,戒烟、酒。

(3)乐观向上,保持心情舒畅,避免过度劳累。

(4)需服药者,需严格按照说明书或遵医嘱,注意用药时间、方式、剂量及不良反应。避免服用对胃黏膜有损害性的药物,如阿司匹林、吲哚美辛、皮质类固醇等。

(5)定期复查,不适时就诊。

第四节　肝硬化的护理

肝硬化是以肝组织弥漫性纤维化、假小叶和再生结节形成为特征的慢性肝病。临床以肝功能减退和门静脉高压为主要表现,晚期可出现一系列严重的并发症。肝硬化是我国常见疾病和主要死亡病因之一。

一、病因和发病机制

引起肝硬化的病因很多,目前在我国以病毒性肝炎最为常见,欧美国家则以酒精中毒居多。

1.病毒性肝炎

主要是乙型、丙型和丁型肝炎病毒感染。乙型和丙型或丁型肝炎病毒的重叠感染可加速病情进展,其发病机制主要与肝炎病毒所造成的免疫损伤有关,经慢性肝炎尤其是慢性活动性肝炎演变而来,故称为肝炎后性肝硬化;甲型和戊型病毒性肝炎不发展为肝硬化。

2.血吸虫病

对于反复或长期感染血吸虫的患者,由于虫卵及其毒性产物在肝脏汇管区的刺激,引起汇管区纤维结缔组织增生,导致窦前性门静脉高压,但由于再生结节不明显,故严格来说应称为血吸虫性肝纤维化。

3.酒精中毒

对于长期大量饮酒者(一般为每日摄入酒精 80mL 达 10 年以上),乙醇及其中间代谢产物(乙醛)直接损害肝细胞,引起酒精性肝炎,并发展为肝硬化,长期酗酒所致的营养失调也对肝脏有一定的损害作用。

4.药物及化学毒物

长期反复接触某些化学性毒物如磷、砷、四氯化碳等,或长期服用某些药物如异烟肼、双醋酚丁、甲基多巴等,可引起中毒性肝炎,最终发展成为肝硬化。

5.胆汁淤积

不论是肝内胆管还是肝外胆管发生的持续性胆汁淤积,由于高浓度的胆红素及胆汁酸对肝细胞的化学性损害,可致肝细胞变性坏死和结缔组织增生,最终发生肝硬化,称为胆汁性肝硬化。

6.循环障碍

慢性右心功能不全、心包填塞征以及肝静脉或下腔静脉回流障碍导致肝脏长期淤血,肝细胞因缺氧而发生变性坏死和结缔组织增生,导致肝硬化,称为心源性肝硬化。

7.其他

造成肝硬化直接和间接的原因还有很多,如代谢障碍、营养失调、遗传和代谢性疾病等。少数患者病因不明,称为隐匿性肝硬化。

二、临床表现

肝硬化的病程进展多较缓慢,但少数因短期大片肝坏死,可在数月后发展为肝硬化。临床上根据患者肝脏功能的代偿状况,将肝硬化分为肝功能代偿期和肝功能失代偿期。

(一)代偿期

部分患者可无任何不适。多数患者早期以乏力、食欲不振较为突出,可伴有恶心、厌油腻、腹胀、腹泻及上腹不适等症状。症状多呈间歇性,常与劳累有关,休息和治疗后可缓解。患者多消瘦,肝脏可轻度肿大,质中等硬度,伴轻度压痛。脾脏亦可有轻、中度肿大。肝功能正常或轻度异常。

(二)失代偿期

失代偿期主要表现为肝功能减退和门静脉高压所致的症状和体征。

1.肝功能减退的临床表现

(1)全身症状与体征:一般情况和营养状况均较差,不规则低热,面色灰暗黝黑(肝病面容)等。

(2)消化道症状:食欲不振甚至厌食、腹胀不适、恶心呕吐,稍进油腻肉食即易引起腹泻。

(3)出血倾向和贫血:患者常可发生鼻衄、牙龈出血、皮肤紫癜和胃肠出血等,女性常有月经过多。

(4)内分泌失调:男性有性欲减退、睾丸萎缩、毛发脱落及乳房发育,女性出现月经失调、闭经、不孕等,患者常有肝掌和蜘蛛痣。颜面部及其他暴露部位皮肤出现色素沉着,严重者出现低血糖。

2.门静脉高压的表现

脾大、侧支循环的建立与开放、腹水是门静脉高压的三大临床表现。

(1)脾大:门静脉高压可致脾脏淤血性肿大,多为轻、中度肿大。后期脾功能亢进后可出现红细胞、白细胞和血小板均减少。

(2)侧支循环的建立与开放:临床上重要的侧支循环有:食管和胃底静脉曲张,腹壁静脉曲张,痔核形成。原因是门静脉高压时,来自消化器官和脾脏的回心血液流经肝脏受阻,使门、腔静脉交通支扩张,建立起侧支循环。

(3)腹水:是失代偿期最突出的表现。早期腹胀,以饭后明显;大量时出现呼吸困难、心悸,患者腹部膨隆,可见脐外翻或脐疝,皮肤紧绷发亮。

腹水形成的因素有:①门静脉高压使腹腔脏器毛细血管床静水压增高,组织间液回流减少而漏入腹腔;②低蛋白质血症使血浆胶体渗透压降低,血管内液外渗;③肝静脉回流受阻,使肝淋巴液生成增多,超过胸导管引流能力而渗入腹腔;④继发性醛固酮、抗利尿激素增多引起水钠潴留;⑤有效循环血容量不足,导致肾血流量、排钠和排尿量减少。

(三)并发症

1.上消化道出血

此为最常见的并发症,多由食管下段和胃底静脉曲张破裂所致,表现为突发的大量呕血和黑便。

2.感染

易合并肺炎、胆道感染、大肠杆菌性败血症、自发性细菌性腹膜炎(SBP)等。

3.肝性脑病

这是晚期肝硬化最严重的并发症,也是最常见的死亡原因。

4.其他并发症

原发性肝癌、肝肾综合征(功能性肾衰)、电解质和酸碱平衡紊乱(低钠血症、低钾血症与代谢性碱中毒)。

三、实验室和其他检查

1.血常规

失代偿期时,可有不同程度贫血。脾功能亢进时,全血细胞减少。

2.尿常规

失代偿期时,尿内可有蛋白、管型、红细胞。有黄疸时,尿胆红素阳性、尿胆原增加。

3.肝功能检查

代偿期肝功能正常或轻度异常,失代偿期则多有异常。重症患者可有血清胆红素增高。转氨酶轻、中度增高,一般以 ALT 增高较显著,当肝细胞广泛大量坏死时,则可能有谷草转氨酶(AST)升高。血清白蛋白下降,球蛋白增高,白蛋白/球蛋白比值降低或倒置。凝血酶原时间有不同程度的延长。

4.腹水检查

一般应为漏出液,患者并发自发性腹膜炎、结核性腹膜炎或癌变时,腹水性质可发生改变。

5.影像检查

超声可见肝脏的大小、外形改变和脾大。门脉高压时,门静脉主干内径>13mm,脾静脉内径>8mm。食管 X 线钡餐检查可见食管下段虫蚀样或蚯蚓样改变,胃底静脉曲张,可见菊花样充盈缺损。

6.内镜检查可直观静脉曲张的部位和程度

7.肝穿刺活组织检查

若有假小叶形成,可确诊为肝硬化。

四、诊断要点

诊断肝硬化的主要依据有:有病毒性肝炎、长期酗酒等病史,有肝功能减退和门静脉高压症的临床表现,肝脏质硬有结节感,肝功能试验有阳性发现,活组织检查有假小叶形成。

五、治疗要点

目前尚无特效治疗方法。失代偿期的治疗主要是对症处理、改善肝功能及抢救并发症,有手术适应证者慎重选择时机进行手术治疗。

(一)抗纤维化

无特效药,平日可用维生素(如 B 族维生素、维生素 C、维生素 E)、保肝(如熊去氧胆酸、强力宁等)、抗纤维化(如秋水仙碱、肾上腺糖皮质激素等)或活血化瘀中药。

(二)腹水治疗

1.限水、限钠

限钠比限水更重要。

2.增加水钠排出

(1)使用利尿剂是最广泛的治疗腹水的方法。主张排钾和保钾利尿剂合用,加强疗效,减少不良反应。过猛的利尿会导致水、电解质紊乱,严重者可诱发肝性脑病和肝肾综合征。

(2)腹腔穿刺放液:大量腹水出现明显压迫症状时,可穿刺放液以减轻症状,但应严格控制每次放液量,一次放 5000mL。

3.提高血浆胶体渗透压

定期输注血浆、新鲜血液或白蛋白,有利于促进腹水的消退,也可改善患者的一般状况。

4.自身腹水浓缩回输

放出的 5000mL 腹水浓缩至 500mL 后,回输至患者静脉内,可提高血浆白蛋白浓度和血浆胶体渗透压,增加血容量,改善肾血流灌注,从而起到利尿、减少腹水的作用,多用于难治性腹水患者的治疗。

5.增加腹水去路

例如腹腔-颈静脉引流,是将腹水引入上腔静脉;胸导管-颈内静脉吻合术可使肝淋巴液顺利进入颈内静脉,从而减少肝淋巴液漏入腹腔,使腹水的来源减少。

(三)并发症的治疗

(1)上消化道出血、肝性脑病、原发性肝癌治疗见本章相关内容,肝肾综合征参考第五章第四节急性肾衰竭。

(2)自发性腹膜炎常迅速加重肝损害,诱发肝肾综合征、肝性脑病等严重并发症,所以应早诊断、早治疗。应选择对肠道革兰氏阴性菌有效、腹水浓度高、肾毒性小的广谱抗生素,以头孢噻肟等第三代头孢菌素为首选,可联合半合成广谱青霉素与β-内酰胺酶抑制药的混合物,静脉足量、足疗程给药。

(四)手术治疗

通过各种分流、断流和脾切除术等,降低门静脉压力和消除脾功能亢进。肝移植是近年来最新的治疗肝硬化的方法。

六、常用护理诊断/问题

1.营养失调,低于机体需要量
与严重肝功能损害、摄入量不足有关。

2.体液过多
与门静脉高压、血浆胶体渗透压下降等导致腹水有关。

3.有感染的危险
与营养障碍、白细胞减少等致机体抵抗力下降有关。

4.焦虑
与疾病需要漫长的治疗和复杂的自我照顾方式有关。

5.活动无耐力
与肝功能减退有关。

6.潜在并发症
上消化道出血、电解质紊乱。

七、护理措施

1.休息和体位
休息可减轻患者能量消耗,减轻肝脏负担,有助于肝细胞修复。代偿期患者可参加轻体力工作,减少活动量;失代偿期患者应多卧床休息,卧床时尽量取平卧位,以增加肝、肾血流量。大量腹水者可取半卧位,以使膈下降,有利于呼吸运动,减轻呼吸困难和心悸。

2.饮食
(1)饮食注意事项:肝硬化患者饮食原则为高热量、高蛋白、高维生素、易消化饮食,并随病情变化及时调整。对食欲不振、恶心呕吐的患者,应于进食前给予口腔护理以促进食欲。在允许范围内尽量照顾患者的饮食习惯和口味,以促进食欲。①蛋白质:是肝细胞修复和维持血清清蛋白正常水平的重要物质基础,应保证其摄入量为 $1.0\sim1.5g/(kg \cdot d)$。蛋白质应以豆制品、鸡蛋、牛奶、鱼、鸡肉、猪瘦肉为主。肝功能显著损害或有肝性脑病先兆者应限制蛋白质,待病情好转后再逐渐增加蛋白质的摄入量,并应以植物蛋白为主,如豆制品,因其含蛋氨酸、芳香氨基酸和产氨氨基酸较少。②维生素:多食新鲜蔬菜和水果,如西红柿、柑橘等,日常食用可保证维生素需求。③限制水钠:有腹水者应低盐或无盐饮食,钠限制在 $500\sim800mg/d$(NaCl

1.2～2g/d），限制液体入量，进水量应限制在 1000mL/d 左右。含钠较多食物，如咸肉、酱菜、酱油、罐头食品、含钠味精等应少用。含钠较少食物有粮谷类、瓜茄类、水果等。含钾多的食物有水果、硬壳果、马铃薯、干豆、肉类等。④避免损伤曲张静脉：患者进餐时应细嚼慢咽，避免进食刺激性强、粗纤维多和较硬、油炸食物，戒烟酒。

（2）营养支持：必要时遵医嘱静脉补充足够的营养，如高渗葡萄糖、复方氨基酸、清蛋白或新鲜血。

（3）营养状况监测：评估患者的饮食和营养状况、体重和血白蛋白水平。

3.维持体液平衡

准确记录每日出入液量，定期测量腹围和体重，以观察腹水消长情况。使用利尿剂时，剂量不宜过大，利尿速度不宜过猛，每周体重减轻以不超过 2kg 为宜。应用利尿剂时应监测体重变化及血钾、钠、氯化物，防止电解质紊乱发生，可口服或静脉补充电解质，饮食也可起协助作用，低钾患者可补充香蕉、橘子、橙子等高钾水果。

4.病情观察

观察患者症状、体征的变化，注意有无并发症发生。如有无各种出血征兆，如呕血、黑便、鼻出血、牙龈出血、皮肤黏膜出血点、瘀斑等出血表现；有无行为和性格改变，如智力定向力障碍、烦躁不安、嗜睡、扑翼样震颤等肝性脑病表现；有无尿量减少等肾功能衰竭表现；有无发热、腹痛等自发性腹膜炎发生。对进食量不足、呕吐、腹泻、长期用利尿剂、大量放腹水的患者，密切监测电解质和酸碱度的变化。

5.腹水患者的护理

（1）体位：多卧床休息，尽量取平卧位，以增加肝肾血流量，改善肝细胞的营养，提高肾小球滤过率。大量腹水患者取半卧位，使横膈下降，增加肺活量，以减轻呼吸困难。

（2）大量腹水时，应避免腹内压突然剧增的因素，例如剧烈咳嗽、打喷嚏、用力排便等。

（3）控制钠和水的摄入量：见饮食护理。

（4）药物护理：观察利尿剂的效果和不良反应，过猛的利尿会导致水、电解质紊乱，严重者诱发肝性脑病和肝肾综合征，应注意了解电解质水平，观察患者有无意识神志改变、有无尿量减少。

（5）观察腹水和下肢水肿的消长：准确记录出入量，测腹围、体重。测腹围时应注意于同一时间、同一体位、同一部位上进行。

（6）加强皮肤护理，防止褥疮发生：保持床铺平整、干燥，定时更换体位、按摩等。

（7）对腹腔穿刺放腹水者，术前说明注意事项，测量体重、腹围、生命体征，排空膀胱以免误伤；术中及术后监测生命体征，观察有无不适反应；术毕用无菌敷料覆盖穿刺部位，如有溢液可用明胶海绵处置，缚紧腹带，以免腹内压骤然下降；记录抽出腹水的量、性质和颜色，将标本及时送检。

6.心理支持

应鼓励患者说出其内心感受和忧虑，增加与患者交谈的时间，与患者一起讨论其可能面对的问题，在精神上给予患者安慰和支持。充分利用来自他人的情感支持，鼓励患者同那些经受同样事件以及理解患者处境的人多交流。引导患者家属在情感上多关心患者,使之能从情感宣泄中减轻沉重的心理压力。

八、健康指导

1.休息指导

保证身心休息,增强活动耐力。生活起居有规律,保证足够的休息和睡眠。在安排好治疗和身体调理的同时,勿过多考虑病情,遇事豁达开朗。

2.饮食指导

指导患者根据病情制订合理的饮食计划和营养搭配,使患者充分认识到饮食治疗对肝硬化患者的重要性以及饮食应注意的事项,除应加强营养外,要避免粗糙食物,戒除烟酒等,切实落实饮食计划。

3.用药指导

嘱患者遵医嘱用药,指导其认识常用的对肝脏有害药物,勿滥用药,以免服药不当而加重肝脏负担和损害肝功能,介绍患者所用药物的不良反应,如服用利尿剂者出现软弱无力、心悸等症状时,提示低钠、低钾血症,应及时就诊。

4.心理指导

帮助患者和家属掌握本病的有关知识和自我护理方法,帮助患者树立战胜疾病的信心,使心情保持愉快,把治疗计划落实到日常生活中。

5.家庭指导

让患者家属关心患者,了解各种并发症的主要诱发因素及其基本表现,发现并发症时,及时就医,疾病恢复期应定时复诊和检查肝功能。

第四章　神经系统疾病的护理

第一节　帕金森病的护理

帕金森病(PD)又称震颤麻痹(paralysisagitans)，由 Parkinson 于 1817 年首先描述，是一种常见的老年运动障碍性锥体外疾病，以静止性震颤、肌强直、运动徐缓和步态姿势异常为特征，是以黑质多巴胺能神经元变性缺失和纹状体多巴胺递质变少为病理特征的一种慢性疾病。

一、病因及发病机制

迄今病因未明，可能与遗传、环境及衰老有关。本病多见于老年人。有 10% PD 患者有家族史。环境中的某种工业毒素和农业毒素，能破坏黑质中的多巴胺能神经元。

二、临床表现

多数患者为 50 岁以后发病，男性稍多于女性。起病缓慢，呈进行性加重。

1.静止性震颤

多数患者以一侧肢体静止性震颤开始起病。震颤多起于一侧上肢，然后波及同侧下肢，再延及对侧上下肢，上肢比下肢重。震颤频率每秒 3～6 次，静止时明显，随意运动过程中减轻或暂时消失，情绪激动时增强，入睡后消失。手指表现为粗大的节律性震颤（搓丸样或数钱样动作），以掌指关节及拇指不自主震颤为显著表现。

2.肌强直

在震颤发生后或同时，出现全身肌肉的僵硬，表现为齿轮样强直或铅管样强直（肌肉僵硬伸肌、屈肌张力均增高，被动运动时有齿轮样或铅管样阻力感）。

3.运动徐缓

患者主动运动减少，反应慢，动作迟缓，面部表情运动少，呈呆滞状，两眼直视，眨眼动作很少，视听反射减少，呈"假面具脸"状。患者虽感觉身体某些姿势长时间不动不适，但很少变化姿势。颈肌、躯干肌强直而使躯体前屈，整个人比发病前变矮。

4.步态和姿势异常

患者行走时起动和终止均有困难，起动后则呈慌张步态。精细动作很难完成，系裤带、鞋带等不易进行；书写时手抖，并有字越写越小的倾向，称为"写字过小症"，是 PD 的另一种早期征象;咀嚼、吞咽可出现困难;发声单调。

三、诊断要点

根据中年以后发病、缓慢进行性加重的静止性震颤、运动徐缓、肌强直及步态和姿势异常等典型神经症状和体征,通常诊断并不困难。

四、治疗要点

目前仍以药物治疗为主。由于本病病因不明,所以尚无根本治疗的方法。PD的病理生理在于纹状体内多巴胺递质减少以及胆碱能神经功能相对增强,因此药物主要针对这两者进行作用。

(一)常用药物

需长期服药、控制症状;对症用药、辨证加减量;最小剂量、最佳效果;权衡利弊、联合用药。

1.抗胆碱能药物

针对胆碱能神经的功能相对增强,给予抑制胆碱能的药物。如苯海索(安坦),排泄迅速,无蓄积作用,毒性小可长期应用,应首选;对肌肉强直、运动徐缓以及姿势异常症状效果好,对震颤效果稍差。

2.左旋多巴

由于多巴胺递质减少,可直接补充多巴胺药物。由于多巴胺不能通过血脑屏障,需应用其先驱药物左旋多巴。复方左旋多巴目前仍是治疗帕金森病的“金标准”。左旋多巴制剂目前有两种:①美多巴,国内应用广泛。②息宁即森纳梅脱控释片。

3.金刚烷胺

具有提高突触前神经终末多巴胺的合成、贮存、释放,减少再吸收和部分抗胆碱能的作用,能提高左旋多巴的疗效。但可发生恶心、呕吐、白细胞减少、直立性低血压等副作用。

4.多巴胺受体激动剂

如溴隐亭,能直接兴奋多巴胺D_2受体,增加纹状体区多巴胺,对强直、运动徐缓、震颤均有效;与左旋多巴合用能缓解或减轻疗效减退、运动波动,并可使左旋多巴减量。从小剂量开始。时有头晕、胃肠道反应、直立性低血压、精神症状等副作用。

(二)外科手术治疗

采用立体定向手术破坏丘脑腹外侧核后部,可以制止对侧肢体震颤;破坏其前部,则可制止对侧强直。适应证为60岁以下患者,震颤、强直或运动障碍明显的一侧肢体为重,且药物治疗效果不佳或副作用严重者。

五、常用护理诊断/问题

1.生活自理缺陷

与震颤、肌肉强直、运动减少有关。

2.营养失调,低于机体需要量

与吞咽困难有关。

3.躯体移动障碍

与神经、肌肉受损,运动减少,随意运动减弱有关。

4.语言沟通障碍

与喉肌及面部肌肉强直,运动减少、减慢有关。

5.自我形象紊乱

与身体形象改变有关。

6.知识缺乏

缺乏本病相关知识和药物治疗知识。

六、护理措施

1.日常生活护理

(1)饮食护理:饮食的目的在于维持患者较佳的营养和身体状况,并通过调整饮食使药物治疗达到更好的效果。患者因肌强直及震颤,静息耗能增加,所需能量常稍高于同年龄段的正常人;中晚期由于吞咽困难,抗帕金森病药物导致的消化系统副作用会加重营养失调。因此,膳食中应注意满足碳水化合物和优质蛋白质的供应,以植物油为主,少进动物脂肪。多吃新鲜蔬菜和水果,能够提供多种维生素,并能促进肠蠕动,防治大便秘结。患者出汗多时,应注意补充水分。

(2)生活自理护理:随着病情的发展,患者运动功能发生一定程度的障碍,生活自理能力显著降低。指导患者促进生活自理的技巧。鼓励患者自我护理,如进食、穿衣、移动等,做自己力所能及的事情,增加其独立性,避免过分依赖别人。给患者足够的时间去完成日常生活活动(说话、写字、吃饭)。①走路时持拐杖助行。若患者如厕下蹲及起立困难时,可置高凳坐位排便。②洗澡时,在浴缸或喷头附近加装扶手,或是放张洗澡专用的小椅子以方便沐浴;浴室要防滑;使用挤压式液体香皂,解决肌肉僵直无法灵活使用固体香皂的问题;如果用毛巾擦干身体有困难,可改成直接穿吸水性佳的浴衣。③穿衣时,把要穿的衣物放在身边;将纽扣改为自粘胶带或尽量穿有拉链的衣服;选择有拉链或自粘胶带的鞋子,方便穿脱。④对于自行起床、起坐有困难者,可在床尾结一个绳子,便于患者牵拉起床;避免坐过软的沙发及深凹下去的椅子,尽量坐两侧有扶手的座椅。⑤对于端碗持筷困难者,要用大把手的叉子、汤勺以及不易碎的餐具、水杯;若颤动严重,可协助进食。⑥对于吞咽困难者,应根据患者能量、口味需要,提供营养可口、制作精细、黏稠不易反流的食物,让患者每吃一口吞咽2～3次。

(3)便秘的预防:多饮水,多摄入含丰富纤维素的饮食。晨起可顺时针按摩腹部,养成定时排便的习惯,必要时遵医嘱服用缓泻剂。

2.药物护理

告知患者本病需要长期或终身服药治疗,让患者了解药物的用法、注意事项、疗效及副作用的观察与处理。

（1）疗效观察：观察患者震颤、肌强直、运动徐缓、步态和姿势等的改善情况。

（2）副作用的观察及处理：①左旋多巴制剂的副作用在早期有消化道反应（食欲减退、恶心、呕吐、腹痛等）、直立性低血压、失眠、精神症状（幻觉、妄想）等。进食时服药或减少服药剂量，症状可逐渐消失。对于直立性低血压，当患者由卧位改为立位时，要先经过坐位来过渡，并注意放慢速度，如果感觉头晕，及时用手抓住床档坐在椅子上或蹲下；当出现严重精神症状时，及时就诊，积极处理。长期服药后可出现运动障碍（异动症）和症状波动等。运动障碍表现为舞蹈样或肌张力障碍样异常不随意运动，表现为怪相、摇头以及双臂、双腿及躯干的各种异常运动，一般在药物减量或停药后可改善或消失。症状波动包括开关现象和疗效减退两种。开关现象指每天多次突然波动于严重运动减少和缓解（伴有异动症）两种状态之间。"开"时，帕金森症状减轻，"关"时症状加重。此现象不可预知，要格外引起重视。尤其要注意安全问题。例如患者在过马路时，若突然发生严重运动减少，僵在路中间，会比较危险。因此对于这种患者应嘱其不要单独外出。减少每次剂量，增加服药次数而每天总药量不变，或适当加用多巴胺受体激动剂，减少左旋多巴用量，可以防止或减少症状发生。疗效减退指每次服药后药物的作用时间逐渐缩短，表现为症状有规律性的波动，与有效血药浓度有关，可以预知，故增加每天总剂量并分开多次服用可以预防。②抗胆碱能药物因阻断了副交感神经产生副作用，如口干、唾液、汗液分泌减少，肠鸣音减少，排尿困难，瞳孔调节功能不良等。由于抗胆碱能药物影响记忆功能，也不宜用于老年患者。③金刚烷胺副作用有不宁、恶心、失眠、头晕、足踝水肿、幻觉、精神错乱等。有肾功能不良、癫痫病史者禁用。

3.康复训练

（1）疾病早期：患者运动功能无障碍，应鼓励其坚持体育锻炼，应注意的是体力劳动不等于体育锻炼。应有计划、有目的地认真进行肢体功能锻炼，四肢各关节做最大范围的屈伸、旋转等活动，以防止肢体挛缩、关节僵直的发生。

（2）疾病中期：①对于行走障碍者，手杖可帮助限制前冲步态及维持平衡。步行时将脚抬高，尽量跨大步伐向前迈。双臂要自然摇摆，维持平衡。走平路时眼睛看前方，不要看地上。开步困难时想象前方有几条平行线，每跨一步都要跨越一条平行线。转身时，尽量不要原地转弯，而是以弧线前进，身体跟着移动。提供帮助时不要拉着患者走，只要伸出一只手让其牵附即可。②对于姿势平衡障碍者，可两脚交替性放在台阶上，训练双足站立时重心向左右前后移动，进行单足站立、躯干及骨盆旋转、上肢随之摆动、用足跟行走、爬行训练、向后和左右推拉保持平衡的训练。

（3）晚期患者做被动肢体活动和肌肉、关节的按摩，以促进肢体的血液循环。

4.病情观察

观察进行性加重的震颤、运动减少、强直和体位不稳等典型神经症状和体征等，观察药物的副作用，也应注意观察有无因长期卧床并发肺炎、压疮等情况。

5.安全护理

不要单独使用煤气、热水器及锐利器械，防止受伤；避免进食带骨刺的食物和使用易碎的餐具;外出有人陪伴,佩戴手腕识别牌或外衣口袋内放置写有患者姓名、住址和联系电话的卡片,以防走失等。

6.心理护理

与患者讨论疾病的症状,如颤抖、流涎和言语含糊等,讨论身体健康状态的改变对自尊的影响。鼓励患者表达恐惧与关切,注意倾听。建议患者选择现实可行的支持系统,以面对疾病。纠正患者的错误概念,提供正确信息。必要时提供给患者隐蔽的环境,尤其是进行日常活动及进食时。

七、健康指导

PD是慢性进展性疾病,经治疗可以减轻症状,病程可持续多年,轻症者甚至仍可工作。本病虽不知名,但若不坚持治疗、康复,病情严重时可全身肌肉强硬、主动活动困难,甚至卧床不起,致最后因发生心肺等合并症而死亡。因此,对PD患者要进行饮食、药物、康复、安全等多方面的综合健康教育。

第二节 三叉神经痛的护理

一、概念

三叉神经痛可能为致病因子使三叉神经脱髓鞘而产生异位冲动或伪突触传递所致。通过对该类患者进行三叉神经感觉根切断术,活检时发现神经节内节细胞消失,神经纤维脱髓鞘或髓鞘增厚,轴突变细或消失;或发现部分患者颅后窝小的异常血管团压迫三叉神经根或延髓外侧面,手术解除压迫后可治愈。

二、护理评估

(一)健康史评估

(1)原发性三叉神经痛是一种病因尚不明确的疾病,但三叉神经痛可继发于脑桥、小脑脚占位病变压迫三叉神经以及多发硬化等所致。因此,应询问患者是否患有多发硬化,检查有无占位性病变,每次面部疼痛有无诱因。

(2)评估患者年龄:此病多发生于中老年人,40岁以上起病者占70%~80%,女略多于男,约2~3∶1。

(二)临床观察与评估

(1)评估疼痛的部位、性质、程度、时间:通常疼痛无预兆,大多数人单侧,开始和停止都很突然,间歇期可完全正常。发作表现为电击样、针刺样、刀割样或撕裂样的剧烈疼痛,每次数秒至1~2分钟,疼痛以面颊、上下颌及舌部最为明显;口角、鼻翼、颊部和舌部为敏感区,轻触即可诱发,称为扳机点;当碰及触发点如洗脸、刷牙时疼痛发作,或当因咀嚼、呵欠和讲话等引起疼痛,以致患者不敢做这些动作,表现为面色憔悴、精神抑郁和情绪低落。

(2)严重者伴有面部肌肉的反复性抽搐、口角牵向患侧,称为痛性抽搐。并可伴有面部发红、皮温增高、结膜充血和流泪等。严重者可昼夜发作,夜不成眠或睡后痛醒。

(3)病程可呈周期性,每次发作期可为数日、数周或数月不等;缓解期亦可数日至数年不等。病程愈长,发作愈频繁愈重。神经系统检查一般无阳性体征。

(4)心理评估:使用焦虑量表评估患者的焦虑程度。

三、患者问题

1.疼痛

主要由三叉神经受损引起面颊、上下颌及舌疼痛。

2.焦虑

与疼痛反复、频繁发作有关。

四、护理目标

(1)患者自感疼痛减轻或缓解。

(2)患者述舒适感增加,焦虑症状减轻。

五、护理措施

(一)治疗护理

1.药物治疗

原发性三叉神经痛首选卡马西平治疗,卡马西平的副作用为头晕、嗜睡、口干、恶心、皮疹、再生障碍性贫血、肝功能损害、智力和体力衰弱等,护理者必须注意观察,每1~2个月复查肝功和血常规,偶有皮疹、肝功能损害和白细胞减少,需停药;也可按医生建议单独或联合使用苯妥英钠、氯硝西泮、巴氯芬、野木瓜等治疗。

2.封闭治疗

三叉神经封闭是注射药物于三叉神经分支或三叉神经半月节上,阻断其传导,导致面部感觉丧失,获得一段时间的止痛效果。注射药物有无水乙醇、甘油等。封闭术的止痛效果往往不够满意,远期疗效较差,还有可能引起角膜溃疡、失明、颅神经损害、动脉损伤等并发症,且对三叉神经第一支疼痛不适用。但对全身状况差不能耐受手术的患者、鉴别诊断以及为手术创造条件的过渡性治疗仍有一定的价值。

3.经皮选择性半月神经节射频电凝治疗

在X线监视下或经CT导向将射频电极针经皮插入半月神经节,通电加热至65℃~

75℃,维持1分钟。可选择性地破坏节后无髓鞘的传导痛温觉的Aβ和C细纤维,保留有髓鞘的传导触觉的Aa和粗纤维,疗效可达90%以上。但有面部感觉异常、角膜炎、咀嚼无力、复视和带状疱疹等并发症。长期随访复发率为21%～28%,但重复应用仍有效。本方法尤其适用于年老体弱不适合手术治疗的患者、手术治疗后复发者以及不愿意接受手术治疗的患者。

射频电凝治疗后并发症的观察护理:观察患者的恶心、呕吐反应,随时处理污物,遵医嘱补液补钾;询问患者有无局部皮肤感觉减退,观察其是否有同侧角膜反射迟钝、咀嚼无力、面部异样不适感觉,并注意给患者进餐软食,洗脸水温要适宜;如有术中穿刺方向偏内、偏深误伤视神经引起视力减退、复视等合并症,应积极遵医嘱给予治疗并防止患者活动摔伤、碰伤。

4.外科治疗

(1)三叉神经周围支切除及抽除术:两者手术较简单,因神经再生而容易复发,故有效时间短,目前较少采用,仅限于第一支疼痛者姑息使用。

(2)三叉神经感觉根切断术:经枕下入路三叉神经感觉根切断术,三叉神经痛均适用此种入路,手术操作较复杂,危险性大,术后反应较多,但常可发现病因,可很好保护运动根及保留部分面部和角膜触觉,复发率低,至今仍广泛使用。

(3)三叉神经脊束切断术:此手术危险性太大,术后并发症严重,现很少采用。

(4)微血管减压术:已知大约有85%～96%的三叉神经痛患者是由于三叉神经根存在血管压迫所致,用手术方法将压迫神经的血管从三叉神经根部移开,疼痛则会消失,这就是微血管减压术。因为微血管减压术是针对三叉神经痛的主要病因进行治疗,去除血管对神经的压迫后,约90%的患者疼痛可以完全消失,面部感觉完全保留,而达到彻底根治的目的。微血管减压术可以保留三叉神经功能,运用显微外科技术进行手术,减小了手术创伤,很少遗留永久性神经功能障碍,术中手术探查可以发现引起三叉神经痛的少见病因,如影像学未发现的小肿瘤、蛛网膜增厚及粘连等,因而成为原发性三叉神经痛的首选手术治疗方法。

三叉神经微血管减压术的手术适应证:正规药物治疗一段时间后,药物效果不明显或疗效明显减退的患者;药物过敏或严重副作用不能耐受;疼痛严重,影响工作、生活和休息者。

微血管减压术治疗三叉神经痛的临床有效率为90%～98%。影响其疗效的因素很多,其中压迫血管的类型、神经受压的程度及减压方式的不同对其临床治疗和预后的判断有着重要的意义。微血管减压术治疗三叉神经痛也存在5%～10%的复发率,不同术者和手术方法的不同差异很大。研究表明,患者的性别、年龄、疼痛的支数、疼痛部位、病程、近期疗效及压迫血管的类型可能与复发存在一定的联系。导致三叉神经痛术后复发的主要原因有:①病程大于8年;②静脉为压迫因素;③术后无即刻症状消失者。三叉神经痛复发最多见于术后2年内,2年后复发率明显降低。

(二)心理支持

由于本病为突然、发作的反复的阵发性剧痛,易出现精神抑郁和情绪低落等表现,护士应关心、理解、体谅患者,帮助其减轻心理压力,增强战胜疾病的信心。

六、健康教育

指导患者生活有规律,合理休息、娱乐;鼓励患者运用指导式想象、听音乐、阅读报刊等分散注意力,消除紧张情绪。

第三节 短暂性脑缺血的护理

短暂性脑缺血发作(TIA)是由于脑动脉狭窄、闭塞或血流动力学异常而导致的短暂性、反复发作性脑局部组织的血液供应不足,使该动脉所支配的脑组织发生缺血性损伤,表现出相应的神经功能障碍。典型的临床表现症状可持续数分钟至数小时,可反复发作,但在 24 小时内完全恢复,不遗留任何后遗症。但有部分可发展为完全性卒中。可分为颈内动脉系统及椎-基底动脉系统 TIA。椎-基底动脉系统 TIA 可发生短暂的意识障碍。

一、病因与发病机制

TIA 的病因及发病机制至今尚不安全清楚,目前认为有以下几种学说。

1.微栓塞学说

发现微栓子的来源部位,即入颅动脉存在粥样硬化斑块及附壁血栓;脑动脉血流具有方向性造成反复出现同一部位 TIA。

2.脑动脉痉挛学说

脑动脉硬化、管腔狭窄,血流经过时产生的漩涡刺激动脉壁使动脉痉挛,造成短时的缺血。

3.颈椎学说

椎动脉硬化及横突孔周围骨质增生直接压迫椎动脉,突然过度活动颈部使椎动脉扭曲和受压出现椎基底动脉系统的 TIA;增生的骨质直接刺激颈交感干造成椎基底动脉痉挛。

4.脑血流动力学障碍学说

在脑动脉粥样硬化、管腔狭窄的基础上,血压突然下降,脑分水岭区的灌注压下降,出现相应的脑缺血表现。

5.心脏病变学说

心脏产生的栓子不断进入脑动脉导致阻塞或心功能减退导致脑动脉的供血不足。引起 TIA 最常见的心脏病有心瓣膜病、心律失常、心肌梗死等。

6.血液成分异常学说

红细胞增多症、血小板增多症、骨髓增生性疾病、白血病、避孕药、雌激素、产后、手术后等。

7.脑动脉壁异常学说

动脉粥样硬化病变、系统性红斑狼疮、脑动脉纤维肌肉发育不良、烟雾病及动脉炎等。

二、临床表现

本病多发于中、老年人,大多伴有高血压、高血脂、心脏病、糖尿病病史。典型特点:发病突然;症状和体征数秒钟达高峰,可持续数分钟至数小时;而且 24 小时内完全恢复;可反复发作,每次发作症状和体征符合脑神经功能定位。

1.椎基底动脉系统 TIA 临床表现

①复视;②偏盲;③眩晕呕吐;④眼球震颤;⑤声音嘶哑、饮水呛咳、吞咽困难;⑥共济失调,猝倒发作;⑦单侧或双侧口周及舌部麻木,交叉性面部及肢体感觉障碍,单侧或双侧肢体无力及病理反射阳性;⑧一过性遗忘症。

2.颈内动脉系统的 TIA 临床表现

①大脑中动脉 TIA 最多见,表现为以上肢和面舌瘫为主的对侧肢体无力,病理反射阳性,可有对侧肢体的感觉障碍、对侧偏盲、记忆理解障碍、情感障碍、失用等。在左侧半球者可有失语、失读、失算、失写等。②大脑前动脉 TIA 表现为精神障碍、人格障碍、情感障碍等。③颈内动脉主干发生 TIA 表现除以上症状和体征外,同时还伴同侧眼球失明及对侧上下肢体无力等症状。

三、辅助检查

1.血生化

高血脂、高血糖。

2.脑 CT、MRI

检查一般无明显异常,发作期间可发现片状缺血性改变。

3.DSA 或 MRA

可有脑动脉粥样硬化斑块、溃疡及狭窄。

4.颈动脉超声

可见颈动脉狭窄或动脉粥样斑块。

5.心电图

冠状动脉供血不足。

四、治疗原则

1.进行系统的病因学检查,制订治疗策略。

2.抗血小板聚集治疗

肠溶阿司匹林、氯吡格雷、缓释双嘧达莫与阿司匹林复合制剂。

3.抗凝血治疗

短期内频繁发作,1 天发作 3 次以上或 1 周发作 5 次,或有进展性卒中的可能尤其是椎基底动脉系统 TIA。药物有肝素钠、双香豆素类药物、低分子肝素等。

4.他汀类药物

用于动脉粥样硬化引起的短暂性脑缺血发作。

5.扩容药物

用于低灌注引起的短暂性脑缺血发作。

6.病因、危险因素、并发症的治疗

针对引起 TIA 的病因如动脉粥样硬化、高脂血症、高血糖、高血压、颈椎病进行相应的治疗。

7.外科手术治疗

当发现颈动脉粥样硬化狭窄在 70% 以上时,在患者和家属同意下,可考虑行颈动脉内膜剥离术或颈动脉支架置入术。

8.预后

短暂性脑缺血发作可完全恢复正常,但频繁发作而不积极正规治疗可发生脑梗死。

五、护理

1.评估

(1)健康史:在短暂性脑缺血发作中,男性患病率高于女性,平均发病年龄 55 岁。在急性脑血管病中,短暂性脑缺血发作占 10%。

(2)身心状况:对频繁发作的 TIA 患者应密切观察发作的时间、次数、临床症状等。

2.护理要点及措施

(1)检查患者感觉障碍侧的肢体活动及皮肤情况。

(2)防止烫伤、扭伤、压伤、撞伤等。

(3)对于患者视觉障碍特别是偏盲者,病房环境应简洁整齐,物品放置规范,生活用品放在患者视觉范围内(训练时除外)。

(4)发作时应做好肢体功能位的护理。

(5)加强饮食护理,选择营养丰富、软食、团状或糊状食物,保证患者的营养摄入,防止误吸。

(6)根据患者 TIA 发作频次、时间等制订保护措施。发作频繁者限制活动,给予卧床。必要时给予陪护,并向陪护人员讲解预防摔伤的相关知识。

(7)发作时的护理:密切观察发作时的临床表现,有无意识障碍等症状,并立即给予吸氧;发作后检查患者有无摔伤,骨折,必要时行 X 线片、CT 等检查。

(8)并发症的护理:当出现饮水呛咳、吞咽困难时应给予相应护理。

(9)密切观察药物的作用与不良反应

3.健康教育

(1)积极治疗基础病如动脉粥样硬化、高脂血症、高血糖、高血压、颈椎病进行相应的治疗。

有针对性地采取措施,尽量减少危险因素的损害。血压控制不可太低,以免影响脑组织供血供氧。

(2)做好出院指导,特别是预防再次发作的相关知识,最重要的是向患者宣讲 TIA 发作时的各种临床表现,一旦有症状应立即就诊。

(3)药物指导,指导患者正确遵医嘱规律服药,不得擅自增减药物,并注意观察药物的不良反应。当发现皮肤有出血点、牙龈出血等,及时就诊。服用抗凝血药物及抗血小板聚集药物定期复查 PT/INR。

(4)饮食指导:合理饮食,低盐、低脂、高纤维饮食,增加植物蛋白、单纯不饱和脂肪酸的摄入,多食水果和蔬菜,戒除烟酒等不良嗜好。

(5)适当运动:活动中避免劳累,选择适宜运动方式,起坐、转身要慢,防止摔伤。

(6)定期复查:定期到医院复查,复查血压、血脂、血糖情况,根据检查情况医师调整药物剂量。

第四节 开放性颅脑损伤的护理

一、概述

开放性颅脑损伤是指颅骨和硬脑膜破损,脑组织直接或间接地与外界相通。多因锐器、钝器打击和坠伤与跌伤所造成。开放性颅脑损伤按受伤原因可分为如下几种。

1.钝器伤

致伤物为棍棒、砖、锤、斧背等。该类损伤所造成的头皮挫裂伤创缘不整,颅骨呈粉碎性骨折伴凹陷,硬脑膜常被骨折片刺破,脑组织挫裂伤面积较大,可伴有颅内血肿及一定程度的脑对冲伤,常有异物、毛发、泥沙等污染创面,感染发生率高。

2.锐器伤

致伤物有刀、斧、匕首等。该类损伤所致的头皮损伤创缘整齐,颅骨呈槽形裂开或陷入,硬脑膜及脑组织也有裂伤及出血,对冲性脑损伤少见。通常锐器伤污染较轻,颅内异物亦少见,感染发生率较低。

3.坠伤、跌伤

由于快速运动的头颅撞击在有棱角或突起的固定物上所致。常引起头皮裂伤,伴局限性或广泛性颅骨骨折及脑挫裂伤,对冲性脑损伤较多见,颅内出血及感染的机会也较多。

二、临床表现

1.头部伤口

观察伤口大小、形状、有无活动性出血、有无异物及碎骨片、脑组织或脑脊液流出。

2.意识障碍

广泛性脑损伤,脑干或下丘脑损伤,合并颅内血肿或脑水肿引起颅内高压者,可出现不同程度的意识障碍。

3.局灶性症状

依脑损伤部位不同,可出现偏瘫、失语、癫痫、同向偏盲、感觉障碍等。

4.颅内高压症状

出现头痛、呕吐、进行性意识障碍,甚至发生脑疝。

5.全身症状

早期可出现休克及生命体征改变。此外,开放性颅脑损伤可有低热,而伤口或颅内感染可引起高热、脑膜刺激征阳性。

6.脑损害症状

开放性颅脑损伤患者常有不同程度的意识障碍。脑重要功能区损害时可出现局灶症状;脑干或下丘脑等重要结构受损时临床表现危重,预后不良。开放性颅脑损伤癫痫发生率较闭合性脑损伤高。

7.辅助检查

(1)X线平片:了解颅骨骨折范围、凹陷深度、颅内异物、骨碎片分布以及气颅等情况。

(2)CT检查:明确脑损伤的部位和范围,了解有无继发颅内血肿,并能对异物或骨片的位置、分布做出精确的定位。对后期的脑积水、脑脓肿、脑穿通畸形及癫痫病灶均有重要诊断价值。

(3)其他检查:如腰椎穿刺,了解颅内有无感染;脑血管造影,了解有无外伤性动脉瘤及动静脉瘘的形成。

三、治疗原则

1.及时清创处理,预防感染

应尽早清除挫碎组织、异物、血肿,修复硬脑膜及头皮创口,变有污染的开放性伤道为清洁的闭合性伤道,为脑损伤的修复创造有利条件。

2.清创手术

尽可能在伤后6～8h行清创。目前应用抗生素的条件下,早期清创缝合时间最晚可延长至48h。清创完毕后应缝好硬脑膜与头皮。伤道与脑室相通时,应清除脑室内积血,留置脑室引流管。如果脑组织膨胀,术后颅内压仍高,可以不缝硬脑膜,并视情况做外减压(颞肌下减压或去骨瓣减压术)。

3.特殊伤的处理

钢钎、钉、锥等刺入颅内形成较窄的伤道,不要贸然将其拔除,以免引起颅内大出血或附加损伤引起不良后果。了解伤道以及致伤物大小、形状、方向、深度、是否带有钩刺,以及伤及的范围。根据检查所获取的资料,分析可能出现的情况,研究取出致伤物方法,做好充分准备后再行手术。

四、护理评估

了解与现患疾病相关的外伤史、受伤时间、致伤物及出血情况；观察意识、瞳孔、生命体征、肢体障碍、语言等神经系统功能，是否有休克表现；观察伤口的形状、深浅、出血量、是否与颅腔相通。

五、护理要点及措施

1.术前护理

(1)观察创面情况，记录出血量对创面和伤口的异物不可贸然取出，以防造成出血和脑损伤。患者有脑膨出时，可用敷料绕其周围，上面用无菌油纱覆盖，或用无菌碗罩于膨出的脑组织，再加包扎，保护脑组织，以免污染和损伤。

(2)饮食视病情而定，神志清醒的患者，应鼓励其食用高蛋白、高热量、多维生素等易消化食物，以满足机体的生理需要，增强抗病能力，促进创伤的修复。病情严重需手术治疗的患者应禁食水。

(3)开放性颅脑损伤要及时注射破伤风抗毒素，为预防二重感染，周围环境要保持清洁，适当限制探视，室内定期空气消毒。

(4)严密观察患者的意识、瞳孔生命体征及神经功能损害程度，特别在伤后 24～48h，每小时观察测量 1 次并记录。对出现休克、颅内血肿、脑疝等前期症状，应立即通知医师，并协助抢救。

(5)合并颅底骨折和颌面创伤时，要及时清除口腔和呼吸道分泌物及血凝块，以防引起窒息和吸入性肺炎。患者伤后昏迷、呼吸不畅，分泌物较多致呼吸困难者，需及时吸痰或及早行气管切开，以保持呼吸道通畅。

(6)做好术前准备工作。

2.术后护理

(1)按神经外科术后护理常规及全身麻醉术后护理。

(2)意识、瞳孔、生命体征的观察。患者术毕 15～30min 应测量血压、脉搏、呼吸各 1 次，同时注意观察意识、瞳孔及肢体活动的变化。

(3)保持呼吸道通畅。在麻醉清醒前患者易发生舌后坠、喉痉挛、呼吸道分泌物多、咳嗽、吞咽反射减弱等，因此术后要保持呼吸道通畅，及时清除呼吸道分泌物，注意有无呼吸困难、烦躁不安等呼吸道梗阻症状。

(4)伤口的观察。严密观察伤口渗血、渗液情况，并严密观察伤口周围组织有无肿胀、"波动"感。保持切口敷料的清洁、干燥；注意体温变化，若体温持续升高，应及时做腰穿及脑脊液常规、生化、细菌培养等；同时术前术后严格遵医嘱使用抗生素。

(5)保持头部引流管的固定可靠,防止脱落及扭曲,发现引流管不畅及时报告医师,引流袋每日更换1次,认真观察并记录引流液的色及量,若引流量及色异常及时报告医师。

(6)对躁动患者仔细分析引起躁动的原因,特别要考虑颅内再出血、脑水肿等颅内因素,应及时通知医生,复查CT确诊,对躁动患者加强护理,防止坠床,但不宜加强约束,否则患者会因反抗外力消耗能量而衰竭。

(7)并发症护理

①防治应激性溃疡引起的上消化道出血。要密切观察患者的生命体征,鼻饲患者要及时抽吸胃液,动态观察有无应激性溃疡的发生。如有上消化道出血,要通知医生,遵医嘱给予H受体拮抗药,暂禁食,给予持续胃肠减压、冰盐水洗胃或胃内注入去甲肾上腺素2mg加生理盐水50mL,避免生、冷、硬食物。

②预防肺部感染。定时给患者翻身、叩背、吸痰。

③防治肾衰竭及尿路感染。严格记录液体出入量,观察尿液色、量、比重,防止血容量不足导致急性肾衰竭。留置导尿管患者每日膀胱冲洗,3d更换一次性尿袋,防止尿路感染。

④防止压疮的发生。每2小时翻身1次,在搬动患者时注意身体各部分的位置,避免拉、扯、拽患者。

⑤预防下肢深静脉血栓的形成。每天有计划地为患者做被动肢体活动和肢体按摩。给患者静脉输液时尽量选择上肢静脉。

⑥术后肢体偏瘫或活动障碍者,要保持肢体处于功能位,急性期过后要尽早给患者进行瘫痪肢体的功能训练,促进肢体的功能恢复,防止足下垂,肢体僵硬及失用性萎缩。

3.心理护理

开放性颅脑损伤的患者,由于躯体上突然遭到极大的创伤,不少患者可留有某些神经或精神障碍方面后遗症,如失语、肢体瘫痪、智能降低,或表现头晕、记忆力减退、心悸等功能性表现。为促进患者的康复,要关心患者的痛苦,耐心解释伤情。家庭、社会各方面人员都要注意避免夸大伤情,以防造成患者恐慌心理。及时掌握患者的心理活动,有效地给患者心理上的支持,并向其介绍疾病的治疗效果和治疗方法,使患者能够正确地接受现实,与医护人员合作,树立战胜疾病的信心。嘱家属全力配合,共同协助患者康复。

六、健康教育

(1)颅脑损伤者,易出现焦虑不安,对生活失去乐趣的病态心理。针对患者的心理特点,针对性地进行疏导、启发、解释和鼓励。帮他们排除病态心理、稳定情绪、提高信心,主动配合康复治疗。并鼓励他们主动参与社交活动和建立良好的人际关系。

(2)帮助肢体瘫痪患者拟定功能锻炼计划,嘱患者及家属定期回院复查,评估康复效果。

(3)应告知家属营养支持的重要性,指导摄入高热量、高蛋白、高维生素等富有营养的食物,预防感冒,保持个人卫生。

（4）癫痫患者应告知不宜单独外出、登高、游泳、驾驶车辆，严格按时服药。

（5）颅骨缺损患者注意保护骨窗，外出戴防护帽，术后 6 个月可行颅骨修补术。

（6）告知患者及家属出院后 3～6 个月进行复查，有任何不适症状及时就诊。

第五节　硬膜下血肿的护理

一、概述

硬脑膜下血肿是指出血积聚在硬脑膜下腔，是最常见的颅内血肿。约占外伤性颅内血肿的 40%，多属急性（3d 内）或亚急性（4～21d）型。急性或亚急性硬脑膜下血肿的出血来源主要是脑皮质血管，大多由对冲性脑挫裂伤所致，好发于额极、颞极及基底面，可视为脑挫裂伤的一种并发症，称为复合型硬脑膜下血肿。另一种较少见的血肿是由于大脑表面回流到静脉窦的桥静脉或静脉窦本身撕裂所致，范围较广，可不伴有脑挫裂伤，称为单纯性硬脑膜下血肿。慢性硬脑膜下血肿（22d 以上）的出血来源及发病机制尚不完全清楚。好发于老年人，大多有轻微头部外伤史，部分患者无外伤，可能与营养不良、维生素 C 缺乏、血管性或出血性疾病等相关。

二、临床表现

1.典型临床表现

急性或亚急性硬脑膜下血肿的主要表现如下。

（1）意识障碍：伴有脑挫裂伤的急性复合型血肿患者多表现为持续昏迷或昏迷进行性加重，亚急性或单纯性血肿则多有中间清醒期。

（2）颅内压增高：血肿及脑挫裂伤继发的脑水肿均可造成颅内压增高，导致头痛、恶心、呕吐及生命体征改变。

（3）瞳孔改变：复合型血肿的病情进展迅速，容易引起脑疝而出现瞳孔改变，单纯性或亚急性血肿瞳孔变化出现较晚。

（4）神经系统体征：伤后立即出现偏瘫等征象，因脑挫裂伤所致。逐渐出现的体征，则是血肿压迫功能区或脑疝的表现。

慢性硬脑膜下血肿进展缓慢，病程较长，可为数月甚至数年。临床表现差异很大，大致可归纳为三种类型：①以颅压增高症状为主，缺乏定位症状；②以病灶症状为主，如偏瘫、失语、局限性癫痫等；③以智力和精神症状为主，表现为头昏、耳鸣、记忆力减退、精神迟钝或失常。

2.辅助检查

如有较重的头部外伤史，伤后即有意识障碍并逐渐加重，或出现中间清醒期，伴有颅压增高症状，多表明有急性或亚急性硬脑膜下血肿。CT 扫描可以确诊，急性或亚急性硬脑膜下血肿表现为脑表面新月形高密度、混杂密度或等密度,多伴有脑挫裂伤和脑受压。慢性硬脑膜下血肿容易误诊漏诊,应引起注意。凡老年人出现慢性颅压增高症状、智力和精神异常,或病灶症状,特别是曾经有过轻度头部受伤史者,应想到慢性硬脑膜下血肿的可能,及时行 CT 或 MRI 检查可以确诊。CT 显示脑表面新月形或半月形低密度或等密度影,MRI 则为短 T_1、长 T_2 信号影。

三、治疗

急性或亚急性硬脑膜下血肿的治疗原则是一经确诊即应手术。慢性硬脑膜下血肿患者凡有明显症状者,即应手术治疗,且首选钻孔置管引流术,引流 2～3d,多可治愈。

四、护理评估

详细了解受伤过程,如暴力大小、方向、性质、速度,患者当时有无意识障碍,其程度及持续时间,有无中间清醒期、逆行性健忘,受伤当时有无口鼻、外耳道出血或脑脊液漏发生,是否出现头痛、恶心、呕吐等情况,了解现场急救情况,和患者既往健康状况。全面检查并结合 X 线、CT 以及 MRI 检查结果判断损伤的严重程度及类型,评估患者损伤后的症状及体征,确定是开放或闭合性损伤,了解有无神经系统病症及颅内压增高征象;观察患者生命体征、意识状态、瞳孔及神经系统体征的动态变化,区分脑伤是原发性还是继发性。了解患者的营养状态、自理能力等,了解家属对患者的支持能力和程度,了解患者及家属对颅脑损伤及其功能恢复的心理反应。

五、护理要点及措施

1.术前护理

(1)保持呼吸道通畅:硬脑膜下血肿常有不同程度的意识障碍,丧失正常的咳嗽反射和吞咽功能,呼吸道分泌物不能有效排出,血液、脑脊液及呕吐物等可引起误吸;舌根后坠可引起呼吸道梗阻。因此,应尽快清除口腔和眼部血块或呕吐物,将患者侧卧或放置口咽通气道。禁用吗啡止痛,以防呼吸抑制。

(2)妥善处理伤口:单纯头皮出血,可在清创后加压包扎止血;如果有开放性颅脑损伤应剪短伤口周围头发,消毒时注意勿使乙醇流入伤口;伤口局部不冲洗、不用药;外露的脑组织周围可用消毒纱布保护,外加干纱布适当包扎,避免局部受压。

(3)防止休克:一旦出现休克征象,应协助医师查明有无颅外部位损伤,如多发性骨折、内脏破裂等。患者应平卧,注意保暖、补充血容量。

(4)做好护理记录:准确记录受伤经过、初期检查发现、急救处理经过及生命体征、意识、瞳孔、肢体活动等病情演变。

(5)术前准备:①皮肤准备。术前 1d 剃头,手术日晨再次剃头,用聚维酮碘或 1∶1000 苯扎溴铵纱布消毒头皮,仔细检查手术野有无感染及破溃处,并戴上手术帽或用无菌治疗巾包裹。②有颅内压增高者切忌灌肠,可用轻泻药,如酚酞、开塞露、番泻叶等。③术前12h禁食、8h禁饮。④备齐带进手术室的药物、病历、CT、MRI、取血单等。⑤术日晨按医嘱给药,监测生命体征,如有异常及时汇报医生。⑥做好接手术患者准备:铺麻醉床,垫尿垫,将床摇高,备好床旁用物,如负压吸引器、多功能监护仪、输液架、大别针2个、量杯、纸巾、漱口水、吸管、特护记录本、笔、输液盘、适量的药物和无菌物品。

2.术后护理

(1)严密观察病情,及时发现颅内压增高:严密观察患者意识状态、生命体征、瞳孔、神经系统病症等变化,判断颅内血肿清除后效果并及时发现术后血肿复发迹象。通常术后3d左右行CT检查,证实血肿消失后拔管。

(2)脑水肿的预防:多数患者于术后12h即出现脑水肿的变化,24~72h为脑水肿反应的高峰期。因此,应严密观察并及时采取控制脑水肿的措施,观察有无颅内压增高的发生。遵医嘱及时、准确地使用脱水药,同时控制水、钠摄入。

(3)指导患者有效活动:术后待病情稳定,应制定活动计划,促进康复。轻者术后24~48h即可行肢体被动活动、局部按摩,防止肌肉萎缩和关节强直,随着病情的好转可在床上进行肢体的主动活动,根据病情恢复情况,增加活动量,进一步坐起,下床活动,并逐渐增加活动范围和量,以恢复活动能力。

(4)心理护理:对于术后出现后遗症的患者应加强心理护理,鼓励患者正视现实,积极配合治疗,减轻后遗症;主动了解患者的心理状态,有自伤、伤人倾向时,避免让患者独处、接触伤人物品;随时与患者交谈,沟通思想,稳定情绪,使其积极配合治疗。

第六节 高血压脑出血的护理

一、概述

脑出血性疾病是指引起脑实质内或脑室内自发性出血的疾病,通常又称脑出血或出血性脑卒中。高血压脑出血的发病原因是脑内小动脉在长期高血压刺激下,发生慢性病变的基础上出现破裂所致。这些小动脉一般是颅内大动脉直接发出的直径100~200μm的穿通血管,包括豆纹动脉、丘脑穿通动脉及基底动脉的脑干穿通支等。微小动脉的慢性病变包括脑内小动脉硬化、脑血管透明脂肪样变性及粟粒状微动脉瘤形成等。此外,脑出血可能和脑梗死合并发作,二者可能互为因果。高血压可以引起脑血管痉挛、脑动脉栓塞导致脑梗死,而脑梗死后可继发梗死灶内的脑血管发生管壁坏死发生脑出血。

二、临床表现

1.一般临床特点

突然发作剧烈头痛、呕吐、意识障碍和精神功能缺失。少部分以癫痫发作或大小便失禁为首发症状。常有对侧偏瘫和偏身感觉障碍,优势半球出血者可有失语。如病程进展快,发生脑疝,会出现肌张力增高,病理征阳性等相应表现。眼底可能有视网膜出血或视盘水肿,瞳孔可不等大,双侧瞳孔缩小或散大。呼吸深大,节律不规则,脉搏徐缓有力,血压升高,体温升高。部分患者可发生急性消化道出血,呕吐咖啡色胃内容物。

2.按不同的出血部位,脑出血还可能有不同的临床特点

(1)基底节出血:脑出血最常见的部位。除头痛呕吐、意识障碍等一般症状外,因为内囊受压或被破坏而表现出“三偏”征象,即对侧偏瘫、偏身感觉障碍和同向偏盲。此外,还可能有双眼向病灶侧凝视。

(2)丘脑出血:当血肿较小且局限在丘脑本身时,可出现嗜睡及表情淡漠,对侧偏身感觉障碍;如累及脑干背侧可出现双眼向上凝视、瞳孔大小不等;下丘脑出血会出现高热、昏迷、脉搏加快、血压升高及内环境紊乱等反应。

(3)脑干出血:脑桥是脑干出血的常见部位。表现为起病急骤,突发剧烈头痛呕吐,可立即出现意识障碍,甚至迅速陷于深昏迷;针尖样瞳孔常是脑桥出血的特征性改变,尚有四肢瘫、面瘫及双侧锥体束征阳性;脑桥出血还常有中枢性高热和呼吸节律紊乱,预后较差。

(4)小脑出血:表现为突发剧烈呕吐、枕部头痛、眩晕及因共济失调而摔倒。查体可能有颈项强直、眼球震颤及构音不清。如出血量较大时可致颅内压迅速升高,甚至发生急性枕骨大孔疝,出现生命体征紊乱,严重者可迅速死亡。

(5)脑叶出血:头痛呕吐、颈项强直。额叶出血,可出现高级活动障碍、精神异常、抽搐发作、对侧偏瘫,优势半球出血有失语;颞叶出血,可出现部分性偏盲、癫痫发作,以及感觉性失语;顶叶出血,出现偏身感觉障碍、失语、失用;枕叶出血,出现对侧视野同向偏盲。

(6)脑室出血:临床表现为脑膜刺激症状和脑积液循环阻塞引发的颅内高压症状,以及出血部位脑组织损伤或受压引起的神经功能障碍。

3.辅助检查

(1)实验室检查:血、尿、脑脊液成分异常。血白细胞计数增高、尿蛋白质增高、血尿素氮增高及电解质紊乱。脑脊液常为血性。

(2)影像学检查:脑CT是快速诊断脑出血最有效的检查手段,除了可以显示血肿本身的大小、形态、出血部位和范围,还可以了解周围脑组织受压的情况、脑水肿的严重程度,以及是否合并脑积水等。

三、治疗原则

对于脑出血患者,视出血程度和患者的全身情况,可分别采取内科治疗和外科手术治疗。

1.内科治疗

主要以控制血压、降颅压、止血及对症处理为主。

2.外科治疗

确定手术应对患者的全身情况、年龄、意识状态、血肿量、出血部位,以及是否合并脑积水

等进行综合评估后决定。手术指征明确应尽早手术。

四、护理评估

了解与现患疾病相关的病史和药物使用史,如高血压病史、脑血管病史等;了解患者是否以急性意识丧失、失语、肢体瘫痪为首发症状;了解发病时间及患者的意识、瞳孔、生命体征、神经系统功能。

五、护理要点及措施

1.术前护理

(1)按神经外科疾病术前护理常规。

(2)严密观察患者的意识、瞳孔生命体征及神经功能损害程度,遵医嘱给予脱水药、降压药,限制探视人员,保持病房安静及患者的情绪稳定。

(3)有癫痫病史者按癫痫护理常规,同时床旁备好地西泮等急救药品,并做好安全防护措施,以防止自伤、坠床等意外的发生。

(4)肢体偏瘫的患者应尽量避免患侧卧位,患肢摆放功能位,颅内压增高患者呕吐时给予侧卧位或平卧位头偏向一侧,以免引起误吸或窒息。

(5)做好术前准备,如剃头,配血,采血进行血型,凝血检查,准备好吸痰,气管插管,气管切开及各种抢救药,以备急用,严格控制血压,防止再出血。

2.术后护理

(1)按神经外科术后护理常规及全身麻醉术后护理常规。

(2)严密观察患者意识、瞳孔,生命体征变化及肢体活动情况。

(3)保持呼吸道通畅。及时清除呼吸道分泌物并保持通畅,注意有无呼吸困难、烦躁不安等呼吸道梗阻症状,气管切开或气管插管患者应定时雾化吸入、吸痰,防止管道阻塞及意外脱管。

(4)维持颅内压相对稳定。患者绝对卧床休息,单纯的颅内血肿(血肿腔)引流时,术后患者采取头低脚高位;血肿破入脑室,要将床头抬高 $15°\sim30°$,有利于静脉回流,减轻脑水肿。严格遵医嘱使用降压药及脱水药,使血压平稳下降,同时要限制液体的摄入量,避免引起颅内压增高。

(5)防止颅内感染及穿刺点的感染。术后观察切口的渗血、渗液情况,保持切口敷料的清洁、干燥;注意体温变化,若体温持续升高,应及时做腰穿及脑脊液常规、生化、细菌培养等;严格无菌操作。

3.心理护理

评估患者的心理状态,了解有无不良情绪,对于失语、肢体偏瘫等功能障碍的患者,应加强沟通、安慰患者、指导功能锻炼,使其保持情绪稳定,增强战胜疾病的信心。

六、健康教育

(1)向患者家属宣教一些本病的常识,使其了解治疗的过程,从而取得家属配合,教会患者及家属识别早期出血征象及应急措施。

(2)教会患者及家属血压自我监测方法,减少再出血诱发因素,保持情绪稳定、避免过于激动导致血压增高诱发脑出血。

(3)告知家属要合理饮食,少食胆固醇高的食物,多吃蔬菜、水果及富含粗纤维易消化的食物,保持良好的心态,合理安排生活,戒烟戒酒。

(4)在医师指导下服用抗高血压药物,不可随便改药或换药。

(5)出院后定期门诊随访,监测血压、血脂等,适当体育活动,如散步、太极拳等。

第七节　颅内压增高的护理

颅内压增高是神经外科常见临床病理综合征,是颅脑损伤、脑肿瘤、脑出血、脑积水和颅内炎症等所共有的征象,由于上述疾病使颅腔内容物体积增加,导致颅内压持续在 2.0kPa(15mmHg)以上,从而引起的相应的综合征,称为颅内压增高。

一、临床表现

1.头痛

是颅内压增高的最常见的症状之一,以早晨或夜间较重,部位多在额部及两颞部,可从颈枕部向前方放射至眼眶。头痛程度随颅内压的增高而进行性加重。用力、咳嗽、弯腰或低头活动时常使头痛加重。头痛性质以胀痛和撕裂痛为多见。

2.呕吐

当头痛剧烈时,可伴有恶心和呕吐。呕吐呈喷射性,易发生于饭后。

3.视神经盘水肿

是颅内压增高的重要客观体征之一。表现为视神经乳头充血,边缘模糊不清,中央凹陷消失,视盘隆起,静脉怒张,动脉曲张扭曲。

以上三者是颅内压增高的典型表现,称之为颅内压增高的"三主征"。

4.意识障碍及生命体征的变化

疾病初期意识障碍可出现嗜睡,反应迟钝。严重病例,可出现昏睡、昏迷,伴有瞳孔散大、对光反射消失,发生脑疝,去脑强直。生命体征变化为血压升高、脉搏徐缓、呼吸不规则、体温升高等病危状态,甚至呼吸停止,终因呼吸循环衰竭而死亡。

5.其他症状和体征

头晕、猝倒、头皮静脉怒张。小儿患者可有头颅增大、颅缝增宽或分裂、前囟饱满隆起,头颅叩诊时呈"破罐声"及头皮和额眶部浅静脉扩张。

二、评估要点

1.一般情况

观察生命体征有无异常,了解有无头部外伤、颅内感染、高血压、便秘、剧烈咳嗽、全身性严重疾病。有无过敏史、家族史。

2.专科情况

(1)头痛:了解疼痛的性质、部位,有无搏动性头痛,是否尤以夜间、清晨为重。头痛部是否常在前额、两颞等部位。

(2)呕吐:了解呕吐性质、时间,是否喷射性呕吐,是否与剧烈头痛相伴发,与进食有无关系。

(3)视神经盘水肿:患者是否常有一过性的视力模糊,严重者失明。

(4)观察有无意识障碍的变化:是否由嗜睡、淡漠逐渐发展成昏迷。

3.辅助检查

头颅 X 线片可显示颅缝增宽、蝶鞍扩大、蛛网膜颗粒压迹增大加深、鞍背及前后床突的吸收或破坏等颅内压增高征象。

三、护理诊断

1.疼痛

与脑内压增高有关。

2.组织灌注量改变

与脑内压增高导致脑血流量下降有关。

3.组织灌注不足

与频繁呕吐、控制摄入量及应用脱水剂有关。

4.潜在并发症

脑疝。

四、护理措施

1.一般护理

(1)体位:床头抬高 15°～30°的斜坡位,有利于颅内静脉回流,减轻脑水肿。

(2)饮食与补液:不能进食者,成人每人每天静脉输液量在 1500～2000mL。神志清醒者给予普通饮食,但要限制钠盐摄入量。

(3)吸氧:通过持续或间断吸氧,有助于降低颅内压。

(4)加强生活护理:避免约束患者,以免患者挣扎而致颅压增高。

2.病情观察

每30min至1h观察意识、生命体征、瞳孔和肢体活动的变化,急性颅内压增高的患者的生命体征常有"二慢一高"等现象。即:脉搏缓慢、呼吸减慢、血压升高。

3.防止颅内压骤然升高的护理

(1)休息:立即让患者卧床休息,稳定患者情绪,保持病室安静。

(2)保持呼吸道通畅:抬高下颌,头向后仰,配合医生及早行气管切开术。

(3)避免剧烈性咳嗽和用力排便。

(4)控制癫痫发作:注意观察有无癫痫症状出现。

4.用药的护理

(1)脱水剂:常用20%甘露醇250mL,应在30min内快速静脉滴注。

(2)糖皮质激素:在治疗中应注意防止并发高血糖感染和应激性溃疡。监测血糖,并注意患者有无便血及胃肠减压引流血性胃液。

5.降低体温

2h测量体温1次,在表浅的大血管处,如腋下及腹股沟,直接使用冰袋可加速降温,或使用低温毯并减少盖被。

五、应急措施

脑疝:表现为剧烈头痛,与进食无关的频繁的喷射性呕吐,瞳孔和意识的改变等。首先保持呼吸道通畅,吸氧,立即使用20%甘露醇200~400mL加地塞米松10mg静脉快速滴入,呋塞米40mg静脉注射,同时做好术前准备。

六、健康教育

(1)对疑有颅脑外伤等疾病者,如患者原因不明的头痛症状进行性加重,经一般治疗无效;或头部外伤后有剧烈头痛并伴有呕吐者,应及时到医院做检查以明确诊治。

(2)颅内压增高的患者要预防剧烈咳嗽、便秘、提重物等使颅内压骤然升高的因素,以免诱发脑疝。

(3)对有神经系统后遗症的患者,要针对不同的心理状态进行心理护理,调动他们的心理和躯体的潜在代偿能力,鼓励其积极参与各项治疗和功能训练,如肌力训练、步态平衡训练、膀胱功能训练等,最大限度地恢复其生活能力。

第八节　脑脓肿的护理

化脓性细菌侵入脑组织引起化脓性炎症,并形成局限性脓肿称为脑脓肿,属脑实质内的感染性占位病变。

一、临床表现

1.全身感染症状

在细菌侵入颅内阶段大多数患者有全身不适、皮疹、发热、头痛、呕吐等急性脑炎或脑膜炎表现。当脓肿包膜形成以后,患者体温大多正常或低热,而颅内压增高或脑压迫症状逐渐加重。脑脓肿进入局限阶段,临床上可有潜伏期,在潜伏期内患者可有头痛、消瘦、疲倦、记忆力减退,表情淡漠或反应迟钝等症状。

2.颅内压增高症状

随着脑脓肿包膜的形成和增大,出现颅内压增高,患者再度伴有不同程度的头痛,可出现呕吐及不同程度的精神和意识障碍。

3.脑局灶定位症状

常在外伤所致的脑机能障碍的基础上,使已有的症状逐渐加重或出现新的症状和体征。

4.脑疝或脓肿破溃

是脑脓肿患者的两大严重危象。前者与其他颅内占位性病变所致的脑疝相似;后者为脓肿接近脑表面或脑室时,由于脓肿内压力骤然改变而致脓肿突然破溃,脓液流入蛛网膜下腔或脑室内引起急性化脓性脑膜炎,患者突然出现高热、昏迷、抽搐。

二、评估要点

1.一般情况

了解患者有无化脓性中耳炎、脓毒血症病史,头部近期有无外伤史等。

2.专科情况

(1)有无急性全身感染中毒症状。体检时是否可发现颈项强直和脑膜刺激征,化验检查白细胞及中性粒细胞是否升高。

(2)有无颅内压增高症状。

(3)有无脑局灶性症状,根据脑脓肿部位不同,局灶性症状亦不同,多在晚期明显。

3.辅助检查

外周血液中白细胞总数剧增,脑脊液常呈脓性。头颅 CT、MRI 及脑血管造影等检查。

三、护理诊断

1.清理呼吸道无效

与意识障碍有关。

2.体温过高

与脑脓肿导致全身感染中毒有关。

3.疼痛

与颅内压增高有关。

4.语言沟通障碍

与脑脓肿导致的感觉性失语及运动性失语有关。

5.组织灌注不足

与高热、呕吐等有关。

6.营养失调,低于机体需要量

与进食困难、呕吐有关。

7.有外伤的危险。

8.感染

与颅内存在化脓性感染和免疫力低下有关。

9.焦虑

与对疾病知识缺乏、存在适应危机有关。

10.潜在的并发症

脑疝。

四、护理措施

1.术前护理

(1)心理护理:向患者进行疾病有关问题的解释和说明,降低其恐惧程度,给予心理支持,并给予恰当的护理以解除患者的适应危机。

(2)给予头高脚低位,防止颅内压力增高,特别在癫痫病发作时颅内压增高致呕吐及小脑半球脓肿而出现饮水呛咳时。

(3)协助患者做好各项检查,同时做好必要的术前准备。

(4)癫痫发作:癫痫大发作时突然意识丧失,四肢痉挛抽搐,容易因跌倒或碰撞导致损伤,因此对有癫痫病史者应限制活动范围,发作频繁者需卧床并加用床档,防止癫痫发作时窒息。

2.术后护理

(1)保持呼吸道通畅,密切观察病情变化,1~2h测量生命体征1次。

(2)防止剧烈咳嗽,用力喷嚏和用力大便,避免颅内压进一步增高。

(3)注意营养和维生素的补充,保持水、电解质及酸碱平衡,必要时输血、血浆、蛋白等,以改善全身状况,增强抵抗力。

(4)脓腔引流管的护理:①引流管置于低位,距脓腔至少30cm,引流管的位置应保留在脓腔的中心。②患者卧位须符合体位引流的要求。③术后24h方可进行脓腔冲洗,冲洗液用庆大霉素生理盐水缓慢注入腔内,再轻轻抽出,不可过分加压。

五、应急措施

1.脑疝

表现为剧烈头痛,与进食无关的频繁的喷射性呕吐,瞳孔和意识的改变等。首先保持呼吸道通畅,并吸氧,立即使用 20％甘露醇 200～400mL 加地塞米松 10mg 快速静脉滴入,呋塞米 40mg 静脉注射,同时做好术前准备。

2.癫痫大发作

突然意识丧失,四肢痉挛抽搐容易因跌倒或碰撞导致损伤,应卧床并加用床档,防止癫痫发作时窒息,及时通知医生进行相应处理。

3.感染性休克

表现为高热、头痛、呕吐、颈项强直等,脉搏细速,脉压小于 4.0kPa(30mmHg),应立即吸氧、保持呼吸道通畅,建立静脉通路并及时通知医生。

六、健康教育

(1)对于各种严重感染要及时治疗,防止病变的再次发生。

(2)出院后进行病情跟踪观察,特别是出现颅内压增高症状时,应引起高度重视。

(3)加强营养,增强抵抗力,改善全身状况。

第五章　泌尿系统疾病的护理

第一节　慢性肾小球肾炎的护理

慢性肾小球肾炎(CGN)简称慢性肾炎,是一组以血尿、蛋白尿、高血压和水肿为临床表现的肾小球疾病。起病隐匿,程度轻重不一,病程冗长,病情迁延,可有不同程度的肾功能减退,最终将发展为慢性肾衰竭的肾小球疾病。

一、病因和发病机制

绝大多数慢性肾炎患者的病因尚不清楚,仅有少数慢性肾炎是由急性肾炎发展所致(直接迁延或临床痊愈若干年后再现)。慢性肾炎多为免疫介导炎症。导致病程慢性化的机制除免疫因素外,非免疫非炎症因素占有重要作用。病理变化一般分为:①增生性,系膜增生性肾小球肾炎(包括 IgA 和非 IgA 系膜增生性肾小球肾炎)、系膜毛细血管性肾小球肾炎、膜性肾病及局灶节段性肾小球硬化。②硬化性,包括局灶性或弥散性肾小球硬化。病变进展至后期,所有上述不同类型病理变化均可转化为程度不等的肾小球硬化,相应肾单位的肾小管萎缩、肾间质纤维化。疾病晚期肾脏体积缩小、肾皮质变薄,病理类型均可转化为硬化性肾小球肾炎。

二、临床表现

大多数病例隐匿起病,病程冗长,病情多缓慢进展。由于不同病理类型,临床表现不一致,多数病例以水肿为首现症状,轻重不一。轻者仅面部及下肢微肿,重者可出现肾病综合征。有的病例则以高血压为首现症状而发现为慢性肾小球肾炎。亦可表现为无症状蛋白尿及血尿,或仅出现多尿及夜尿。或在整个病程无明显体力减退,直至出现严重贫血或尿毒症为首发症状,一般根据临床表现不同,分为以下五个亚型。

1.普通型

较为常见,病程迁延,病情相对稳定,多表现为轻度至中度的水肿、高血压和肾功能损害。尿蛋白(+)~(+++),离心尿红细胞>10个/HP和管型尿等。病理改变以系膜增殖局灶节段系膜增殖性和膜增殖、肾小球肾炎为多见。

2.肾病型

除具有普通型的表现外,主要表现为肾病综合征,24h 尿蛋白定量>3.5g,血清白蛋白低于 30g/L,水肿一般较重和伴有或不伴有高脂血症。病理分型以微小病变、膜性、膜增殖、局灶性肾小球硬化等为多见。

3.高血压型

除上述普通型表现外,以持续性中等度血压增高为主要表现,特别是舒张压持续增高,常伴有眼底视网膜动脉细窄、纤曲和动、静脉交叉压迫现象,少数可有絮状渗出物和(或)出血。病理以局灶节段肾小球硬化和弥漫性增殖为多见,或晚期不能定型或多有肾小球硬化表现。

4.混合型

临床上既有肾病型表现又有高血压型表现,同时多伴有不同程度肾功能减退征象。病理改变可为局灶节段肾小球硬化和晚期弥漫性增殖性肾小球肾炎等。

5.急性发作型

在病情相对稳定或持续进展过程中,由于细菌或病毒等感染或过劳等因素,经较短的潜伏期(多为 1～5d),而出现类似急性肾炎的临床表现,经治疗和休息后可恢复至原先稳定水平或病情恶化,逐渐发生尿毒症;或是反复发作多次后,肾功能急剧减退出现尿毒症一系列临床表现。病理改变以弥漫性增殖、肾小球硬化基础上出现新月体和(或)明显间质性肾炎。

三、实验室检查

1.尿液检查

早期可表现为程度不等的蛋白尿和(或)血尿,可有红细胞管型、部分患者出现大量蛋白尿。

2.血液检查

早期血常规检查多正常或轻度贫血,晚期红细胞计数和血红蛋白明显下降。血 BUN、血肌酐增高。

3.肾功能检查

晚期血肌酐和血尿素氮增高,内生肌酐清除率明显下降。

4.超声检查

早期肾大小正常,晚期可出现对称性缩小,结构紊乱、皮质变薄。

四、治疗要点

1.一般治疗

防止呼吸道感染,切忌劳累,勿使用对肾有毒性作用的药物。有明显高血压、水肿者或短期内有肾功能减退者,应卧床休息,并限制每日食盐的摄入量至 2～3g。对尿中丢失蛋白质较多,肾功能尚可者,宜补充生物效价高的动物蛋白,如鸡蛋、牛奶、鱼类和瘦肉等,已有肾功能减退者(内生肌酐清除率在 30mL/min 左右),应适量限制蛋白质在 30g 左右,必要时加口服适量必需氨基酸。

2.激素、免疫抑制药治疗

一般不主张积极应用,但患者肾功能正常或仅轻度受损,肾体积正常,病理类型较轻(如轻度系膜增生性肾炎、早期膜性肾病等),尿蛋白较多,如无禁忌者可试用,无效者逐步撤去。

3.控制高血压

慢性肾炎氮质血症和肾实质性高血压常提示预后不良,持续或重度肾性高血压又可加重氮质血症。常用药物为卡托普利每次 12.5～25mg,每日 2～3 次;或贝那普利(洛汀新)每日 1～2 次,每次 10mg;或依那普利 10mg,每日 1 次。或西那普利 2.5～5mg,每日 1 次,贝那普利、西那普利与依那普利为长效 ACEI,若未能控制高血压可加用氨氯地平(络活喜)5～10mg,每日 1～2 次。

4.对氮质血症处理

(1)短期内出现氮质血症或第 1 次出现,或在近期有进行性升高者均应卧床休息、限制过多活动。

(2)饮食与营养:对无明显水肿和高血压者不必限制水分和钠盐摄入,适当增加水分以增加尿量十分重要。对轻、中度氮质血症患者不限制蛋白质摄入,以维持体内正氮平衡,特别是每日丢失蛋白质量较多的患者更应重视。对大量蛋白尿伴轻度氮质血症时可增加植物蛋白如大豆等。重度氮质血症或近期内进行性氮质血症者适当限制蛋白质摄入。

(3)关于尿量与尿渗透浓度:一般慢性肾炎氮质血症患者尿渗透浓度常在 400mOsm/L 或以下,若每日尿量仅 1L,则不足排出含氮溶质,故应要求尿量在 1.5L 或以上,适当饮水或喝淡茶可达到此目的,必要时可间断服用利尿药。

5.抗凝治疗

肾功能常有不同程度的改善,对顽固性或难治性肾静脉血栓形成者,经肾动、静脉插管技术注射尿激酶 20 万 U 治疗肾静脉血栓形成取得良好疗效。

6.高尿酸血症的处理

少数慢性肾炎氮质血症患者合并高尿酸血症。血尿酸增高与内生肌酐清除率降低并不呈比例,说明高尿酸血症不是氮质血症的结果,使用别嘌醇降低血尿酸可改善肾功能,但剂量宜小,用药时间要短,减药要快。不宜用增加尿酸排泄的药物。

五、护理措施

(一)基础护理

1.休息与活动

指导患者加强休息,强调休息的重要性以取得合作。

2.饮食护理

给予高维生素、适量蛋白质、低磷、低盐饮食。对于氮质血症的患者,应限制蛋白摄入,一般为 0.5～0.8g/(kg·d)高血压患者应限制钠的摄入。水肿时应限制水分的摄入。

3.心理护理

此病缓慢进展,病程较长,预后差,应指导患者注意避免长期精神紧张、焦虑、抑郁等。

(二)疾病护理

1.观察病情

病情观察记录24h液体出入量,监测尿量变化;定期量患者体重,观察水肿的消长情况;监测患者生命体征,尤其是血压,观察有无左心衰和高血压脑病的表现;密切观察实验室检查结果,包括:尿常规、肾小球、滤过率、血尿素氮、血肌酐、血浆蛋白、血清电解质等。

2.用药护理

观察肾上腺素激素的作用效果和副作用,观察免疫抑制药用后的不良反应。使用利尿药时,观察药物疗效及不良反应。长期使用利尿药应监测血清电解质和酸碱平衡情况,有无低血钾、低血钠、低氯性碱中毒。长期服用降压药者,嘱患者不可擅自改变药物剂量或停药。

(三)健康指导

1.饮食指导

鼓励患者进食高维生素、优质低蛋白质、低磷、低盐饮食。少尿时限制含钾食物。

2.日常活动

指导患者生活规律,心情愉悦,避免劳累、受凉、感冒,注意休息。防止呼吸道感染。注意个人卫生,预防泌尿道感染。

3.用药指导

指导患者避免使用对肾功能有害的药物;介绍各类降压药的疗效,不良反应和使用时注意事项。

4.自我病情监测、指导

慢性肾炎病程长,需定期随访疾病的进展,包括:肾功能、血压、水肿等的变化。

5.定期门诊随访

第二节　肾病综合征的护理

肾病综合征(NS)是指各种肾疾病表现出的一组综合征,不是一独立的疾病,而是多种肾疾病的共同表现。肾病综合征典型表现为大量蛋白尿、低蛋白血症、高度水肿、高脂血症。

一、病因与发病机制

肾病综合征可由多种肾小球疾病引起,分为原发性和继发性两类。原发性肾病综合征是指肾小球与肾本身的肾小球肾病。继发性肾病综合征是指继发于全身性疾病或先天遗传性疾病,常见于感染性疾病、自身免疫性疾病、过敏性紫癜、代谢性疾病、肿瘤、先天遗传性疾病如Alport综合征等。病理类型有很多种,其中儿童及少年以微小病变型较多见,中年以膜型肾

病、系膜增生性病变多见,局灶性硬性肾病、膜性增生性肾炎也可呈肾病综合征表现。肾病综合征常见的几种病理类型

1.微小病变

光镜下肾小球基本正常,偶见上皮细胞肿胀,轻微的系膜细胞增生,免疫荧光无阳性发现,偶可见微量免疫球蛋白和补体 C3 的沉积。电镜下足突广泛融合消失,伴上皮细胞空泡变性,微绒毛形成,无电子致密物沉积,是小儿肾病综合征最常见的病理类型。

2.系膜增生性肾炎

弥漫性肾小球系膜细胞增生伴基质增多为本病特征性改变。光镜下肾小球系膜细胞增殖,每个系膜区系膜细胞在 3 个以上,系膜基质增多,重度病变系膜基质扩张压迫局部毛细血管襻,导致管腔狭窄,小动脉透明变性,部分可发展为局灶节段性肾小球硬化,可出现间质炎性细胞浸润及纤维化,肾小管萎缩,肾血管一般正常。

3.局灶节段性肾小球硬化

特征为局灶损害,影响少数肾小球(局灶)及肾小球的局部(节段),起始于近髓质的肾小球受累,轻者仅累及数个毛细血管襻区,重者波及大部分肾小球。病变呈均匀一致的无细胞或细胞极少的透明变性物质,严重见球囊粘连。另一种为局灶性全肾小球硬化,受累肾单位的肾小管上皮细胞常萎缩,周围基质见细胞浸润,纤维化。

4.膜增殖性肾炎

也称系膜毛细血管性肾炎,病理改变以系膜细胞增殖,毛细血管襻增厚及基膜的双轨征为主要特点,弥漫性系膜细胞增殖,增殖的系膜基质插入内皮与基膜之间,基膜出现双轨征改变。

5.膜性肾病

光镜下可见毛细血管壁增厚,肾小球基膜外上皮细胞下免疫复合物沉积,基膜上有多个细小钉突,而肾小球细胞增殖不明显,晚期病变加重,可发展成硬化及透明样变,近曲小管上皮细胞出现空泡变性。

6.IgA 肾病

系膜区显著 IgA 沉积,WHO 将 IgA 肾病组织学表现分 5 级:Ⅰ级轻度损害;Ⅱ级微小病变伴少量节段性增殖;Ⅲ级局灶节段性肾小球肾炎;Ⅳ级弥漫性系膜损害伴增殖和硬化;Ⅴ级弥漫硬化性肾小球肾炎。

二、临床表现

1.大量蛋白尿

在正常生理情况下,肾小球滤过膜具有分子屏障及电荷屏障作用,当这些屏障作用受损时,致使原尿中蛋白含量增多,当其增多明显超过近曲小管回吸收量时,形成大量蛋白尿。在此基础上,增加肾小球内压力及导致高灌注、高滤过的因素(如高血压、高蛋白饮食或大量输注血浆蛋白)均可加重尿蛋白的排出。

2.低蛋白血症

大量白蛋白从尿中丢失,促进白蛋白肝代偿性合成增加,同时由于近端肾小管摄取滤过蛋

白增多,也使肾小管分解蛋白增加。当肝白蛋白合成增加不足以克服丢失和分解时,则出现低白蛋白血症。此外,因胃肠道黏膜水肿导致饮食减退、蛋白质摄入不足、吸收不良或丢失,也是加重低白蛋白血症的原因。除血浆白蛋白减少外,血浆的某些免疫球蛋白(如 IgG)和补体成分、抗凝及纤溶因子、金属结合蛋白及内分泌素结合蛋白也可减少,尤其是肾小球病理损伤严重,大量蛋白尿,和非选择性蛋白尿时更为显著。患者易产生感染、高凝、微量元素缺乏、内分泌紊乱和免疫功能低下等并发症。

3.水肿

低白蛋白血症、血浆胶体渗透压下降,使水分从血管腔内进入组织间隙,是造成水肿的基本原因。近年的研究表明,约 50%患者血容量正常或增加,血浆肾素水平正常或下降,提示某些原发于肾内钠、水潴留因素在导致水肿发生机制中起一定作用。

4.高脂血症

高胆固醇和(或)高三酰甘油血症、脂蛋白浓度增加,常与低蛋白血症并存。其发生机制与肝脏合成脂蛋白增加和脂蛋白分解减弱相关,目前认为后者可能是高脂血症更为重要的原因。

5.并发症

(1)感染:是常见的并发症,与蛋白质营养不良、免疫功能紊乱及应用糖皮质激素治疗有关。患者可出现全身各系统的感染,常见感染部位顺序为呼吸道、泌尿道、皮肤。感染是导致肾病综合征复发和疗效不佳的主要原因之一。

(2)血栓、栓塞:由于血液浓缩及高脂血症造成血液黏稠度增加,此外,因某些蛋白质从尿中丢失及肝代偿性合成蛋白增加,引起机体凝血、抗凝和纤溶系统失衡;加之血小板功能亢进、应用利尿药和糖皮质激素等均进一步加重高凝状态。因此,肾病综合征容易发生血栓、栓塞,其中以肾静脉血栓最为常见。

(3)急性肾衰竭:肾病综合征患者可因有效血容量不足而致肾血流量下降,诱发肾前性氮质血症。经扩容、利尿后可得到恢复。少数病例可出现急性肾衰竭,尤以微小病变型肾病者居多,发生多无明显诱因,表现为少尿甚或无尿,扩容利尿无效。即上述变化形成肾小管腔内高压,引起肾小球滤过率骤然减少,又可诱发肾小管上皮细胞损伤、坏死,从而导致急性肾衰竭。

(4)其他:长期低白蛋白血症可导致营养不良、小儿生长发育迟缓;免疫球蛋白减少造成机体免疫力低下、易致感染;金属结合蛋白丢失可使微量元素(铁、铜、锌等)缺乏;内分泌素结合蛋白不足可诱发内分泌紊乱(如低 R 综合征等);药物结合蛋白减少可能影响某些药物的药代动力学(使血浆游离药物浓度增加、排泄加速),影响药物疗效。高脂血症增加血液黏稠度,促进血栓、栓塞并发症的发生,还将增加心血管系统并发症,并可促进肾小球硬化和肾小管-间质病变的发生,促进肾脏病变的慢性进展。

三、实验室检查

1.尿常规检查

尿蛋白定性多为(＋＋＋～＋＋＋),24h 尿蛋白定量＞3.5g,尿中可检查到免疫球蛋白、补体 C3 等。可有透明管型和颗粒管型,肾炎性肾病者可有红细胞。

2.血生化测定

表现为低蛋白血症(血清白蛋白<30g/L,婴儿<25g/L),白蛋白与球蛋白比例倒置,血清蛋白电泳显示球蛋白增高;血胆固醇显著增高(儿童>5.7mmol/L,婴儿>5.1mmol/L)。

3.肾功能测定

少尿期可有暂时性轻度氮质血症,单纯性肾病肾功能多正常,如果存在不同程度的肾功能不全,出现血肌酐和尿素氮的升高,则提示肾炎性肾病。

4.血清补体测定

有助于区别单纯性肾病与肾炎性肾病,前者血清补体正常,后者则常有不同程度的低补体血症,C3 持续降低。

5.血清及尿蛋白电泳

通过检测尿中 IgG 成分反映尿蛋白的选择性,同时可鉴别假性大量蛋白尿和轻链蛋白尿。如果尿中 γ 球蛋白与白蛋白的比值小于 0.1,则为选择性蛋白尿(提示为单纯型肾病),大于 0.5 为非选择性蛋白尿(提示为肾炎型肾病)。

6.血清免疫学检查

检测抗核抗体,抗双链 DNA 抗体,抗 5m 抗体,抗 RNP 抗体,抗组蛋白抗体,乙肝病毒标志物以及类风湿因子,循环免疫复合物等,以区别原发性与继发性肾病综合征。

7.凝血、纤溶有关蛋白的检测

如血纤维蛋白原及第 V、VII、VIII 及 X 因子,抗凝血酶 III,尿纤维蛋白降解产物(FDP)等的检测可反映机体的凝血状态,为是否采取抗凝治疗提供依据。

8.尿酶测定

测定尿溶菌酶,N-乙酰-β-氨基葡萄糖苷酶(NAG)等有助于判断是否同时存在肾小管-间质损害。

9.B 超等影像学检查

双肾正常或缩小。

10.经皮肾穿刺活体组织检查

对诊断为肾炎型肾病或糖皮质激素治疗效果不好的病儿应及时行肾穿刺活检,进一步明确病理类型,以指导治疗方案的制订。

四、治疗要点

肾病综合征是肾内科的常见疾患,常用以肾上腺皮质激素为主的综合治疗,原则为控制水肿,维持水、电解质平衡,预防和控制感染及并发症,合理使用肾上腺皮质激素,对复发性肾病或对激素耐药者应配合使用免疫抑制药。治疗不仅以消除尿蛋白为目的,同时还应重视保护肾功能。

1.利尿消肿

①噻嗪类利尿药:主要作用于髓袢升支厚壁段和远曲小管前段,常用氢氯噻嗪 25mg,

3 次/d,口服,长期服用应防止低钾,低钠血症。②潴钾利尿药:主要作用于远曲小管后段,适用于有低钾血症的患者,单独使用时利尿作用不显著,可与噻嗪类利尿药合用,常用氨苯蝶啶 50mg,3 次/d,或醛固酮拮抗药螺内酯 20mg,3 次/d,长期服用须防止高钾血症,对肾功能不全患者应慎用。③襻利尿药:主要作用于髓襻升支,常用呋塞米(速尿)20～120mg/d,或布美他尼(丁尿胺)1～5mg/d(同等剂量时作用较呋塞米强 40 倍),分次口服或静脉注射。④渗透性利尿药可使组织中水分回吸收入血,减少水,钠的重吸收而利尿,常用不含钠的右旋糖酐 40(低分子右旋糖酐)或羟乙基淀粉(706 代血浆,分子量均为 2.5 万～4.5 万 Da),250～500mL 静脉滴注,隔天 1 次,随后加用襻利尿药可增强利尿效果,但对少尿(尿量<400mL/d)患者应慎用此类药物。⑤提高血浆胶体渗透压:血浆或人血白蛋白等静脉滴注,并立即静脉滴注呋塞米 60～120mg(加于葡萄糖溶液中缓慢静脉滴注 1h),能获得良好的利尿效果。

2.抑制免疫与炎症反应

(1)糖皮质激素(简称激素):①起始足量,②缓慢减药,③长期维持。常用方案一般为泼尼松 1mg/(kg·d),口服 8 周,必要时可延长至 12 周,足量治疗后每 1～2 周减原用量的 10%,当减至 20mg/d 左右时症状易反复,应更加缓慢减量;最后以最小有效剂量(10mg/d)作为维持量,再服半年至 1 年或更长。激素的用法可采取全天量 1 次顿服,或在维持用药期间 2 天量隔天一次性顿服,以减轻激素的不良反应。水肿严重、有肝功能损害或泼尼松疗效不佳时,可更换为泼尼松龙(等剂量)口服或静脉滴注。

(2)细胞毒药物:国内外最常用的细胞毒药物是环磷酰胺(CTX),在体内被肝细胞微粒体羟化,产生有烷化作用的代谢产物而具有较强的免疫抑制作用,应用剂量为每天每千克体重 2mg,分 1～2 次口服;或 200mg 加入生理盐水注射液 20mL 内,隔天静脉注射,累计量达 6～8g 后停药。主要不良反应为骨髓抑制及中毒性肝损害,并可出现性腺抑制(尤其男性)、脱发、胃肠道反应及出血性膀胱炎,近来也有报道环磷酰胺(CTX)静脉疗法治疗容易复发的肾病综合征,与口服作用相似,但副作用相对较小。

(3)环孢素:能选择性抑制 T 辅助细胞及 T 细胞毒效应细胞,已作为二线药物用于治疗激素及细胞毒药物无效的难治性肾病综合征,常用量为 5mg/(kg·d),分 2 次口服,服药期间须监测并维持其血浓度谷值为 100～200ng/mL,服药 2～3 个月后缓慢减量,共服半年左右,主要不良反应为肝肾毒性,并可致高血压,高尿酸血症,多毛及牙龈增生等,该药价格昂贵,有较多不良反应及停药后易复发,使其应用受到限制。

3.非特异性降低尿蛋白

(1)ACEI 或 ARB:肾功能正常者,常可选用组织亲和性较好的 ACEI-贝那普利(洛汀新)10～20mg/d;肾功能减退者可选用双通道的 ACEI-福辛普利(蒙诺)10～20mg/d,缬沙坦或氯沙坦等 ARB 药物也可选用。

(2)降脂治疗:由于肾病综合征常合并高脂血症,增加血浆黏度和红细胞变性,机体处于高凝状态,导致肾小球血流动力学的改变;脂代谢紊乱,肾内脂肪酸结构发生改变,导致肾内缩血管活性物质释放增加,肾小球内压升高,尿蛋白增加;高胆固醇和高 LDL 血症,氧化 LDL 清除降解减少,一方面促进单核和(或)巨噬细胞释放炎症细胞生长因子,另外还可能影响内皮细胞功能,导致肾小球毛细血管通透性增加,尿蛋白增多,因而降脂治疗可降低蛋白尿。

4.抗凝血药及抗血小板聚集药

肝素或低分子肝素治疗肾病综合征,一方面可以降低患者的血浆黏度和红细胞变性,改善高凝倾向和肾小球血流动力学异常;另一方面可增加肾脏 GBM 的阴电荷屏障,减少尿蛋白的漏出。

五、护理措施

(一)基础护理

1.休息与活动

重症患者应卧床休息,高度水肿而致胸闷憋气者,可取半卧位,下肢水肿者适当抬高患肢,水肿减轻后可适当活动,防止肢体血栓形成。病情逐渐稳定后,可逐渐增加活动量,以利于减少并发症的发生。对于高血压的患者,应限制活动量。

2.饮食护理

给予高热量、高维生素、优质蛋白质、低磷、低盐饮食。宜进清淡、易消化食物,每天摄取食盐 1～2g,禁用腌制食品,少用味精及食碱,发病的早期、极期,应给予较高的优质蛋白摄入,每天 1～1.5g/kg 有助于缓解低蛋白血症及所致的并发症。对于慢性非极期肾病综合征,应适当限制蛋白摄入量,每天 0.8～1.0g/kg,能量供给每天以 30～35kcal/kg 体重为宜。严重高脂血症患者应当限制脂类的摄入量,采用少油低胆固醇饮食,同时注意补充铜、铁、锌等微量元素,在激素应用过程中,适当补充维生素及钙剂。

3.心理护理

本病病程较长,极易复发,患者多有焦虑、恐惧等。我们要针对不同患者的心理状态,多与其交谈,因势利导、消除患者的顾虑,使其正确认识和对待疾病,使患者保持良好心态,以达到调畅情志,增加气机功能,利于疾病的康复。

(二)疾病护理

1.观察病情

观察患者的生命体征、体重、尿量、水肿情况。观察患者有无出现皮肤感染、咳嗽、咳痰、肺部湿啰音、尿路刺激征、腹膜刺激征等。观察生化营养指标、电解质情况、尿蛋白定性定量、出凝血指标等。准确记录 24h 出入量。

2.用药的护理

使用药物时注意观察疗效和副作用。降压药使用时避免降压作用过快、过猛,一般较多使用 ACEI 制剂,利尿药使用前可先使用一些胶体,比如血浆、白蛋白提高血浆胶体渗透压来达到理想的利尿效果,同时注意电解质平衡。使用抗凝药时注意患者有无出血倾向;病因治疗包括各类免疫抑制药的使用。其中最常用的糖皮质激素、各类细胞毒性药物。严密观察副作用比如高血糖、高血压、消化道溃疡、骨质疏松，CTX使用后应注意观察尿色，多喝水防止出血性膀胱炎。

3.皮肤、口腔护理

长期卧床者定时翻身叩背，按摩受压处，保持皮肤清洁、干燥，避免损伤。尽量避免针刺，肌注时进针要深，拔针后要按压局部，防止药液外溢。指导患者养成良好习惯，饭前、后漱口，防止口腔感染。

(三)健康指导

1.环境

保持居室空气清洁、新鲜、舒适，湿度、温度合适，不到人群密集的场所。

2.心理疏导

应保持乐观开朗，对疾病治疗有信心。

3.注意休息避免受凉、感冒、劳累和剧烈活动。

4.饮食指导

鼓励患者进食高热量、高维生素、适量优质蛋白质和脂肪的低盐饮食。

5.遵医嘱用药

遵医嘱按时服药，不得擅自减药或停药。

6.自我监测

学会每天用浓缩晨尿自测尿蛋白，此为疾病活动的可靠指标。教导患者如出现疲乏无力、腹胀、呼吸深长、胸闷气急、恶心呕吐等及时就诊。

7.定期门诊随访，密切监测肾功能的变化。

第三节　尿路感染的护理

尿路感染是指病原体侵犯尿路黏膜或组织引起的尿路炎症。尿路感染是临床常见病和多发病，是所有微生物感染中最常见的临床类型之一。尿路感染可发生在从婴儿到老年的各个年龄段，女性，尤其是妊娠期妇女的发生率更高；尿路感染的临床症状较为复杂，可表现为急、慢性肾盂肾炎，急、慢性膀胱炎，无症状性细菌尿，也可引发严重并发症如败血症、感染性休克等，少数反复发作或迁延不愈，导致肾衰竭。

一、常见病因

1.上行感染

是主要的感染途径。当机体抵抗力下降或尿道黏膜有轻微损伤时，或者细菌的毒力大，黏附尿道黏膜和上行的能力强，容易侵袭膀胱和肾脏，造成感染。由于女性尿道口靠近肛门，且女性尿道比男性短而宽，女婴的尿道日常被粪便污染，故更易致病。

2.血行感染

细菌从身体内的感染灶(如扁桃体炎、鼻窦炎或皮肤感染等)侵入血流,到达肾脏和尿路其他部位引起感染,引起肾盂肾炎。致病菌以球菌多见,例如金黄色葡萄球菌。

3.淋巴道感染

膀胱、输尿管及肾脏的淋巴管是相通的,右升结肠和右肾之间有淋巴管相通,故在盆腔器官炎和结肠炎、阑尾炎时,细菌可沿淋巴系统达肾脏。

4.直接感染

外伤或邻近肾脏的脏器有感染时,细菌可直接侵入肾脏引起感染。

二、临床表现

1.排尿异常

尿急、尿频、尿痛为最常见症状,还可出现血尿或尿失禁、尿潴留等。

2.尿液异常

常见的有细菌尿、脓尿、血尿等。

3.腰痛

腰痛是临床常见症状,肾脏及肾周围疾病是腰痛的常见原因之一。下尿路感染一般不会引起腰痛。肾及肾周围急性炎症,如肾脓肿、肾周围炎、急性肾盂肾炎,常引起腰部持续剧烈胀痛。慢性肾盂肾炎引起的腰痛常为酸痛。

三、辅助检查

1.尿细菌检查

是诊断尿感的关键性手段。如有发现阳性细菌尿,虽无症状也可诊断为尿路感染。

2.膀胱穿刺尿细菌培养

是诊断尿路感染最准确的方法,符合率100%。

四、治疗原则

(1)对症支持治疗。

(2)针对病原体的治疗。

(3)大量饮水,使尿量增加,排尿时可冲洗尿道分泌物。

(4)注意休息,急性期短期内避免性生活。

(5)抗生素治疗,根据细菌培养和药敏试验选择有效抗生素。

(6)慢性尿道炎或尿道内有狭窄除药物治疗外,行尿道扩张。

五、护理

1.护理评估

(1)高热:一般体温多在 38℃～39℃,高达 40℃,血白细胞计数增高。

(2)排尿异常:尿急、尿频、尿痛为最常见症状,还可出现血尿或尿失禁、尿潴留等。

(3)尿液异常:常见的有细菌尿、脓尿、血尿等。

(4)腰痛:腰痛是临床常见症状。

2.护理要点及措施

(1)发热的护理:应绝对卧床休息。观察患者体温变化,并做好记录;给予药物及物理降温,如口服新癀片、温水或乙醇擦浴等。如大量出汗,应注意有无虚脱现象。保持皮肤清洁,患者出汗后及时更衣。注意保暖防止再度受凉。

(2)膀胱刺激征的护理:加强营养支持疗法,给予有营养、易消化的流食。膀胱刺激征的护理增加饮水量,每日摄入量 2500mL 以上,目的是增加尿量,促进细菌、毒素及炎症分泌物的排出。碱性药物可减轻尿路刺激症状,并能使尿液碱化不利于细菌生长,如碳酸氢钠等;注意个人卫生,保持会阴部及全身清洁。遵医嘱应用抗生素,并观察药物的不良反应和过敏反应。

(3)正确留取尿标本:应在用抗生素前或停用抗生素药 5 天后留尿标本。收集清晨尿。要保证尿液在膀胱内存留 6～8 小时。留尿标本前要充分清洗会阴部,保持尿液不受污染。留尿时要留取中段尿置于无菌试管内。留好的尿标本,要在 2 小时内做培养和计菌落数,以免有杂菌生长,影响判断结果。若有特殊情况需将尿液冷藏在 4℃ 以下的冰箱内。

3.健康教育

(1)养成良好卫生习惯,女性要保持外阴清洁,慎用盆浴。月经期、妊娠期及婴儿要特别注意讲卫生,防止上行感染。患有急性肾盂肾炎妇女,治疗后 1 年内应避孕,以免怀孕而加重病情。

(2)急性肾盂肾炎或慢性肾盂肾炎急性发作期都应多饮水。同时要注意加强营养和身体锻炼。

(3)慢性肾盂肾炎后期,注意有无肾脏损害症状,如高血压、贫血、尿毒症等。

(4)药物治疗后,注意有无药物的不良反应,如口服药物后引起恶心、呕吐、食欲减退等反应,询问医师后,方可改用其他药物治疗。

第六章　血液系统疾病的护理

第一节　白血病的护理

白血病为造血系统的恶性疾病,其主要特征为异常白细胞及其幼稚细胞在骨髓或其他造血组织中进行性、失控制的异常增殖,浸润各种组织,使正常血细胞生成减少,产生相应临床表现,并有周围血白细胞质和量的变化。可分为急性白血病和慢性白血病。

急性白血病主要可分为:①急性淋巴细胞白血病(ALL);②急性髓细胞白血病(AML)。

慢性白血病主要可分为:①慢性淋巴细胞白血病(CLL);②慢性髓细胞白血病(CML)。

一、常见病因与发病机制

1.病因

尚不完全清楚,可能与下列因素有关:①遗传因素。②电离辐射:全身或局部大剂量照射均可增加发生白血病的危险性,与照射剂量有关,与年龄无关。③化学因素:化学致癌物质有苯及其衍生物、农药、亚硝胺类、砷剂、含铅油漆、焊料。药物中有环磷酰胺、氯霉素、保泰松等可增加并发白血病的危险性。④病毒因素。

2.发病机制

目前研究结果认为白血病发病机制与下列机制有关:①造血干细胞增殖调节异常;②多能干细胞或祖细胞分化成熟障碍;③癌基因活化。

二、临床表现

1.贫血

贫血出现早且进行性加重,表现为进行性皮肤黏膜苍白、易倦、虚弱、活动后气促等。

2.出血

以皮肤、黏膜、鼻腔、牙龈部位最常见,消化道及泌尿道的出血多在病程中期,脑出血则为晚期致死原因之一。

3.脏器浸润

骨关节痛,胸骨中下段压痛为白血病的信号,肝、脾、淋巴结肿大,皮肤黏膜浸润,神经系统浸润,睾丸浸润及其他系统、器官的浸润等。淋巴结及肝脾大是常见的就诊原因之一。

4.发热

热型多为不规则,热度高低不等,随感染部位及程度而异。

三、辅助检查

1.实验室检查

(1)血常规:通常表现为血小板计数(PLT)降低、血红蛋白(Hb)降低,贫血一般为正细胞正色素性。白细胞总数高低不一,白细胞计数(WBC)约 50% 以上增高,白细胞升高者外周血中易见到白血病细胞,是诊断白血病的有力证据。白细胞降低者血中不易见到白血病细胞,血小板常减少。

(2)骨髓象:骨髓象绝大部分增生明显活跃或极度活跃,少数显示增生低下,后者预后较佳。骨髓象是诊断急白的最确切依据,其中原始加幼稚细胞的比例≥30%方可诊断。

(3)免疫分型:可判定细胞的成熟、分化阶段和系列来源,为白血病的分型提供依据。

(4)细胞遗传学:AML 存在广泛的非随机获得染色体异常。

(5)血液生化:高白细胞血症者常伴有尿酸、乳酸脱氢酶增多等。

2.其他辅助检查

X 线表现:急性白血病的 X 线多为非特异性,胸部 X 线片常有肺门淋巴结肿大,白血病浸润肺时可见斑状影。T-ALL 常有纵隔肿块影。骨 X 线常显示骨质疏松和脱钙,有时有局灶性溶骨和层状骨膜反应征,长骨干骨骺端出现密度降低的横纹带称为白血病线。

四、治疗原则

目前化学治疗是治疗白血病的主要手段,人们根据细胞动力学原理制定了一系列化学治疗的战略,包括诱导缓解治疗、诱导缓解后巩固强化治疗、联合化疗、间歇化疗,从而提高了化疗的效果。

对于不同类型的白血病,其联合化疗的方案有所不同;处于不同的治疗阶段,其联合化疗的方案也有所不同。但总的来说化疗应及早、充分、联合用药。常用的化疗药物有环磷酰胺、长春新碱、阿糖胞苷、甲氨蝶呤、6-巯鸟嘌呤、柔红霉素、4-去甲氧基柔红霉素、鬼臼乙叉、左旋门冬酰胺、肾上腺皮质激素等。

由于化疗药物在治疗白血病杀灭肿瘤细胞的同时,也会严重损伤及杀死人体正常的细胞,因此,化疗往往会给患者带来各种毒不良反应,轻者如脱发、恶心、呕吐、食欲缺乏等,重者如骨髓抑制、免疫功能低下、肝肾功能损害、神经功能损害、肺功能损害及其他脏器功能损害等,严重者可导致生命危险。

近年来,免疫学的发展使造血干细胞移植成为当前根治某些类型白血病的可靠手段。

五、护理

1.评估

①自理能力;②心理状况。

2.护理要点及措施

(1)休息:白血病患者常因贫血或白细胞低而感到疲乏、无力时,需卧床休息,症状好转后可适当室内活动,以不引起疲劳为宜。长期卧床者,应常更换体位、预防压疮。

(2)预防出血护理:使用薄荷油滴鼻,禁用力挖鼻孔,使用软毛牙刷刷牙,进食软食;保持排便通畅,预防便秘;剪指甲,减少穿刺机会;观察并记录皮肤有无出血点、瘀点、瘀斑;血小板明显低下者应严格卧床,观察患者意识、瞳孔;观察有无头痛、恶心、喷射性呕吐等。

(3)发热护理:监测体温变化,38℃以下者,嘱患者多饮水,38℃以上遵医嘱给予经验性使用联合抗感染药物,行温水擦浴或冰袋物理降温。降温过程中嘱患者多饮水或给予补液治疗,防止出汗过多引起虚脱。

(4)预防感染:感染是导致白血病患者死亡的重要原因之一。

①保护性隔离:应与其他病种患者分室居住,限制探视,限制活动范围,有感染的工作人员及探视者不可探视和照顾,以免交叉感染。

②注意个人卫生:保持口腔清洁,进食前后用温开水或氯己定溶液漱口。使用软毛牙刷,以免损伤口腔黏膜引起出血和继发感染。如有黏膜真菌感染可用氟康唑或依曲康唑涂擦患处。勤换衣裤,每日沐浴有利于汗液排泄,减少发生毛囊炎和皮肤疖肿。保持大便通畅,便后用温水或盐水清洁肛门,以防止肛周脓肿形成。

③观察感染的早期表现:每天检查口腔及咽喉部,有无牙龈肿胀、咽红、吞咽疼痛感;皮肤有无破损、红肿;外阴、肛周有无异常改变等。发现感染先兆时,及时处理。对合并感染者有效抗生素治疗。

④严格执行无菌操作技术:进行任何穿刺前,必须严格消毒。各种管道或伤口敷料应定时更换,以免细菌生长。

(5)化疗时的护理。①掌握化疗方案、给药途径,密切观察化疗药物的毒性反应。鞘内注射时,药物浓度不宜过大,药液量不宜过多,应缓慢推注。术后需平卧 4~6 小时,以减少不良反应。②保护静脉:化疗药物多为静脉途径给药。且有较强的刺激性。药物渗漏会引起局部疼痛、红肿及组织坏死。选用 CVC 或 PICC 途径,使用留置针注射时需确认静脉通畅后方能注入。③光照可引起某些药物分解。如甲氨蝶呤静脉滴注时需避光。

(6)输血的护理:骨髓抑制发生时间多为化疗后 7~14 天,表现为外周血三系减低,是有效化疗的必然结果。白血病在治疗过程中往往需成分输血进行支持治疗。输注时应严格输血制度。一般先慢速滴注观察 15 分钟,若无不良反应,再按年龄、心肺功能、急慢性贫血及贫血程度调整滴速。

3.健康教育

(1)诱导缓解后并不意味着疾病治愈,应坚持巩固治疗。

(2)出院后保证休息,避免到人员聚集场所。

(3)保持室内空气清新,每日通风 2 次。

(4)适时添减衣服,预防感冒。

(5)注意饮食卫生,提倡营养素均衡摄入。

(6)按时服药,定时复查血常规。

(7)携带 PICC 置管患者每 7 天维护 1 次。

第二节　淋巴瘤的护理

淋巴瘤是一种淋巴细胞和(或)组织细胞恶性增殖性疾病。淋巴瘤可分为两大类:霍奇金病和非霍奇金淋巴瘤。治愈机会根据肿瘤的分类和分期,非霍奇金淋巴瘤的治愈机会一般较霍奇金病为差。霍奇金病 5 年生存率达 80% 以上,部分患者已治愈。

一、常见病因

病因不清,可能与病毒感染有关,如 TB/EB/HIV 病毒。

病变部淋巴结肿大,包膜早期尚完整,以后由于肿瘤浸润,正常结构消失。瘤细胞突破淋巴结的包膜,浸润到周围的脂肪及结缔组织。淋巴结内纤维增生,有时可见出血与坏死。

二、临床表现

1.霍奇金病症状

(1)无痛性淋巴腺肿大,原发于颈部、腋下或腹部。

(2)由于纵隔腔淋巴腺肿大,压迫支气管,引致咳嗽和气喘。

(3)发热、疲倦、皮肤瘙痒、夜间出汗和体重减轻。

2.非霍奇金淋巴瘤症状

(1)无痛性淋巴结肿大,原发于颈部、腋下及腹部。

(2)由于纵隔腔淋巴结肿大,压迫支气管,引致咳嗽和气喘。

(3)由于腹腔淋巴结肿大,引致腹痛及腹胀。

(4)发热、皮肤瘙痒、体重减轻、贫血。

三、辅助检查

(1)血液检查。

(2)X 线、CT、PET 检查。

(3)超声波。

(4)淋巴结、肝或脾等组织病理检查。

(5)骨髓穿刺检查。

四、治疗原则

1.霍奇金金病治疗

以症状进展而施行适当的治疗方案：①化学疗法：是主要的治疗方法，通常使用多种药物联合治疗。②放疗：肿瘤局限在颈部，放疗患处是最佳的治疗方案。

2.非霍奇金金病治疗

早期可行放疗，主要采用联合化疗，也可行自体或异基因造血干细胞移植。

五、护理

1.评估

①自理能力；②心理状况。

2.护理要点及措施

(1)早期患者可适当活动，有发热，明显浸润症状时卧床休息，减少消耗，保护机体。

(2)给予高热量、高蛋白质、丰富维生素、易消化食物，多饮水，以增强机体对化疗、放疗承受力，促进毒素排泄。

(3)保持皮肤清洁，每日用温水擦洗，尤其要保护放疗照射区域皮肤，避免一切刺激因素如冷热、日晒、各种消毒剂、肥皂、胶布等对皮肤的刺激。内衣选用吸水性强柔软棉制品，宜宽大。

(4)放疗、化疗时应注意治疗效果及不良反应。

3.健康教育

(1)注意个人清洁卫生，做好保暖，预防各种感染。

(2)加强营养，提高抵抗力。

(3)避免到人员聚集场所。

(4)保持室内空气清新，每日通风2次。

(5)适时添减衣服，预防感冒。

(6)按时服药，定时复查血常规。

(7)携带PICC置管患者每7天维护1次。

第七章　内分泌代谢性疾病的护理

第一节　糖尿病的护理

糖尿病(DM)是以高血糖为主要特征,伴有脂肪、蛋白质代谢紊乱的一组慢性内分泌代谢性疾病,是由胰岛素分泌绝对或相对不足,或组织细胞对胰岛素的敏感性降低所致。主要危害是长期高血糖造成的微血管病变以及所促发加重的血管病变等慢性并发症,严重时可发生糖尿病酮症酸中毒、高渗性昏迷。

一、糖尿病的分类

1997 年,进行了关于糖尿病分型的新建议。

糖尿病的病因学分类(1997,ADA 建议):

(一)1 型糖尿病

B 细胞破坏,常引起胰岛素不足。

(1)免疫介导;

(2)特发性。

(二)2 型糖尿病

其不同的程度可以从显著的胰岛素抵抗伴相对胰岛素不足,到显著的胰岛素分泌不足伴胰岛素抵抗。

(三)其他特殊类型糖尿病

1.B 细胞特殊类型糖尿病

(1)12 号染色体,HNF-1a($MODY_3$);

(2)7 号染色体,葡萄糖激酶($MODY_2$);

(3)20 号染色体,HNF-4a($MODY_1$);

(4)线粒体 DNA;

(5)其他。

2.胰岛素作用遗传性缺陷

(1)A 型胰岛素抵抗;

(2)矮妖精貌综合征;

（3）Rabson-Mendenhall 综合征；

（4）脂肪萎缩型糖尿病；

（5）其他。

3.胰腺外分泌疾病

（1）胰腺炎；

（2）创伤/胰腺切除术；

（3）肿瘤；

（4）囊性纤维化病；

（5）血色病；

（6）纤维钙化性胰腺病；

（7）其他。

4.内分泌病

（1）肢端肥大症；

（2）库欣综合征；

（3）胰升糖素瘤；

（4）嗜铬细胞瘤；

（5）甲状腺功能亢进症；

（6）生长抑素瘤；

（7）醛固酮瘤；

（8）其他。

5.药物或化学品所致的糖尿病

（1）vacor（吡甲硝苯脲，一种毒鼠药）；

（2）羟乙磺酸戊氧苯咪；

（3）烟酸；

（4）糖皮质激素；

（5）甲状腺激素；

（6）二氮嗪；

（7）β受体激动剂；

（8）噻嗪类利尿剂；

（9）苯妥英钠；

（10）干扰素 α；

（11）其他。

6.感染

（1）先天性风疹；

（2）巨细胞病毒；

(3)其他。

7.不常见的免疫介导性糖尿病

(1)僵人综合征;

(2)抗胰岛素受体抗体;

(3)其他。

8.其他可能与糖尿病相关的遗传性综合征

(1)Down 综合征;

(2)Klinefelter 综合征;

(3)Turner 综合征:

(4)Wolfram 综合征;

(5)Friedreich 共济失调;

(6)Huntington 舞蹈病;

(7)Laurence-Moon-Biedel 综合征;

(8)强直性肌营养不良症;

(9)卟啉病;

(10)Prader-Willi 综合征;

(11)其他。

二、护理评估

(一)健康史

1.1 型糖尿病

(1)遗传易感性:指遗传患糖尿病的概率。单卵双胎发病的一致性达 50%。DQ 分子为糖尿病易感性的测定因子。

(2)环境因素:病毒感染是最主要的环境因子。

(3)免疫因素:有遗传易感性的个体,当环境因素作用于机体时,通过白介素-1(IL-1)等介导操作 B 细胞。

2.2 型糖尿病

(1)遗传易感性:2 型糖尿病是一种多基因突变病,存在着遗传异质性(即不同患病因素出现高血糖),单卵双胎发病率一致可达 90%。

(2)环境因素:高热量饮食、体力活动减少将导致肥胖,形成胰岛素抵抗。

(3)胰岛素抵抗:靶细胞对胰岛素的敏感性降低,同时出现代偿性高胰岛素血症,但血糖水平仍持续增高。

(4)葡萄糖毒:高血糖直接抑制内源性胰岛素分泌,称葡萄糖毒。

总之,环境因素作用于有遗传易感性的个体、产生高血糖症胰岛素抵抗是重要的病理生理环节之一。

(二)身心状况(症状、体征)

1.代谢紊乱综合征

典型的"三多一少"症状是指高血糖致高渗性利尿,使尿量增多、口渴多饮,血糖不能利用,尿糖排泄增多,导致饥饿、食欲亢进。糖不能利用,供能减少,耗能增多,蛋白质分解增强,形成负氮平衡,常伴消瘦、乏力等表现。

2.急性并发症

是指糖尿病急性代谢紊乱(酮症酸中毒、高渗性昏迷)以及在糖尿病降糖治疗中出现的乳酸性酸中毒和低血糖症。

(1)糖尿病酮症酸中毒(DKA):是指各种诱因使体内胰岛素缺乏引起高血糖、高血酮、酸中毒的一组临床综合征,其诱因是感染、饮食不当、胰岛素立即中断或不足、外伤、手术等应激情况。

(2)高渗性酮症糖尿病昏迷:简称高渗性昏迷,是因高血糖引起血浆高渗透压、严重脱水和进行性意识障碍的临床综合征,其诱因是感染、摄入糖类过多,应激状态如手术、外伤、心脑血管事件等情况。

(3)乳酸性酸中毒昏迷:是由各种不同原因引起的血乳酸持久性增高在 5mmL/L 以上、而 pH<7.35 的临床综合征。临床少见,其预后严重,死亡率高。

(4)低血糖症:指血浆中葡萄糖浓度明显低于正常(<2.8mmol/L)而引起的一种临床表现。

3.慢性并发症

轻型患者可无明显症状,经常在体检时发现。

大血管病变:

(1)糖尿病性心脏病:包括糖尿病心肌病、心脏自主神经病变及冠状动脉粥样硬化性心脏病。

①心绞痛:可呈典型或不典型发作,心电图呈明显的心肌缺血性改变。

②心肌梗死:无痛性心梗、心梗、心衰、休克、心律失常等较常见,死亡率较非糖尿病心梗患者明显增高。

③心脏自主神经受累:在静息时心率增快,活动时心率变化少,发生室颤致猝死,死前临床上无心律失常的表现。

(2)脑血管病变:缺血性脑血管病变,以脑梗死或腔隙性脑梗死多见。动脉硬化易患因素有高血糖、高血压、高血脂、高凝、高黏滞度等。

(3)糖尿病伴高血压:高血压常见,较非糖尿患者的患病率明显增高。

微血管病变:

(1)糖尿病眼病:是各类眼病致盲的重要原因之一,最常见的是晶体受累,形成白内障。视网膜病变是糖尿病眼病的重要表现,分为 6 级。

Ⅰ～Ⅲ期为单纯或背景型病变,Ⅳ～Ⅵ期为增殖型病变。增殖型病变病情严重,可导致视网膜剥脱而失明。此外,还有虹膜睫状体病变、黄斑病变以及青光眼等。

(2)糖尿病肾病:

①病理:基本病理变化为肾小球硬化。弥漫性肾小球硬化病变广泛;结节性肾小球硬化为糖尿病的特征性损害;渗出性病变如纤维病变,多发生在肾病后期。

②糖尿病肾病的分期:

Ⅰ期:肾小球滤过率(GFR)升高,肾结构无异常,表现为肾小球代偿性增大,无蛋白尿出现。

Ⅱ期:微白蛋白尿期,尿蛋白排泄率为 $20\sim200\mu g/min$($30\sim300mg/24h$ 尿)。开始为间歇性,以后为持续性微白蛋白尿,尿常规中蛋白定性为阴性。

Ⅲ期:临床上糖尿病肾病期尿常规尿蛋白定性为阳性,数年后发展为肾病综合征,此期多伴有糖尿病视网膜病变。

Ⅳ期:肾衰竭期,一旦形成肾衰竭,肾功能恶化速度加快,渐发展至尿毒症期。

由第 1 期发展至第Ⅳ期,历时约 15～25 年。

糖尿病神经病变:

(1)周围神经损害:对称性多发性周围神经病变,以四肢感觉神经病变最常见,肢端麻木、针刺样痛、烧灼样痛或闪电样痛,感觉减退或过敏,症状下肢比上肢重、远端比近端重。

(2)自主神经病变:

①胃肠神经损害、胃功能障碍:表现为胃轻瘫、上腹胀痛、恶心、呕吐,严重者有空腹胃潴留,少数患者表现为顽固性呕吐。

②肠道病变:同期性便秘、腹泻,甚至以顽固性腹泻或便秘为主。

③膀胱病变:自身排尿无力,尿液中断。体查可触及充盈的膀胱或 B 超下残余尿 $>20mL$。

(3)糖尿病足:由于大、小动脉粥样硬化斑块的存在、血栓形成、栓子脱落阻塞、血管痉挛等,使动脉狭窄供血不足,神经病变缺乏保护性反应造成损伤、感染,出现如下改变:

①溃疡:多发生在足部受压、摩擦处,如足底、足跟及足趾处,可深达骨骼。

②坏疽:为干性、湿性坏疽改变。干性坏疽为皮肤整块坏死变黑,边缘十分清楚,周围范围不一;湿性坏疽多发生于肢端,动、静脉同时受阻,出现溃疡、坏疽,皮肤损伤感染,局部红肿热痛、发热,甚至脓毒血症。

4.心理、社会因素

由于糖尿病是因胰岛素不足或缺乏所引起的一种终身需药物替代性疾病,不仅因糖尿病急性并发症导致生命危险,更重要的是由于各种慢性并发症而导致糖尿病患者的生活质量下降。

(三)辅助检查

1.尿糖、血糖

是诊断糖尿病的重要指标和依据。

2.糖化血红蛋白

GHb 值可反映近 2～3 个月血糖总的水平及血糖控制的程度,正常范围是 GHb<0.7%。

3.血脂

脂类代谢紊乱。

4.葡萄糖耐量试验(OGTT)

以 75% 葡萄糖粉作为刺激物对胰岛进行负荷,糖尿患者可用 100g 面粉的馒头作为负荷量,检测分时点血糖,以了解胰岛的贮备功能。

5.胰岛素释放试验(IRT)

在作 OGTT 时同步同时点采集血,测胰岛素。空腹胰岛素一般在 5～20mU/L,餐后 30～60min 时的水平为空腹的 5～6 倍(多数为 50～100mU/L,3～4h 恢复到基础水平)。

6.C 肽释放试验(CPRT)

空腹约为 0.3～0.6mmol/L,以后 30～60min 为空腹的 5～6 倍。用胰岛素治疗过程中的患者测定 C 肽,可准确地反映内源性胰岛素的水平。

三、护理诊断

1.营养失调——低于机体需要量
与胰岛功能障碍有关。

2.个人应对无效
与血糖升高有关。

3.执行治疗无效
与知识缺乏有关。

4.有感染的危险
与机体抵抗力下降有关。

5.焦虑
与血糖控制差有关。

6.潜在并发症
低血糖反应、酮症酸中毒。

四、护理目标

(1)维持理想体重。

(2)促使摄取适应病情的饮食。

(3)预防并发症的发生。

(4)增强自我照顾的能力。

(5)保持愉快的生活。

(6)血糖控制在正常范围。

五、护理措施

(一)接受正规的治疗,控制血糖

(1)遵医嘱皮下注射胰岛素并注意注射部位的更换,以促进胰岛素的吸收。

(2)严格执行无菌操作,防止发生感染。

(3)注射胰岛素后 30 分钟要按时进食,以免发生低血糖。

(4)在应用胰岛素的过程中随时监测血糖的变化,防止低血糖。

(5)注意胰岛素的保存,2℃~8℃冰箱冷藏或室温 25℃避光放置,安全使用胰岛素。

(6)注意口服降糖药的服用时间及方法。

(7)如果发生低血糖反应立即进食含糖食物,病情加重时及时就诊。

(二)给予精神支持

(1)鼓励家属、朋友主动关心患者,给予精神支持。

(2)鼓励患者说出对治疗疾病的感受。

(3)给予患者倾诉的机会和时间。

(4)尽可能向患者解释清楚治疗的目的、过程及原因。

(三)做好糖尿病患者的健康教育

(1)解释糖尿病的定义、临床表现及并发症。

(2)讲明糖尿病治疗的目标、饮食、药物、运动治疗的要求。

(3)解释严格控制饮食的重要性。

(4)解释体育锻炼的方式、方法及重要性。

(5)解释药物治疗的要求与配合方式。

(6)帮助患者熟悉并掌握糖尿病自测的技能。

(四)做好糖尿病患者的自我护理指导

1.指导患者皮肤护理

(1)使用中性肥皂和温水洗澡,并仔细擦干皮肤,勤洗澡。

(2)避免皮肤抓伤、刺伤和其他伤害。

(3)皮肤受伤后宜立即治疗:用肥皂水洗净伤口,然后用干燥的纱布包扎伤口,或用碘伏涂抹伤口。

(4)如果伤口愈合差或感染,应及时到医院就诊。

2.指导患者足部护理

(1)每天检查足部,如有疼痛、颜色和温度变化及感染症状,应及时就诊。

(2)每天坚持用温水洗脚,水温宜控制在≤40℃,洗脚时间为 15 分钟。

（3）平常不要将趾甲剪得很深，可请家人协助。

（4）不要用锐器抠老茧和鸡眼。

（5）每天更换干净袜子，穿合适舒适的鞋子。

（6）不要赤足行走或冬天采用热水袋取暖，以防烫伤。

（7）每天适时进行踢腿运动，以促进肢体末梢血液循环。

3.指导患者的口腔护理

（1）定期检查牙齿。

（2）保持口腔清洁卫生，坚持早、晚餐后勤刷牙。

（3）嘱患者戒烟、戒酒，防止血管变窄、血液循环不良。

（五）预防合并症的发生

1.低血糖反应发生的原因、症状及处理

（1）原因：

①进食不足或进食时间延长。

②药物使用剂量增大。

③运动过量。

④长期酗酒，肝、肾功能能差。

（2）症状：心慌，出冷汗，饥饿感，面色苍白，手发抖，视物模糊，头晕，眼花，反应迟钝，行为改变，进行性躯体移动不协调或缓慢。

（3）处理：给予口服方糖、橙汁或进食牛奶一杯，必要时由静脉注射50%葡萄糖。

2.低血糖反应的护理

（1）注意意识变化。

（2）注意进食后是否仍有出汗表现等。

（3）及时给予糖的补充。

（4）维持患者身体舒适，如出汗严重，应给予更换衣服。

（5）指导患者早期发现症状，出现低血糖反应时立即采取适当措施。

（6）指导患者随时携带糖果，以防不备之需。

（7）指导患者外出时应携带识别卡，上面写明姓名、地址、病名及是否使用胰岛素。

3.糖尿病酮症酸中毒（D.K.A）

（1）危险因素：

①胰岛素治疗中断或不适当减量。

②饮食不当。

③感染。

④应激状态（如创伤、手术、妊娠和分娩）。

（2）症状：极度口渴，多饮，多尿，虚弱，食欲减退，恶心，呕吐，头痛，烦躁，嗜睡，呼吸深快，视物模糊，甚至昏迷。

（3）检查：血糖大于 300mg/dL，小于 900mg/dL，血酮体阳性，血 pH 值下降等。

（4）护理：

①密切观察患者的生命征象，注意呼吸变化及呼吸困难现象。

②监测并记录尿糖和血糖、血酮、电解质紊乱或脱水现象，监测动脉血气分析值。

③遵医嘱持续小剂量胰岛素治疗，降糖、灭酮及矫正水、电解质失衡。

④保持患者呼吸道通畅，注意皮肤护理，注意患者的安全。

⑤待病情恢复，视其情形协助患者活动。

六、评价

（1）患者血糖控制在正常范围。

（2）患者及家人能认识和接受糖尿病饮食。

（3）患者及家人能按照医生的医嘱接受降糖药物治疗。

（4）患者及家人能正确服用口服降糖药，了解用药注意事项。

（5）患者及家人能掌握测尿糖、血糖、胰岛素注射等技术。

（6）患者及家人知道低血糖的反应及紧急处理方法。

（7）患者和家人通过对糖尿病的学习，认识得到提高，配合医嘱安排好个人的日常生活。

第二节　原发性醛固酮增多症的护理

一、定义

是指盐皮质激素过多所致的综合征。最主要及最早发生的症状为高血压，一般为良性演变，并伴有阵发性肌肉软弱、麻痹及手足抽搐。实验室检查主要有血、尿醛固酮增高，血钾偏低。

二、护理措施

1.活动指导

指导患者坚持适当的体力活动。当患者血压高、血钾低时，应嘱其减少活动量，多卧床休息。对伴有肌无力、软瘫的患者，应加强生活护理。

2.饮食护理

低盐（每日摄入量＜5g）、低脂饮食，忌食动物脂肪。少食胆固醇高的食物，如动物内脏、牛肉、羊肉、蛋黄等。多食含钾多的食物，如香菇、香蕉、蘑菇、新鲜橘子汁等，多食新鲜的水果。

3.病情观察

每日上下午测血压，重视患者主诉，如头痛、肢体活动异常等，防止脑血管意外发生。准确记录白天及夜晚的液体出入量,以了解肾脏的浓缩功能。

4.检查指导

进行高钠、低钠试验或螺内酯试验时,应保证钠、钾摄入按试验的要求,除规定的食物外,不食用其他食物,并按规定食用完所给的食物。试验期间,按医嘱正确留取血、尿标本,教会患者留取 24h 尿液。

5.特殊检查指导

正确指导患者进行醛固酮、肾素活性试验。

6.其他

指导患者保持轻松愉快的心情,耐心做好解释工作。

三、健康指导

1.心理指导

嘱患者保持身心愉快,避免过度劳累和精神刺激,增强信心。

2.饮食指导

调剂饮食,增加食欲,保证机体需要量。

3.指导患者门诊随访

第八章 骨科疾病的护理

第一节 骨折的护理

一、概述

骨折是指骨的连续性和(或)完整性的中断。以外伤性骨折较常见,常合并有周围软组织的损伤;少数患者可因骨质的严重病变而并发骨折。

(一)分类

1.根据骨折原因分类

(1)外伤性骨折:外伤性骨折可见于以下情况:

①直接暴力:骨折发生在受力的部位,多为横断骨折和粉碎骨折。

②间接暴力:骨折发生在远离暴力作用的部位,多为斜形骨折、螺旋形骨折、压缩性骨折。

③牵拉暴力,当肌肉猛烈收缩,牵拉其附着处的骨质,使其发生骨折。

④疲劳应力,伤力较弱,但长期反复作用于骨的某个部位,导致骨折,如长途行军所致的第二、三跖骨颈骨折。

(2)病理性骨折:骨质被肿瘤、结核、骨髓炎等疾病破坏,在轻微外力作用下即可导致骨折。

2.根据骨折端是否与外界相通分类

可分为闭合性骨折和开放性骨折。闭合性骨折者皮肤黏膜完整,细菌不易侵入骨折端。开放性骨折者皮肤黏膜的完整性破坏,骨折端与外界相通,易发生感染。

3.根据骨折时间长短分类

分为新鲜骨折和陈旧骨折,2周以内为新鲜骨折,2周以上为陈旧骨折。

(二)骨折愈合

1.骨折愈合过程

骨折的愈合过程可分为三个阶段:①血肿机化期,这一过程持续2~3周才能初步完成。②原始骨痂形成期,一般需4~8周。X线片上可见骨干骨折四周包围有梭形骨痂阴影,骨折线仍隐约可见。患者可拆除外固定,进行功能锻炼,逐渐恢复日常活动。③骨痂改造塑型期,原始骨痂逐渐被改造成为永久骨痂,具有正常的骨结构。骨髓腔可再通,恢复骨的原形,此时可进行正常的劳动。这一过程成人大约需要8~12个月。

2.影响骨折愈合因素

影响骨折愈合因素有全身因素、局部因素和治疗因素。全身因素有年龄、性别、发育、营养及健康状况等；局部因素有骨折的类型和数量、引起骨折的原因、骨折部位血运情况、周围软组织损伤程度、神经功能障碍、感染、软组织的嵌入；治疗因素有过度牵引、复位不及时或复位不当、固定不妥、手术操作不当、过早或不当的功能锻炼。

（三）护理评估

1.健康史

评估患者的外伤情况，受伤的部位、姿势，暴力大小、性质，受伤时间，伤后的急救处理经过等；患者的年龄、性别、发育、营养状态；有无骨结核、骨髓炎、骨肿瘤、骨质疏松等骨骼疾病史；有无心血管疾病、糖尿病、甲状旁腺功能亢进史。

2.身体状况

骨折患者的表现与骨折的部位、骨折的程度、有无并发症等有关。

（1）一般表现：局部可有肿胀、疼痛、瘀血、瘀斑、肢体活动障碍等表现。开放性骨折患者可见到伤口流血并有骨质外露。

（2）专有表现：畸形、反常活动、骨擦音或骨擦感。畸形是由于骨折段的移位所致。反常活动是指在没有关节的部位发生了类似关节样的活动。骨擦音或骨擦感是指在活动骨折端时可以感觉到粗糙物体之间的摩擦感觉或听到粗糙物体之间摩擦的声音。在临床上只要有骨折的专有体征，就表示有骨折发生，但是没有骨折的专有体征不能排除骨折，如青枝骨折和裂纹骨折。在检查骨折专有体征时，切忌反复检查，以免增加患者的痛苦或造成神经血管的损伤。

（3）并发症的评估：骨折的并发症较多，早期并发症有感染、休克、血管损伤、神经损伤、脂肪栓塞、骨筋膜室综合征、内脏损伤等；晚期并发症有关节僵直、骨延迟愈合或不愈合、畸形愈合、损伤性骨化、骨形成异常、创伤性关节炎、缺血性骨坏死等。尤其需要重点关注的并发症如下：

①神经、血管损伤：骨折端刺破神经或压迫神经，使其支配肢体的感觉减退或消失，肌力减退，肢体运动功能障碍，生理反射减弱或消失。邻近的血管被骨折端刺破或压迫，使其肢体远端血液循环障碍，出现皮肤苍白、发凉、脉搏减弱或消失、肢体坏死，有时出现肿胀，青紫、水疱。

②感染：多见于开放性骨折，细菌进入伤口内，引起化脓性骨髓炎或脓毒症。局部出现红、肿、热、痛、流脓。全身高热、头痛、乏力、不适。

③骨筋膜室综合征：多见于前臂和小腿闭合性骨折。是由于骨折时出血、水肿，导致骨筋膜室内的压力增高，压迫血管造成急性缺血。主要表现是局部剧烈疼痛、肿胀、皮肤张力增高、有时可见到水疱，肢体呈微屈曲状态，被动伸展剧痛，远端动脉搏动减弱或消失。

④关节僵直：属于晚期并发症，长期固定关节得不到活动，韧带、关节囊、肌肉、肌腱发生痉挛，使关节处于一定的状态，活动范围明显减小，达不到功能的要求。

3.心理-社会状况

突如其来骨折、疼痛、行动障碍，患者常表现出忧虑、失眠、烦躁、情绪异常。家庭及社会对患者治疗的经济支持力度、骨折的并发症、后遗症也都会影响患者的心理感受。

4.辅助检查

(1)血、尿常规检查:可了解骨折是否合并感染及泌尿系损伤。

(2)X线检查:了解是否发生骨折,掌握骨折的程度及分类,判断治疗的效果及骨折愈合情况。

(3)其他检查:CT、MRI可以了解脊柱骨折脊髓损伤的程度。

5.治疗要点及反应

骨折的治疗原则是复位、固定、功能锻炼。复位有手法复位、手术复位、牵引复位。固定方法有外固定和内固定,外固定包括小夹板、石膏、外固定架、牵引固定(皮牵引、骨牵引、牵引带牵引);内固定包括螺丝钉、钢板、髓内针、克氏针、张力带内固定等。功能锻炼分为三个阶段,早期(2周内)、中期(2周~2个月)、后期(2个月以上)锻炼。此外,内外用药(主要是用活血化瘀的药物)对骨折愈合有一定的促进作用。

(四)护理诊断及合作性问题

1.急性疼痛

与骨折端的刺激、肢体肿胀、血肿的压迫、固定不当、感染有关。

2.躯体活动障碍

与疼痛、制动、外固定有关。

3.有感染的危险

与开放性骨折、长期卧床等有关。

4.焦虑

与疼痛、生活不能自理、担心肢体残废有关。

5.潜在并发症

休克、感染、压疮、骨筋膜室综合征、关节僵直。

(五)护理目标

患者疼痛得到缓解及逐渐消除;能在不影响固定的前提下得到有效的活动,生活得到照顾;未发生感染;焦虑减轻或消失,积极配合医疗与护理。

(六)护理措施

1.骨折的现场急救护理

(1)抢救生命:骨折患者出现呼吸心跳停止、休克、大出血、窒息、张力性或开放性气胸时,配合医生或独立进行现场急救,包括人工呼吸、胸外按压、压迫止血、给氧、输液等处理。注意观察呼吸、脉搏、血压、神志情况,并作详细记录。使用止血带止血时,注意标明止血带的使用时间,每1小时放松1~2分钟,以防止肢体长时间的缺血而坏死。

(2)保护伤口:对于开放性骨折,用无菌敷料或比较干净的衣物进行包扎,以压迫止血和避免伤口进一步污染;如果骨折端外露,远端肢体动脉搏动减弱,可沿肢体方向稍作牵拉,使压迫解除,但不能使骨折端复位,以免细菌侵入。

(3)固定骨折:用简单的方法做骨折肢体的固定,最好用小夹板固定,也可利用人体进行固定,上肢用纱布绷带固定于躯干上,下肢患侧用纱布绷带固定于健侧,以达到防止继续损伤、减轻疼痛、便于搬运的目的。

(4)搬动转运:经过简单的现场处理后,快速将患者送往附近医院进行治疗。转运患者应选用合适的转运工具,如救护车等。搬动骨盆骨折者,在搬动时,先行骨盆兜固定、平拉下肢翻动或将患者平行托起,防止骨盆分离和上移;脊柱骨折者,尽量减少搬动,必须搬动时,几个人平行托起,平行放下,始终保持脊柱中立位,切忌背驮、抱托或坐立;颈椎骨折者,须用双手牵引头部,使颈椎维持中立位,平置患者于硬板上,在头颈两侧填塞沙袋或布团以限制头颈活动;现场有条件者可在牵引下安放颈托。保持头颈躯干平直,不能屈曲、旋转,防止发生移位,损伤颈髓。

2.一般护理

(1)卧床护理:骨科患者常需要长时间卧硬板床。四肢骨折者应抬高患肢并制动。卧床期间要做好生活护理,如协助洗漱、进食;做好排尿排便护理,保持会阴区及床单清洁、干燥。经常进行皮肤护理,勤翻身或适度调节体位,改善患者的舒适度,预防压疮;鼓励患者主动进行有关肢体的活动,指导患者深呼吸,预防下肢静脉血栓形成以及呼吸系统等并发症。

(2)饮食护理:供给患者高蛋白、高能量、高维生素、高纤维饮食,多吃水果蔬菜,以防便秘;长期卧床者易发生骨质脱钙,应多饮水,预防泌尿系结石形成与感染。

(3)防止畸形:肢体长时间外固定而卧床的患者,应注意保持肢体功能位,如肘关节应屈$70°\sim90°$,前臂中立位;截瘫患者,足部常使用石膏托或支架以防垂足畸形。

3.病情观察

(1)生命体征:创伤严重者观察体温、脉搏、呼吸、血压。

(2)肢端血运状况:观察患肢末梢皮肤的色泽、温度,了解有无肿胀、青紫、感觉异常及肢体运动障碍情况;对比双侧肢体的周径,评估患肢肿胀程度,是否发生骨筋膜室综合征。

(3)伤口情况:对于开放性损伤或手术者,观察伤口渗血情况;观察伤口有无红、肿、热、痛、流脓等感染迹象。

4.治疗配合

(1)小夹板固定的护理:小夹板固定是利用小夹板之间的挤压力来防止已复位骨折端发生再移位。在护理时注意:①协助医生选择大小、型号合适的小夹板。②夹板固定松紧适度,夹板固定的布带能上下可移动1cm或两块夹板之间能容纳成人一横指。③抬高患肢,促进血液循环,减轻肿胀和疼痛。④对门诊患者,需告知家属及患者,如果出现末梢肿胀、青紫、麻木、疼痛、活动障碍、脉搏减弱或消失,及时返院复诊;前3天每日来院复查一次,随着肿胀的加重或减轻,可能出现固定过紧或过松,以便及时调整。⑤定期拍X线片,以便了解骨折有无移位,避免发生畸形愈合,影响外观和功能。⑥指导患者进行功能锻炼。

(2)牵引患者护理

①准备工作:向患者及其家属说明牵引的目的、作用、体位、持续时间、可能出现的不适和

并发症等,指导患者配合医护操作;牵引前清洗患肢皮肤,剃去较长的汗毛;准备好各种牵引架、牵引绳、滑轮、牵引弓、无菌钢针及骨钻或骨锤、带橡皮塞的小瓶、牵引砝码等;如用牵引带,选合适的型号。

②协助牵引:牵引操作过程中,摆好并维持患者患肢位置,协助医生麻醉、做牵引。保持有效牵引:a.设置对抗牵引,如果牵引重量较大时,可将放置重量的床端抬高15～30cm,利用体重形成与牵引力方向相反的对抗牵引;b.告知家属不要随意放松牵引绳,不要随意固定牵引重量和改变牵引方向。

③维护牵引:牵引线要在滑轮的滑槽内;被褥衣物不能压在牵引绳上;滑轮运动灵活程度;牵引重量不是触地或中途受阻;牵引肢体的远端不是受阻等;皮牵引注意有无胶布和绷带松散、脱落,皮肤水疱、糜烂、撕脱,发现异常及时协助医生处理;颅骨牵引,注意牵引弓的螺母不能松动,如有松动应及时拧紧,防止牵引弓脱落;骨牵引,注意观察骨圆针位置不能左右移动,不能与支托摩擦。所选用的各种支架,托马斯架、勃朗架大小要合适,起到有效固定和支持肢体的作用。

(3)石膏固定的护理

①准备工作:向患者及家属解释石膏固定的重要性、不适和注意事项;清洁患肢皮肤,去除血迹及异物,如果有伤口提前换药;在石膏固定的范围内垫绵纸或棉花,骨隆起处加放棉垫;将肢体置于功能位或固定要求的位置;准备一盆温水(35℃～40℃);根据固定范围的大小,选择适合的石膏卷并折叠;将准备好的石膏绷带放于水中,待气泡排尽后,从两边向中间挤出水分,即可使用。

②协助包扎:石膏绷带固定的类型分为石膏托固定和石膏管型固定。石膏托固定时,应注意用手掌托起石膏,切忌用手指捏、提,协助医生使用纱布卷轴绷带将石膏托妥善固定好;石膏管型固定时强调石膏绷带自肢体近端向远端包扎,松紧度适中,每圈压前一圈的1/3。暴露肢体末端,便于观察血运、感觉及运动。修整石膏边缘,伤口处开窗,以便日后换药。

③加速石膏凝固:冬季温度低,石膏凝固慢,可用灯泡烘烤、红外线照射、热吹风机吹干;避免硬物压迫,放置在平软的支托上,否则石膏内形成许多凸起,压迫肢体局部血管、神经和软组织,使患肢出现缺血性坏死或皮肤破溃形成溃疡;石膏未干以前切勿活动关节,切勿搬动患者,以免石膏断裂和变形,需要搬动患者时,要保持原姿势不变,平行托起,切忌在关节部位施加力量。

④保持石膏清洁、干燥:会阴及臀部附近的石膏易受大小便污染,要注意大小便护理,保持床单清洁、干燥。有伤口要及时换药,及时清除伤口分泌物。冲洗伤口时,防止冲洗液或脓液流入石膏内。石膏有断裂、松动或污染严重时,应及时更换。石膏内皮肤瘙痒,切勿用手搔抓,以防发生感染,可用70%乙醇涂擦。

⑤解除疼痛和压迫:石膏固定后可出现疼痛,主要是石膏压迫造成。可采取抬高患肢,促进血液循环,减轻水肿,减轻疼痛;如为管型则在痛处开窗、减压;如果为石膏夹,及时调整石膏的松紧度;切勿向石膏内填塞棉花,越填塞,内部的压力越高,疼痛越严重。出现血运障碍、感

觉异常,立即通知医生,必要时行石膏剪开减压、局部开窗减压或更换石膏。

⑥拆除石膏:拆除石膏管型时协助医师保护肢体,拆除后用温开水清洗皮肤,涂抹护肤霜。

(4)疼痛的护理:在做牵引时可出现不同程度的疼痛,多给患者解释、沟通,放松过度紧张的心理,严重时遵医嘱,给予止痛剂。

(5)并发症的预防和护理

①骨牵引针孔感染:针孔处每天滴70%乙醇或碘伏1~2滴以防牵引针孔处感染;避免牵引针左右移动,告知家属在搬动患者或患者转换体位时,不能移动牵引针。如发现牵引针偏移,经严格的消毒后再进行调整,或者报告医生,切不可随意推拉牵引针;针孔处血痂不要随意清除,如果出现针孔处有分泌物,应用棉签拭去,严格消毒,以防痂下积脓。如果感染,使用有效的抗生素,彻底引流,及时换药,必要时去除牵引。

②血管、神经损伤:牵引重量过大出现肢体远端血液循环障碍,感觉、运动障碍,应报告医生处理。

③关节僵直:对骨牵引患者,要鼓励和协助患者进行主动和被动活动。在限定的范围内鼓励患者主动活动;指导患者运用辅助装置进行锻炼;教会患者进行患肢末端的收缩运动;帮助患者保持身体处于功能位。

(6)手术护理

①手术前护理:除一般外科手术前护理外,重点是皮肤准备,术前2~3日开始备皮,每日用肥皂水擦洗手术区皮肤,并用70%乙醇或碘伏消毒1次,再用无菌布单包裹局部,术前1日剃毛后,再进行消毒包扎,术晨再消毒1次;足和手的手术,应每日用温水泡洗,去除角化层。开放性骨折,给予紧急处理后,进行清创术,遵医嘱注射TAT以及抗生素。

②手术后的护理:制动并抬高患肢,促进血液循环,减轻水肿;如有感染,遵医嘱使用有效的抗生素。

5.心理护理

骨折患者及家属的心理变化比较复杂,多与患者进行交流,耐心听取患者诉说,同情患者的心理感受,针对性地消除患者产生焦虑的因素。

6.健康指导

进行劳动、交通安全教育,防止发生意外伤害;向患者及家属介绍骨折的有关知识,使患者以良好的心态面对目前的状态,积极配合治疗;加强营养,促进骨折的愈合;调整饮食结构,防止发生便秘;多向患者解释有关骨折治疗、功能锻炼及预后的知识。正确引导患者正视伤残现实,鼓励患者树立起正确的人生观和价值观。指导患者最大程度地自理,积极参加社会各项活动,使其生活丰富多彩。根据患者情况制定确切、可行的锻炼计划,鼓励患者最大限度地自理。功能锻炼要循序渐进,切勿操之过急。早期的功能锻炼是指伤后2周内,固定关节进行肌肉舒缩运动,非固定关节功能锻炼。中期功能锻炼指伤后3周至2个月,骨折已达临床愈合,在早期锻炼的基础上,不影响固定的前提下,进行主动锻炼。后期功能锻炼在伤后2个月到1年期间进行,此时骨折已愈合,解除外固定,进行功能锻炼,增强肌力,恢复劳动能力。嘱咐出院患者按时来医疗和护理。

(七)护理评价

患者的疼痛是否消失;是否能在有效固定下适度活动,生活得到照顾;是否发生感染;焦虑是否减轻和消失,能否主动配合医护操作。

二、常见骨折患者护理

(一)肱骨髁上骨折

肱骨髁上骨折,多见于儿童,间接暴力所致,可分为伸直型和屈曲型两种,以伸直型多见。临床上主要表现为肘部弥漫性肿胀、瘀斑、起水疱,疼痛,活动受限,有时呈枪托样双曲畸形;有正中神经损伤时,表现为"猿手",尺神经损伤时,表现为"爪形手";出现手指伸直引起剧烈疼痛,则为前臂屈肌缺血早期症状,对于早期诊断骨筋膜室综合征有重要的参考价值,但若神经缺血同时存在,则此征可为阴性。X线检查可明确诊断。主要护理要点:采用上肢制动抬高,促进静脉回流,减轻患肢肿胀和疼痛。观察上肢末端血运情况,有无疼痛、麻木、肿胀、苍白或发绀;开放性骨折和手术后患者注意伤口有无红、肿、热、痛、分泌物等。观察神经损伤的恢复情况;预防骨筋膜室综合征。后期进行上肢的功能锻炼。

(二)桡骨下端骨折

桡骨下端骨折以 Colles 骨折最多见,是指跌倒后,手掌先着地,骨折的远端移向桡背侧,近端移向掌尺侧的骨折。常发生在中老年人。护理评估可发现 Colles 骨折的典型表现,为伤侧腕关节肿胀、疼痛、活动受限,侧面呈"餐叉"样畸形,正面呈"枪刺"样畸形。主要护理要点:患侧前臂抬高,石膏固定时注意观察患侧手指的血液循环;门诊患者注意提醒患者 2 周后更换石膏;Colles 骨折复位固定后进行握拳、运动手指、逐渐进行肩关节的各种运动,3~4 周后解除外固定,进行腕关节的活动。

(三)股骨颈骨折

股骨颈骨折多发生于老年人,尤以老年女性较多,由于股骨颈血供较差,骨折不愈合率高,易发生股骨头坏死及塌陷。护理检查时可发现髋关节处疼痛,不能站立行走,患肢呈现轻度屈髋屈膝、内收、外旋短缩畸形。大粗隆上移,髋部有压痛,纵向叩击痛阳性。护理要点:采用平卧位,下肢抬高,一般放置在勃朗架上或托马斯架上,保持下肢外展中立位,防止髋关节内收内旋。足放置于中立位(踝关节90°,足尖朝上),防止内旋、外旋、足下垂,必要时穿"丁"字鞋。肢体长期固定放置于功能位。注意观察患肢的血液循环,如有异常及时报告医生。卧床患者,若条件允许,定期翻身拍背、排痰,鼓励深呼吸,防止肺部并发症;定时翻身、局部按摩、沐浴、洗头,勤剪指甲、勤更衣,保持床单清洁、干燥,骨质隆起处放置气圈,防止压疮发生;饮食一般给予高蛋白、高能量、高维生素饮食;多饮水,多食粗纤维饮食,防止便秘。后期,解除固定后锻炼髋关节的前屈后伸、内收外展,膝关节的屈伸运动,踝关节的背屈、跖伸、内收、外展、内旋、外旋活动。

（四）脊柱骨折

脊柱骨折的伤情严重复杂。是骨科常见的损伤，胸腰段发病率最高，其次是颈椎、腰椎，胸椎较少，常合并有脊髓和马尾神经的损伤。多发生于工矿、交通事故，战时及自然灾害。脊柱骨折可危及生命，常合并严重的并发症，处理上难度大、预后差，可留有后遗症。护理检查时，局部肿胀、疼痛，脊柱弯曲，棘突处压痛阳性，有时可见皮下淤血；当合并脊髓损伤时，损伤平面以下感觉、运动、反射、自主神经功能障碍。护理要点：现场搬动患者时，3~4人平行地将患者抬到硬板床上，切忌扭曲、折叠、坐起、站立，防止脊柱移位损伤或加重脊髓损伤。颈椎骨折患者，在搬动患者时，一人牵引固定头部，使其与躯干保持一致，防止脊髓损伤。脊柱骨折患者需要长时间的卧床休息，要加强基础护理，防止并发症。后期加强功能锻炼。

第二节 颈椎病的护理

一、概述

颈椎病是指颈椎间盘退变及其继发性椎间关节退变刺激或压迫邻近组织所致脊椎、神经、血管损害而出现各种症状和体征。颈椎位于头颅和活动度较小的胸椎之间，活动度大，以第5~6和第6~7颈椎间的椎间盘活动度最大，容易受到慢性损伤产生退行性变。颈椎病是一种常见病，好发于中老年人，男性多于女性。

二、临床表现

1. 颈型

以颈部酸、痛、胀及不适感为主，颈部活动受限，颈部生理曲度减弱或消失。

2. 神经根型

颈椎棘突或棘突间压痛或叩痛阳性，受累椎节的脊神经根分布区的根性痛及麻木和根性肌力障碍，压颈试验和上肢牵拉试验阳性。

3. 脊髓型

表现为手足无力及麻木，下肢发紧步态不稳易跌倒，足踏棉花感，手部不能做精细动作，持物易跌落。下肢、胸部及腹部有束带感。重者大小便不能排空，尿潴留或尿失禁，甚至瘫痪。屈颈试验阳性，生理反射异常。

4. 椎动脉型

椎基动脉供血不全症状。表现为偏头痛，耳鸣、听力减退及耳聋，眩晕、记忆力减退，视力减退及复视，发音不清及嘶哑，自主神经症状，精神症状。

5. 食管压迫型

早期吞服硬质食物有困难感及食后胸骨的烧灼刺痛感，逐渐影响吞服软食和流食。X线片显示椎体前缘有骨刺形成。

6.混合型

表现为以上五型的症状和体征。

三、治疗原则

1.非手术治疗

(1)适应证:颈型颈椎病、神经根型颈椎病、早期脊髓型颈椎病,手术治疗后的恢复期治疗,实验性治疗。

(2)方法:颈椎牵引;颈椎制动包括石膏围领及颈围;轻手法按摩;避免有害的工作体位,如长时间低头;保持良好的睡眠休息体位,睡眠中保持正确的睡姿和睡枕的合适高度;理疗、封闭疗法、针灸及药物外敷。

2.手术治疗适应证

颈椎髓核突出及脱出者;以椎体后缘骨质增生为主的颈椎病;颈椎不稳症;吞咽困难型颈椎病;后纵韧带骨化症。

四、护理评估

全面细致地收集病史,判断颈部不适感及活动受限程度对生活质量的影响及评估患者对手术的耐受力。评估患者肢体运动、感觉情况,包括四肢肌力、肌张力、各种反射、感觉异常平面、括约肌的功能及其他症状。

五、护理要点及措施

1.术前护理措施

(1)心理护理:颈椎病由于病程长或伴有进行性的肢体活动功能障碍,而且手术部位高,易发生高位截瘫或死亡,患者存在高度精神和情绪不安,对术后机体康复持怀疑态度等,产生各种各样情绪反应。术前恐惧心理和不同程度的焦虑,直接影响手术效果,易引起并发症。因此,应对患者的情绪表示理解,关心和鼓励患者,向患者和家属做耐心的解释工作,介绍疾病的相关知识、治疗方案及手术的必要性,手术目的及优点,目前的医疗护理情况和技术水平等,消除患者顾虑,使患者产生安全感,让患者愉快地、充满信心地接受手术。

(2)体位训练:拟行颈椎后路手术患者,手术中患者需俯卧在手术台的支架上,以两肩、上胸及两髂部为支点,胸腹部悬空以减轻腹压,减少术中椎管内出血并有利于呼吸。因为手术中俯卧位时间较长,患者在手术中难以耐受,常感吸气困难,因此术前训练尤为重要。首先应反复强调体位训练的重要性,提高患者对其意义的认识。在指导患者体位训练时,护士首先要向主管医师了解患者的基本情况,以免盲目进行训练,瘫痪的患者不宜进行此训练,避免加重脊髓损伤而危及生命。

方法:将被褥与枕头放置于床的中间,患者俯卧其上,头颈前倾,双上肢自然后伸,同时可将小腿下方垫枕,保持膝关节适当屈曲以缓解肌肉紧张及痉挛抽搐。开始时 10～30min/次,每天 2～3 次,逐渐增加至每次 2～4h。初练时感呼吸困难,3～5d 后即能适应。颈前路手术患者指导患者去枕仰卧,肩部垫枕,使颈稍后伸并制动。同时指导术后卧位训练,仰卧时枕既不能过高也不能悬空颈部,沙袋固定颈两侧,仰卧时枕与肩同高,使颈部与躯干保持一直线不向任何方向偏移,教会患者翻身方法并使其理解其重要性。

术前要训练患者床上大小便及卧床进食,指导术前练习仰卧位进食,避免术后呛咳。手术前指导并督促患者进行床上排便的适应性训练,以减少术后因不适需卧床排便而增加的痛苦。

(3)气管、食管推移训练方法:患者取仰卧位,枕头垫于肩下,头后伸,嘱患者用自己的第 2～4 指在皮外插入切口侧的内脏鞘与血管神经鞘间隙处,持续地向非手术侧推移,尽量把气管及食管推移过中线。开始用力尽量缓和,训练中出现不适,如局部疼痛、恶心呕吐、头晕等可休息 10～15min 后再继续,直至患者能适应。

训练时间:术前 3～5d 开始,第 1d,共 3 次,每次 15～20min;每次间隔 2～3h,以后每天逐渐加量,增加至每天 4 次,每次 20～30min,直至符合手术的要求为止,训练时注意不要过于用力,以免造成咽喉水肿、疼痛。

(4)呼吸功能训练:术前指导患者练习深呼吸,通过导管向盛有水的玻璃瓶内吹气或吹气球等肺功能训练,以增加肺的通气功能,增加肺活量。鼓励患者咳嗽咳痰,可用超声雾化吸入,以稀释痰液,利于痰液咳出,减少气管及肺内分泌物。

(5)安全护理:颈椎病患者存在肌力下降、四肢无力时应防烫伤和跌倒,告知患者不要自行倒开水,以防持物不稳而致烫伤;嘱患者穿平跟软底鞋,并保持地面干燥;日常生活所至场所置有扶手,以防步态不稳跌倒;椎动脉型颈椎病患者,应避免头部过快转动或屈伸,以防跌倒;下床活动及外出检查时应以颈围固定,以限制颈椎过度活动,防止术前病情加重。

(6)术前肢体运动感觉情况评估:包括四肢肌力、肌张力、各种反射、感觉异常平面、括约肌的功能及其他症状,以备术后提供对比。

(7)术前一般护理:颈椎病术前应进行充分的术前准备,配合做好各种辅助检查,了解患者各系统功能状态,正确评估手术的耐受力。术前常规备血,术野备皮,需植骨者注意供骨部位皮肤准备。尤其应加强呼吸道的管理,控制呼吸道感染。

2.术后护理措施

(1)生命体征监测:患者术后回病房时向麻醉师或医生了解患者术中情况,同时连接心电监护仪,监测血压、脉搏、呼吸、血氧饱和度变化,注意呼吸频率、深度的改变,脉搏的节律、速率的改变,血压的波动及脉压的变化。保持呼吸道通畅,给予低流量给氧。同时应注意观察患者的神志、面色、口唇颜色及尿量的变化。

(2)脊髓神经功能的观察:由于手术的牵拉及周围血肿的压迫均可造成脊髓及神经的损伤,患者可出现声嘶、四肢感觉运动障碍、大小便功能障碍,与术前进行比较,但损伤是可逆的、渐进的,故及时发现及时处理至关重要。

(3)切口引流管的护理：密切观察伤口局部渗血、渗液情况，应特别警惕颈深部血肿，多见于手术后当日，尤为手术后12h内应特别注意，并准确记录。如短时间内出血量多或少，并伴有生命体征改变或颈部增粗、创口周围皮肤张力增高、发音改变、胸闷、气短、呼吸困难、口唇发绀等症状时，应立即通知医生处理。紧急情况下，协助医生在床边立即拆除缝线，取出积血，以缓解症状。观察切口有无感染迹象，监测体温、粒细胞的变化，做好口腔护理防止口腔感染。保持切口敷料干燥，进食时切勿污染敷料，对切口污染敷料要及时更换。伤口常规放置引流管，接负压引流瓶，注意保持其引流管通畅及有效负压，在引流过程中防止引流管扭曲、松动、受压、漏气及脱出，确保通畅，每日更换引流袋，并严格无菌操作，防止逆行感染。注意观察引流液量、色、性状等变化并记录，以判断有无进行性出血，如24h出血超过200mL，检查是否有活动性出血，以防伤口内积血致局部肿胀、压力增高而压迫气管，导致窒息。若引流量大且呈淡红色，考虑有脑脊液漏发生，应及时报告医生处理。

(4)体位护理：由于颈椎手术的解剖特殊性，在接手术患者时应特别注意保持颈部适当的体位，稍有不慎，即可发生意外，尤其是上颈椎减压术后以及内固定不确实者。术后返回病房时应保护颈部，三人同时将患者移至床上，动作要协调，一人固定头部，保持头、颈、胸在同一水平面，在搬运患者返回病床过程中应保持头颈部的自然中立位，切忌扭转、过屈或过伸，勿使颈部旋转，且轻搬轻放，减少搬动对内固定的影响，取仰卧位，枕部垫水垫，并以沙袋固定于颈部两侧制动。术后6h可进行轴位翻身，翻身时保持头、颈、躯干呈一直线，防止颈部旋转，注意观察患者有无面色青紫、口唇发绀、心悸胸闷、四肢发麻等表现，如果发现此种情况则立即将患者置于平卧位，并测量血压、脉搏、呼吸，报告医生进行处理。

根据手术方式决定卧床时限，颈椎内固定手术只要固定妥当，术后第2日拔除引流管，在颈围固定下可采取半坐位并逐渐下床活动。上颈椎手术如单纯植骨融合术后，则卧床3个月，卧床期间翻身时保持头颅与躯干呈一直线，不能扭曲颈部，以免术后植骨块移位而影响手术效果或者佩戴颈胸前后固定支具。下颈椎前路减压植骨术者，未给予内固定或内固定不牢固时必须卧床，且尽可能减少颈部活动。

(5)饮食护理：由于术中对咽、喉、食管、气管的牵拉刺激常导致喉头水肿、吞咽困难，进食时极易发生误吸及疼痛感。术后6h后以半流质饮食为主，温度不宜过高，吞咽速度不宜过快。

(6)并发症的护理

①预防窒息：由于颈前路手术切口靠近气管，手术时将气管、食管牵向对侧，术中牵拉损伤较重，长时间受牵拉及麻醉插管会造成气管水肿及喉头水肿，呼吸道分泌物增加，痰液堆积；同时术中对颈段脊髓刺激也可造成脊髓和脊神经水肿引起呼吸肌麻痹；术后切口出血压迫、术后伤口及气管反应性水肿；移植骨块松动、移动、脱落压迫气管及其他并发症等原因皆可造成气管受压，引起呼吸困难、窒息，甚至死亡。因此，床边常规准备气管切开包、负压吸引器、开口器、舌钳；术后严密观察患者的呼吸频率、节律和深度，监测血氧饱和度以早期发现组织缺氧。呼吸困难是前路手术后最危急的并发症，一般多发生在术后1~2d，尤其在24h内。当患者出现呼吸费力、张口呼吸、应答迟缓、发绀等症状时应立刻通知医生，必须马上行气管切开或切口

开放引流。

②神经损伤：是手术的主要并发症，喉返神经损伤的表现是声音嘶哑、憋气和伤侧声带运动麻痹，喉上神经损伤表现为患者进食流食及饮水时易发生呛咳，吃干食物尚好。术后当日因术中对喉部的机械刺激和仰卧体位的不适应也有部分患者表现出轻度声音嘶哑、呛咳、呼吸困难等症状，但一般在术后 1～2d 明显好转或消失，应与神经损伤症状相鉴别，以指导患者的饮食，配合治疗。

③植骨块的脱落、移位：多发生在手术初期，术后 5～7d，可能为颈椎旋转时椎体与植骨块间产生界面间的剪切力时骨块移动、脱出，所以术后体位护理关键在于防止颈椎过度屈伸，禁止旋转，以减少椎间前方剪切力。患者平卧时保持颈中立位或过伸位，过伸位 10°左右，沙袋固定颈两侧，侧卧时枕与肩同高，在搬动或翻身时保持头、颈和躯干在同一平面，维持颈部的相对固定。

④食管瘘：属罕见的严重并发症，据学者统计，发生率为 0.04%～0.25%，应引起重视。凡颈椎前路术后颈部切口肿胀、疼痛、发热、咽痛均应引起重视。口服亚甲蓝、瘘管造影、食管钡剂、颈椎 X 线片、食管镜等可确诊。发现食管损伤时应立即手术缝合伤口引流，禁饮食，置胃管鼻饲，营养支持，充分引流，控制感染。

（7）功能锻炼：肢体能活动的患者均要求做主动运动，以增强肢体肌肉力量，对肢体不能活动者应协助并指导其家属做好各关节的被动活动，以防肌肉萎缩和关节僵硬。功能锻炼根据脊髓受损的程度、运动感觉功能情况以及患者的年龄、体质进行功能康复评估，确定功能锻炼目标。术后第 1d，开始进行患者的肩、肘、腕、手指、下肢的髋膝和足趾的主、被动功能锻炼，目的是促进神经和肌肉的恢复，增加血液循环，防止静脉血栓形成。术后 3～5d 可带颈围下地活动，进行四肢肌力训练、坐位和站立位平稳训练、步行功能锻炼、膀胱功能和大便功能锻炼以及日常生活活动能力等训练。活动顺序是：平卧时先戴好颈围、床上坐起、床边站立、有人协助离床、自己行走。要循序渐进练习，保持头颈部中立位，避免突然转动头部。术后 8～12 周，行颈、肩部轻手法按摩和颈部肌肉的等长收缩训练，逐步加强颈部的肌力。脊髓型颈椎病脊髓受压损害后可造成脊髓病手指间肌麻痹，导致手指并拢及握拳障碍。因此，主要应锻炼手的捏与握的功能。方法有：拇指对指练习；手握拳然后用力伸指；手指练习外展内收；用手指夹纸；揉转石球或核桃；捏橡皮球或拧毛巾。

六、健康教育

1.日常生活指导

改善长期低头工作条件，枕头的高度以头部压下后与自己的拳头高度相等或略低，重视颈部外伤的治疗，即使是颈椎一般的损伤、挫伤或落枕，也不能忍痛任之，应给予及时治疗，防止发展成颈椎病。保持颈椎自然状态，女性在家务劳动中，勿长时间弯腰、屈背、低头操作，如看电视时也应避免头颈过伸、过屈或倾斜。勿用颈部扛、抬重物，直接压力最易发生颈椎骨质增生。乘车时抓好扶手，系好安全带，以防紧急刹车扭伤颈部。积极预防和治疗咽喉炎或上呼吸道感染,因为上述疾病也是颈椎病发病的诱因之一。

2.出院指导

患者出院后颈围固定 3～6 个月,松紧适宜,颈围解除也需要一段时间的适应,如先在夜间睡眠时或锻炼时取下,然后间断使用颈围,直到解除。遵医嘱服用神经营养药。坚持四肢功能锻炼。饮食应富含钙质、高营养。定期复查,复查时间为术后 1 个月,3 个月,6 个月,12 个月。

第三节　腰椎间盘突出症的护理

腰椎间盘突出症是指腰椎间盘发生退行性变以后,在外力作用下,纤维环部分或全部破裂,单独或连同髓核、软骨终板向外突出,刺激或压迫窦椎神经和神经根引起的以腰腿痛为主要症状的一种病变。腰椎间盘突出症是骨科常见病,是引起腰腿痛的最常见的原因。本病多见于青壮年,患者痛苦大,有马尾神经损害者可有大小便功能障碍,严重者可致截瘫,对患者的生活工作和劳动均产生较大影响。多数患者可根据详细病史,临床检查腰椎 X 线片作出明确诊断,有时需借助 CT、MRI 及椎管造影作出诊断。治疗应根据不同病例分别选用非手术疗法和手术疗法。

一、病因与病理

(一)病因

退行性变是腰椎间盘突出的基本因素,它与以下诱因有关。

1.外伤

急性腰扭伤或反复腰扭伤是本病发病的重要原因,因为当脊柱在轻度负荷和发生快速旋转时,能导致纤维环的水平撕裂。

2.过度负重

长期从事体力劳动者和举重运动员过度负荷导致椎间盘早期退变。

3.职业

司机及长期坐位工学者。当司机踩离合器时,椎间盘内压增大 1 倍,如此反复,易导致腰椎间盘突出症的发生。

4.先天性发育异常

如腰椎骶化、骶椎腰化以及关节突不对称,使下腰部产生异常应力,易致椎间盘旋转撕裂。

5.其他

如妊娠时腰痛的发生率明显高于正常人。

(二)病理

椎间盘是人体中最早退变的组织之一,其病理改变如下。

1.纤维环

纤维环退变表现在外周放射状裂隙,多出现在后部或侧方,可由反复微小的创伤所致,裂隙成为椎间盘的薄弱区,是髓核突出的最佳途径。

2.软骨板

早期可有钙化和囊性变,部分软骨细胞坏死。随着年龄增长,可出现裂隙,也可成为髓核突出的通道。

3.髓核

正常髓核是一种富有弹性的胶状物质,细胞成分为软骨样细胞,分散于基质中。退变时软骨样细胞数量减少,功能性活力下降。由于生理发育上髓核位于椎间盘中部偏后,当纤维侧后方出现裂隙时,较易通过裂隙突向椎管,引起椎间盘突出。

4.突出组织的转归

椎间盘组织突出后其水分逐渐减少,并且营养缺乏而萎缩,萎缩后的椎间盘组织可被肉芽组织替代,一部分可出现纤维化或钙化,使临床症状减轻。

5.腰椎间盘突出症的分型

①按突出位置分型 A.侧方型:此型最常见,突出组织不超过椎管矢状线,临床症状表现多为一侧。B.旁中央型:突出组织超过椎管矢状线3mm,但其中心不在矢状线上,此型也往往引起一侧肢体的症状。C.中央型:突出组织的中心在椎管矢状线上,可引起单侧或双侧肢体的临床症状。严重时可出现马尾神经障碍,大小便失禁,鞍区麻木。②按病理分型 A.凸起型:纤维环内层破裂,外层尚完整。B.破裂型:纤维环完全破裂,突出的髓核仅有后纵韧带扩张部覆盖。C.游离型:突出的椎间盘组织游离于椎管中,可直接压迫神经根及马尾神经。

二、腰椎间盘突出症的临床表现

(一)症状

1.腰痛

腰椎间盘突出症的患者大多数有腰痛,腰痛可在腿痛之前发生,也可在腿痛之后出现,单纯腰痛者仅占1.4%,腰痛伴腿痛者占89%。腰椎间盘突出症患者约有70%有过急性腰部扭伤或反复扭伤史,腰部扭伤可导致纤维环的撕裂,引起椎间盘突出,突出的椎间盘组织刺激了后纵韧带中的窦椎神经而引起腰痛。部位主要在下腰部及腰骶部,可表现为钝痛、刺痛或放射痛。腰痛可以缓慢发生,逐渐加剧,往往处于某一体位或姿势时症状加重,卧床休息时可减轻。一少部分可发病急骤,疼痛严重,呈持续性,强迫体位,腰背肌痉挛,夜不能寐,服一般止痛药物难以奏效,此类患者椎间盘突出往往是破裂型或游离型。

2.下肢放射痛

$L_{4\sim5}$、$L_5\sim S_1$ 椎间盘突出症占腰椎间盘突出症的95%以上,因此以坐骨神经痛为主要表现的占大多数。表现为由腰部至大腿及小腿后侧的放射痛或麻木感,直达足底部,一般可以忍受。重者则表现为由腰至足部的电击样剧痛,且多伴有麻木感。疼痛轻者仍可步行,但步态不稳,呈跛行,腰部多取前倾状或手扶腰以缓解对坐骨神经的应力;重者则卧床休息,并喜采取屈髋、屈膝、侧卧位。凡增加腹压的因素均使放射痛加剧。由于屈颈可通过对硬膜囊的牵拉使脊神经刺激加重（即屈颈试验），以致使患者头颈多取仰伸位。放射痛的肢体多为一侧性，仅极少数中央型或旁中型髓核突出者表现为双下肢症状。

（二）体征

1.腰椎侧突

是一种为减轻疼痛的姿势性代偿畸形，具有辅助诊断价值。如髓核突出在神经根外侧，上身向健侧弯曲，腰椎凸向患侧可松弛受压的神经根；当突出髓核在神经根内侧时，上身向患侧弯，腰椎凸向健侧可缓解疼痛。如神经根与脱出的髓核已有粘连，则无论腰椎凸向何侧均不能缓解疼痛。

2.腰部活动受限

腰椎正常活动度为前屈 90°，后伸 20°，左、右侧屈各 30°，左右旋转各 30°，当突出物不大而纤维环尚完整时，对脊柱的活动影响较小，通过保守治疗仍可恢复脊柱的运动，倘若突出物直接将神经根顶起，前屈可增加神经根的张力和刺激而产生疼痛，从而使前屈受限。当腰椎有侧凸时，躯干向凸侧屈会明显受限，而向凹侧屈不受限制。突出物较小，一般后伸不受限，若突出物大或髓核游离到椎管时，后伸同样也会受到限制。

3.压痛及骶棘肌痉挛

89%患者在病变间隙的棘突间有压痛，其旁侧 1cm 处压之有沿坐骨神经的放射痛。约 1/3患者有腰部骶棘肌痉挛，使腰部固定于强迫体位。

4.神经系统表现

①感觉异常：受累神经根分布区可出现感觉过敏、减退或消失。L_5 神经根受压常有小腿前外侧及足背感觉减退。S_1 神经根受压，则为小腿后外、足跟部及足外侧感觉减退。L_4 神经根受压为小腿前内侧感觉减退。也有椎间盘突出较大，将相应平面的神经根压迫外，还会压迫下一节段的神经根，可表现为双节段神经根受损的征象。②肌力下降：受累神经根所支配的肌肉发生萎缩，肌力减退，极少有完全瘫痪。腰 4、5 椎间盘突出者，压迫腰 5 神经根，常有伸拇及伸第二趾肌力减退，严重者偶有足下垂。腰 5 骶 1 椎间盘突出者，压迫骶 1 神经根，可使拇趾屈力减弱。腰 3、4 椎间盘突出者，小腿前内侧感觉减退。据此，也可以通过检查肌力判断病变的部位，有助于定位。③反射异常：约 70%的患者出现反射的改变，表现为反射减弱或消失。跟腱反射消失表现为 S_1 神经根变化；膝腱反射减弱或消失，表现为 L_4 神经根变化；若马尾神经受压，除了跟腱反射消失以外，还会出现肛门反射消失。

5.直腿抬高试验及直腿抬高加强试验

正常人神经根的滑动度为 4mm。当神经根受压或粘连时，活动度减小。患者仰卧，膝关节伸直，被动抬高患肢，肢体抬高到 70°以内时，出现坐骨神经痛并有阻力，即为直腿抬高试验阳性。同法当下肢缓慢抬高出现坐骨神经痛时将下肢降低少许使放射痛消失，用手将踝关节背伸，若再次出现同样的现状即为直腿抬高加强试验阳性。本试验是腰椎间盘突出的重要体征，80%患者会出现。

6.股神经牵拉试验和跟臀试验

①股神经牵拉试验:俯卧,屈膝 90°,将小腿上提,出现大腿前面疼痛即为阳性。②跟臀试验:俯卧,握踝使足跟向臀部靠拢,若出现髋关节屈曲,骨盆离开床面,大腿前方痛即为阳性。

7.屈颈试验

患者取坐位或半坐位,双下肢伸直,向前屈颈引起患侧下肢的放射痛即为阳性。

8.腓总神经压迫试验

患者仰卧,患者髋及膝关节屈曲 90°,然后逐渐伸直膝关节直至出现坐骨神经痛时,将膝关节稍屈使坐骨神经痛消失,以手指压迫股二头肌腱内侧的腓总神经,如出现由腰至下肢的放射痛为阳性。此试验在腰椎间盘突出症时为阳性,而其他肌肉因素引起的腰腿痛时为阴性。

(三)辅助检查

1.X 线平片

尽管常规 X 线平片检查不能直接反映出腰椎间盘突出,但可以看到脊柱侧凸、椎体边缘的骨赘、椎间隙的改变等脊椎退变的表现,也能发现有无移行椎、脊柱隐裂、脊柱滑脱、椎弓根崩裂等因素存在,同时能排除脊柱结核、肿瘤等骨病,对鉴别诊断非常重要。

2.椎管造影

椎管造影可以间接地显示出腰椎间盘突出的部位、突出的程度。造影时神经根显影中断或硬膜囊的受压对腰椎间盘突出和神经根管狭窄的诊断很有意义,但对极外侧型椎间盘突出不能显示。目前多选用水溶性碘剂,具有副作用较小、排泄快等优点。

3.CT 和 MRI 检查

(1)CT 检查:CT 片上椎间盘是低密度影,骨呈高密度影。①膨出型:在椎体后缘以外有一长弧形的低密度影,较少压迫神经根和硬膜囊;②破裂型:椎体后缘以外有形态不规则的一团中密度影,原因是髓核水分丢失;③游离型:除有破裂型的表现外,在椎间隙水平以外可见到髓核组织,可压迫神经根和硬膜使其移位,硬膜变形。但 CT 有局限性,对软组织的成像不如MRI 清晰。

(2)MRI 检查:MRI 是一种非创伤性检查,是利用原子核磁显像,在人体目前主要是以氢核质子在磁场中的变化作为信号来源。体内不同组织含水量不同,在 MRI 上信号即不同。含水量的软组织,其信号高于韧带、骨骼等含水量低的组织。MRI 显示椎管内病变分辨力强,该检查能清楚显示椎管内病变。

4.肌电图检查

肌电图检查可记录神经肌肉的生物电活动,借以判定神经肌肉所处的功能状态,从而有助于对运动神经肌肉疾患的诊断,对神经根压迫的诊断,肌电图有独特的价值。椎间盘突出节段和肌电图所检查各肌肉阳性改变的关系为:腰 4、5 椎间盘突出主要累及腓骨长肌和胫前肌;腰 5 骶 1 椎间盘突出主要累及腓肠肌内侧头和外侧头;腰 3、4 腰椎间盘突出累及的肌肉较多,股四头肌等可出现异常肌电位。

三、腰椎间盘突出症的诊断

依据患者的病史、症状、体征及相关的辅助检查即可确诊。值得注意的是,在诊断过程中不能片面强调影像学检查,当影像表现为椎间盘突出时,而无临床表现时就不能诊断为腰椎间盘突出症;当有典型临床表现时,往往有椎间盘突出的影像学表现。由于 CT 扫描具有一定距离间隔,有时并不能正确反映出病变部位,因此在有典型的临床表现,而 CT 检查无阳性表现必要时需行 MRI 检查。另外还应注意高位腰椎间盘突出症的病史采集和体格检查,以免引起漏诊。

对于腰椎间盘突出症的诊断一定要明确椎间盘突出的平面明确定位,以免手术范围过大所造成的不良后果。对患者进行检查时切记要与神经根及马尾神经肿瘤、下肢的血管病变、股骨头坏死、腰椎弓根崩裂和脊柱滑脱症、腰椎结核、腰椎管狭窄相鉴别。

四、腰椎间盘突出症的治疗及预防

腰椎间盘突出症的治疗分为非手术治疗和手术治疗,绝大多数腰椎间盘突出症能经非手术治疗使症状消失。

(一)非手术治疗

非手术治疗是腰椎间盘突出症的首选方法,其适应证包括:①初次发病,病程短的患者;②病程虽长,但症状及体征较轻的患者;③经特殊检查发现突出较小的患者;④由于全身性疾患或局部皮肤疾病,不能施行手术者;⑤不同意手术的患者。

非手术治疗方法包括如下几种:

1.卧床休息

临床实践证明,大多数腰椎间盘突出症患者卧床休息可使疼痛症状明显缓解或逐步消失。腰椎间盘压力在坐位时最高,站位居中,平卧位最低。在卧位状态下可去除体重对椎间盘的压力。制动可以解除肌肉收缩力与椎间各韧带张力对椎间盘所造成的挤压,处于休息状态利于椎间盘的营养,使损伤纤维环得以修复,椎间盘高度得到一定程度的恢复;利于椎间盘周围静脉回流,去除水肿,加速炎症消退;避免走路或运动时腰骶神经在椎管内反复移动所造成的神经根刺激。因此可以说卧床休息是非手术疗法的基础。

患者必须卧床休息直到症状明显缓解。有些患者虽经卧床休息数周或更长时间但症状得不到改善,其原因是并未完全卧床休息,还像正常人一样从事家务劳动或工作,或症状稍减轻便恢复工作,从而使症状时轻时重,迁延复发。卧床休息是指患者需全天躺在床上,让患者吃饭、洗漱以及大小便均在床上。特别是行腰椎手法治疗之后,在最初绝对卧床休息几天是必要的。

2.牵引疗法

牵引的方法有多种,有手法牵引、重力牵引、机械牵引等。牵引时患者可取卧位(仰卧或俯卧)、坐位或站位。牵引疗法的机制有如下几个方面:①减轻椎间盘压力,促使突出椎间盘不同程度的回纳;②促进炎症消退,牵引时可使患者脊柱得到制动,减少运动刺激,有利于充血水肿的消退和吸收;③解除肌肉痉挛,疼痛使腰背部肌肉痉挛,腰椎活动受限,间歇使用牵引可解除肌肉痉挛,使紧张的肌肉得到舒张和放松,促使腰椎正常活动的恢复。

3.推拿疗法

推拿即按摩,是祖国医学的组成部分。推拿治疗颈椎病、腰椎间盘突出症取得良好疗效。由于具有方法简单、舒适有效、并发症少等优点,已作为治疗腰椎间盘突出症的综合疗法之一。推拿治疗腰腿痛的作用机制包括如下几个方面:①促进病变部位毛细血管扩张,血流量增加,新陈代谢加快,有利于组织的恢复。②促使淋巴回流加速,加强水肿吸收,对渗出起到治疗作用。③镇痛作用。研究证明,推拿可促使体内镇痛物质内啡肽含量的增加,致痛物质单胺类减少。恢复细胞膜巯基及钾离子通道结构稳定性,从而使疼痛症状缓解。推拿还可对神经系统产生抑制调节作用,起到镇痛效应。④推拿按摩牵引,可能使部分突出椎间盘尤其以髓核突出为主者部分回纳,至于完全复位尚缺乏客观依据。⑤调整突出腰椎间盘与神经根的位置关系。⑥松解神经根粘连,促进神经根周围炎症的消退。

推拿时手法宜轻宜柔用力均匀,避免粗暴。临床上时有报道,一些患者推拿后症状加重,不得不行手术治疗。有的推拿后出现神经损伤,如马尾综合征等,应用时需慎重。

4.硬膜外类固醇注射疗法

硬膜外腔是位于椎管内的一个潜在间隙,其中充满疏松的结缔组织,动脉、静脉、淋巴管以及脊膜经从此通过。在硬脊膜及神经根鞘膜的表面,后纵韧带及黄韧带的内面有丰富的神经纤维及其末梢分布。这些纤维都属于细纤维,主要来自于脊神经的窦椎支。椎间盘纤维环及髓核突出后,在其周围产生炎症反应,吸引大量的巨噬细胞和释放大量的致炎物质。这些致炎物质作用于窦椎神经和神经根从而产生腰痛和腿痛。硬膜外类固醇注射可减轻症状,但并不能改变脱出髓核对神经根的压迫,其本身有导致椎管内严重感染的危险,应慎用。

5.髓核化学溶解法

1964年,Smith首先报道用木瓜凝乳蛋白酶注入椎间盘内,以溶解病变的髓核组织来治疗腰椎间盘突出症。20世纪70年代此法风行一时,但到20世纪80年代却落入低谷。由于其操作复杂,疗效不如手术确实,并发症较多,甚至有的患者用药后死亡,目前已很少应用。国内有些医师应用胶原酶,且以椎间盘外注射为主。椎间盘外硬膜外间隙较大,胶原水解膨胀时疼痛较轻。但胶原酶对正常纤维环有无损伤作用尚无相应严谨的实验观察。另外,椎间盘外注射止痛的机制尚不明确,是否有抗炎作用有待研究。

6.经皮腰椎间盘切除术

经皮腰椎间盘切除术是近二十几年发展起来的一项新技术。1975年,Hijikata率先采用此方法治疗腰椎间盘突出症取得成功。目前已有许多国家推广使用此技术治疗腰椎间盘突出症,文献报道其成功率为70%～94%。我国近几年也开始应用这项技术,治疗结果的优良率为80%～97%。国内外临床应用结果表明,经皮腰椎间盘切除与传统的手术相比较,具有创伤小、恢复快、不干扰椎管内结构、不影响脊柱稳定性、并发症低、操作简单、疗效满意等优点。经皮腰椎间盘切除术对破裂型和游离型疗效较差,不应广泛用于单纯纤维环膨出者,其远期疗效尚待观察。

7.经皮激光腰椎间盘切除术(PLDD)

PLDD 的操作与经皮腰椎间盘切除术相似,它是利用激光产生的热能使椎间盘组织汽化、干燥脱水、减轻髓核组织对神经根产生的张力和压力,缓解神经根性症状。它并不是机械性切除腰椎间盘组织。多数学者的研究结果表明,疗效明显低于化学溶解疗法。该技术同样为非直视下手术,且设备昂贵,其安全性、有效性和效价比还需进一步观察。

8.内镜下腰椎间盘切除术(MED)

内镜技术应用于脊柱外科使得经皮腰椎间盘切除术避免了盲目性,可以在影像系统监视下进行精确定位、适量切除和有效减压。因入路不同分为三种类型:①后外侧经椎间孔入路椎间盘镜,可工作区间包括椎间孔外,经椎间孔到达椎管内,通过此入路可处理极外侧型、椎间孔内和旁中央型椎间盘突出;②前路腹腔镜,适用于包含型椎间盘突出且不伴有腰椎管狭窄者,其优点是无椎管内操作,术后残留腰痛减少,从前向后减压可达椎管,还可以同时行椎间融合术,但对游离型突出无效;③后路椎间盘镜,即标准椎板间椎间盘手术入路,适用于单节段旁中央突出、脱出及椎管内游离型椎间盘突出等,还可同时进行侧隐窝扩大等椎管减压术。由于成像系统的良好监控,创伤小,对脊柱稳定性影响小,恢复快,近期优良率高。但因显露局限、技术难度大、手术难以彻底,远期疗效还有待观察。

(二)常规腰椎间盘突出症的手术治疗

大多数腰椎间盘突出症患者通过非手术疗法可取得良好效果,需手术治疗的只是一小部分,占 10%~15%。对于这部分患者,及时恰当的手术治疗,能迅速解除其痛苦,恢复劳动力,远期效果良好。但如处理不当,也可发生严重并发症。手术的原则是,严格无菌操作,用最小的创伤,达到足够的暴露,尽管保留骨和软组织结构,仔细妥善地去除病变,术后早日下床活动,以增进饮食,利于身体健康。对椎间盘突出症以及同时合并腰椎管狭窄症者,大多可以单侧暴露,可做半椎板或开窗切除。要防止遗漏突出椎间盘以及对椎管狭窄减压不充分。

1.手术适应证

①症状重,影响生活和工作,经非手术治疗 3~6 个月无效,或症状严重,不能接受牵引、推拿等非手术治疗者。②有广泛肌肉瘫痪、感觉减退以及马尾神经损害者(如鞍区感觉减退及大小便功能障碍等),有完全或部分瘫痪者。这类患者多属中央型突出,或系纤维环破裂髓核脱入椎管,形成对马尾神经的广泛压迫,应尽早手术。③伴有严重间歇性跛行者多同时有腰椎管狭窄症,如 X 线平片及 CT 显示椎管狭窄,且与临床症状吻合,均宜及早手术治疗。④急性腰椎间盘突出症,根性疼痛剧烈无法缓解且持续性加重者。

2.手术禁忌证

①腰椎间盘突出症合并重要脏器疾患,不能承受手术者;②腰椎间盘突出症初次发作,症状轻微,经非手术治疗可获缓解,对其工作和生活影响并不明显者;③腰椎间盘突出症诊断并

不明确,影像学也未见有椎间盘突出特征性表现者。

3.术前准备

①全面体检,明确诊断及患者全身状况:除物理检查与 X 线平片外,酌情选择其他特殊检查。在目前情况下,一般选择 CT 或 MRI 检查,以防误诊或漏诊。有时尚需应用脊髓造影检查。其他检查包括心、肝、肾、肺功能的各种化验和仪器检查,以早期发现重要脏器疾患,并应注意患者有无出血性倾向和各种药物的过敏史等。②向患者交代病情:由于术中与术后均需患者密切配合,因此应向其交代手术的大致程序,并提出相应要求与术前、术中、术后注意事项。但注意避免增加患者精神负担。③手术方案设计:应根据诊断及具体病情,由主治医师负责设计手术方案及具体操作程序。包括特种器械的准备、术前用药、麻醉选择、术中可能发生的意外及其处理对策、术后对护理的特殊要求及抢救药品的准备等均应充分考虑,并落实到具体执行者。④体位训练:如术中取俯卧位,术前应俯卧训练数日,并练习床上大小便。

4.麻醉和体位

依手术者的经验与习惯,可以应用硬膜外麻醉、全麻、局部浸润麻醉等。手术多取俯卧位或侧位,如取俯卧位,应以气垫或软枕垫于胸腹部,避免受压。

5.手术操作

①切口:正中或微偏向患侧的纵行切口,一般应包括临床诊断病变椎间隙上下各一腰椎棘突。②暴露椎板:切开皮肤及皮下组织后,单侧病变行单侧椎板暴露,中央型或双侧椎间盘突出全椎板暴露。沿患侧棘突切开韧带及肌腱。切开时刀锋应紧贴骨面。用骨膜剥离,一直分离到关节突外侧。经填塞止血后放入椎板牵开器,即可清楚地暴露手术野。③椎间盘暴露:先探查最可疑的腰椎间盘。一般腰 5 骶 1 椎板间隙较宽,不必咬除椎板骨质。以长柄小刮匙或薄而窄的骨膜剥离器分离黄韧带上下缘附着点,黄韧带之上缘附着于上位椎板中分之前,分离时较困难,分离时小刮匙或薄骨膜剥离器紧贴椎板前内向上分离。用血管钳夹住黄韧带下缘稍向后牵引,于直视下紧靠外侧纵行切开黄韧带用神经拉钩将黄韧带牵向内,即可暴露硬脊膜及外侧的神经根。如黄韧带增生肥厚影响暴露时可切除黄韧带。以神经剥离器从"窗"孔的外侧从上往下向内分离神经根,尽量勿损伤较大的血管,如遇出血,可用棉片压近血管的上下端。以神经牵开器将神经根拉向内侧,即可见到突起的白色椎间盘。突出明显的椎间盘常将神经根压扁并向后顶起,往往与神经根有粘连。有的椎间盘突出处纤维环已破裂,将神经根粘连分离后,髓核自行脱出;少数髓核组织游离于后纵韧带下,要注意探查。如椎间盘不突起可做椎间盘穿刺并注入生理盐水,若仅能容纳 0.5mL 以内,则此椎间盘无病变,应注意检查神经根管有无狭窄,并探查另一间隙。腰 4、5 椎间隙较小,常需切除腰 4 椎板下缘一部分骨质,才能按上法牵开黄韧带。有时因合并严重退行性变,黄韧带和椎板异常肥厚,关节突肥大,需行黄韧带和单侧椎板切除;有时尚需切除关节突的前内侧部分始能暴露侧方神经根。骨窗的扩大重点在外侧,突出的椎间盘常在关节突之前,因此骨窗向外扩大不够常会找不到突出的椎间盘,或切除椎间盘时将过度牵拉神经根,导致神经根牵拉性损伤。为避免神经根及椎前静脉损伤,手术应在直视下进行。为保护术野的清晰,常用带有侧孔的吸引器去吸渗血,并用带有肾上腺

素生理盐水棉片填塞。④髓核摘除:用神经牵开器或神经剥离器将神经根或硬膜胶囊轻轻牵向内侧,即可暴露突出的椎间盘。纤维环完整者,用尖刀切开突出纤维环,用髓核钳取出髓核,尽可能将椎间盘内碎片都取出。如椎间盘突出位于神经根内侧,尤其在较大的突出,神经根牵向内侧较困难,不必勉强将神经根牵扯向内侧,可就地进行摘除。应用髓核钳时,必须将此器械插入椎间盘内以后再张口夹取,以免损伤神经根。若在术前定位部位未发现突出时,必须找出相应神经根并追溯到椎间孔部,观察有无神经根嵌压、神经纤维瘤或极外侧型椎间盘突出。如临床表现及特殊检查定位清楚,手术发现又吻合者,可不必再探查另一间隙,否则应扩大探查范围。⑤闭合伤口:术后常规放置引流24~48小时。分层缝合。

6.术后处理

①术后患者腰部围一小中单,在搬动和翻身时,医护人员应扶持中单,保持腰部稳定,减轻损伤和疼痛。②术后24小时内严密观察双下肢及会阴部神经功能的恢复情况。如有神经受压症状并进行性加重,应立即手术探查,以防因神经受压过久出现不可逆性瘫痪。这种情况多因椎管内止血不完善,伤口缝合过紧、出血引流不畅以致神经受积血压迫所致。有时因椎管狭窄未完全解除,手术水肿炎症反应,可导致神经受压甚至截瘫。③术后24~48小时拔除引流条。④术后常有小便困难,必要时扶持患者下床小便,尽量不做导尿。如3天内无大便或腹胀者,可服用通便药物。⑤术后24小时,开始做下肢抬高练习,1周后做腰背肌训练。术后12天拆线,卧床至少3天。以后可离床适当活动,3个月后恢复正常活动。

7.远期疗效评价

对于常规腰椎间盘髓核摘除手术的治疗效果,有些学者曾经持怀疑的态度。其理由主要有以下几个方面:髓核摘除后腰椎间隙会变窄,导致纤维环松弛、椎间关节不稳,引起腰痛;椎间高度变窄将导致椎间孔高度变小,可能会压迫神经根,引起根性疼痛;髓核摘除后局部所受应力增大,可导致骨质增生,椎管狭窄。以上这些方面似乎都提示常规腰椎间盘手术尽管可以获得较好的短期疗效,但长期效果不会令人满意。但国内侯树勋对1000例单纯行髓核摘除术患者,经过12.7年的长期随访,发现腰椎间盘常规手术的远期疗效与国外Davis等的8年随访结果近似,客观地反映了腰椎间盘突出症经典手术的确切疗效。

(三)重建技术

腰椎融合术后相邻椎间盘退变加速、融合节段假关节形成等导致的术后顽固性腰腿痛已经引起人们的关注。旨在重建椎间盘生理功能的异体椎间盘移植、人工椎间盘置换、人工髓核技术的尝试以及将基因治疗策略用于延缓或逆转椎间盘退变的实验研究是人们关注的新课题。

异体椎间盘移植因其易于早期退变、移位等问题,目前尚难临床应用。人工髓核假体(PDN)置换适用于少数纤维环相当完整、椎间隙高度>5mm的腰椎间盘突出和椎间盘源性下腰痛患者,近期疗效(2~4年),包括症状缓解、椎间隙高度恢复等较满意。其主要问题是假体移位和术后残留腰腿痛。材料的研发和制作工艺有待进一步深入。人工全椎间盘置换(ADR)目前可以考虑的适应证主要是腰椎间盘源性下腰痛,腰椎间盘切除术后失败综合征,而一般腰椎间盘突出应被视为禁忌证,因为大多数腰椎间盘突出症经常规减压和(或)融合术后长期疗效良好。任何一项技术适应证的选择是首要问题,因为如果适用于这种技术的情况极少或者有其他更安全、简单、有效的方法可使用,那么这种技术的广泛应用就应慎重。如果将此技术应用于腰椎间盘突出症,甚至主要应用于年轻腰椎间盘突出症患者,从长远看明显不妥。由于人体椎间盘结构和功能的复杂性,生物材料、制作工艺以及假体界面固定技术等均难以达到对其期望寿命的要求,而且潜在的并发症和昂贵的价格问题也显而易见。

(四)腰椎间盘突出症手术的内固定指征

腰椎间盘突出症行椎间盘切除术时是否需行内固定,在脊柱外科领域有很大的争议。显然,椎间盘突出是引起腿痛的主要原因,经椎板间开窗减压切除突出椎间盘后可获得很好的疗效。然而,当髓核突出伴有超过 6 个月或更长时间的腰痛,并经检查证实于椎间盘退变节段存在不稳时,应考虑行融合手术。在复发性腰椎间盘突出,二次手术时可考虑行融合手术,因为复发说明不稳,而且显露这个节段时需做更大暴露可加重不稳。

(五)护理措施

1.疼痛的护理

(1)安排患者睡木板床:让患者睡木板床,以便其脊椎呈一直线位置,可减少脊神经根受压的可能。

(2)绝对卧床休息:绝对卧床休息是指患者大小便时均不应下床或坐起,卧床 3 周后带腰围起床活动,3 个月内不做弯腰持物动作。此法简单有效,可除去椎间盘所承受的重力,只是难以坚持。

(3)使用抗痉挛及镇痛剂:遵医嘱给予止痛药或肌松剂,以减轻患者的疼痛。若患者发生椎间盘突出的部位是在颈椎,则不应使用抑制呼吸中枢的止痛药如吗啡等。

(4)抬高膝部 10°～20°。

(5)按要求使用低热度的热垫,以促进肌肉的放松。

(6)指导患者采用合理的方法从床上爬起来或睡至床上,以减轻不适感。①滚向一侧;②抬高床头;③将腿放于床的一侧;④用胳膊支撑身体起来;⑤在站起前坐在床的一侧,把脚放在地上;⑥腿部肌肉收缩使身体由坐位到站位。从站姿改为卧姿时则将上述每步的顺序倒过来,即可回到床上。

(7)指导患者避免弯腰动作,用髋、膝关节弯曲下蹲,而腰背仍保持伸直状态捡地上的物品。

2.牵引患者的护理

牵引的目的是增加两个邻近椎骨间的距离,使突出的椎间盘恢复,使患者持续卧床休息,且能保持身体良好的卧姿,从而减轻肌肉的痉挛。根据患者脊柱病变的不同部位,可采用骨盆牵引或颈部牵引。对于牵引患者的护理要注意以下几个方面:

(1)做骨盆牵引之前,在髂嵴的两边应放一厚棉垫,再穿上大小适当的软性骨盆带,以使左右两边的拉力平衡。而做颈部牵引之前,则应在下颏与后枕部各放置一厚棉垫,再戴上一大小合适的头颈部软性牵引带。

(2)牵引的时间很长,因此应注意预防枕部、脊柱或肩胛部压疮的发生。

(3)协助患者处理排泄物时,不可影响牵引的进行。

(4)对于刚开始牵引的患者,要多去巡视,预先考虑到患者可能随时需要的物品,将其随时需用物品放在患者手能拿到的地方,以及时满足患者的需要。特别要将铃、红灯开关或对讲机放在患者手能拿到的地方。

3.椎间盘切除术患者的护理

(1)术前护理

①精确完整地评估患者:如观察患者疼痛与感觉异常的情形及部位、站立的姿势与步态等,并记录之,以便与手术后患者的状况进行比较。

②依患者对手术的了解程度对手术进行适当的解释,如告知因手术部位水肿,故术后暂时仍有疼痛与麻木的感觉。

③教导患者滚木翻身法。

④术前训练患者在床上使用大小便器,以免术后在床上取平卧位,大小便不习惯。

⑤肌内注射选健侧臀肌,若两侧臀肌均疼痛,则应选反三角肌作为注射部位。

(2)术后护理

①术后搬运:应由四人来协助完成搬运患者的工作,沿着患者的身体抓住患者身上的床单,将患者安放在硬板床上。搬运时要特别注意患者的脊柱不能弯曲。

②翻身:一般在术后3小时可给予翻身,采用滚木翻身法,由两名护理人员协助进行术后的第一次翻身。教导患者双手交叉于胸前,双腿间放一枕头,两名护士站在患者的同一侧,其中一名护士支持患者的肩部与背部,另一名护士则支持患者的臀部及腿部,两人合力将患者翻向一侧,此时支持肩部与背部的护士走至床的对侧,支持患者的肩部及臀部以保持脊椎位置的平直,留在原位的护士则在患者的头下、背后、臀部及胸前各置一个枕头,以支持患者的相应部位。

另外,也可事先在床上铺好翻身用床单,若需将患者翻至右侧卧位,则把左侧床单尽量卷至患者身旁,护士走到患者右侧,然后抓紧对侧近患者肩部及臀部已卷起的床单,将患者翻至右侧,最后在头下、肩部、背后及胸前各放置一个枕头。

③观察:观察生命体征与伤口敷料有无渗血,髓核摘除术后观察引流管内的渗血量及渗液情况,有无脑脊液漏出,引流管一般24小时后拔除。此外,还需评估患者下肢的皮肤颜色、活动、温度及感觉,并将观察结果与手术前进行比较。如果发现异常,如引流量多或疼痛加剧,下肢感觉、运动障碍加重,应及时报告医生,并协助处理。

④疼痛的护理:手术会造成术区水肿,因此患者会有暂时性的疼痛与肌肉痉挛,可视患者的情况,根据医嘱给予止痛剂。

⑤休息:根据手术情况,术后一般继续卧床1～3周。作开窗髓核摘除术者,卧床时间可缩

短,如果手术复杂,椎板减压的范围广,脊柱的稳定性可能受损,则卧床时间可适当延长。

⑥锻炼:卧床期间要让患者坚持呼吸、四肢及脊背肌肉的锻炼,以预防肌肉萎缩,增强脊柱的稳定性,逐步练习直腿抬高,以防神经根粘连。

4.健康教育

(1)运动:其目的是强壮腰背肌肉,减少腰腿疼痛。

①半坐立运动:患者平躺于硬板床上,将其膝部一髋部弯曲,双手紧握置于脑后或双手平伸至膝部,然后让患者将身体向前屈曲,努力使其手或肘部趋向膝部,维持这个姿势约5～10秒钟,然后再平卧。

②膝胸运动:要求患者采取半坐立运动姿势,然后以手环抱一侧或双膝往胸部屈曲,维持此姿势约5～20秒,然后放松。

③加强脊椎旁肌肉力量的运动:当伤口愈合、身体状况良好时,即可开始脊椎运动来加强下背部肌肉的力量。患者取俯卧位,然后交替举起一侧腿,再同时举起双腿后放下,接着仰起头部,再同时举起双腿。

(2)姿势:良好的体位可预防腰腿痛。

①双腿的使用方法:a.当需长时间站立时,应让双腿轮流休息;b.站立时收下颌,头抬高,背部平直,双臀夹紧;c.蹲下时,应弯曲髋关节与膝关节,避免弯曲腰部;d.抬举重物时,最好以滚、推、拉的方式代替,如无法替代,应髋膝弯曲下蹲,腰背伸直,重量尽量压在身体后,再用力抬起和迈步。

②坐姿:a.正确的坐姿必须要有坚固和结构合理的椅背,椅背以平直最为理想;b.椅子的高度以使两腿能自然垂到地面、膝关节高于髋关节为宜;c.长时间坐于椅子上,可交叉双膝以减轻紧张,并收缩腹肌以挺直背部,尽可能保持颈部与背部呈一直线;d.开车时,车座椅的靠背勿离方向盘太远,开车时要绑上安全带。

③躺姿:a.侧卧时应弯曲膝关节;b.平卧时,用平整枕头支持头下或颈部,膝部另置一枕头;c.勿采用俯卧位。

(3)劳动和运动保护:腰部劳动强度大的工人,应佩戴有保护作用的宽腰带。参加剧烈运动前要注意准备活动和运动中的保护。

第四节　人工髋关节置换术后护理

人工髋关节可以起到保持关节稳定,解除髋关节疼痛,使关节功能活动良好及调整双下肢长度的作用,此种手术效果明显优于其他手术。人工髋关节置换已经广泛地应用于各种非手术治疗无效的疼痛性髋关节疾病、陈旧性股骨颈骨折、股骨头缺血性坏死、退行性骨关节炎、类风湿关节炎、强直性脊柱炎等。

髋关节是人体重要的关节,它起着负重、下蹲和行走等重要作用。行人工髋关节置换术不但可治疗原发性或继发性髋关节疾病,而且可以保存和重建髋关节活动功能,但由于该手术给机体造成的创伤较大,且大多数患者年龄较大,加上长期遭受疾病折磨或严重创伤,使心理承受能力低下,体质相对差。因此,对髋关节置换术的患者系统、科学地做好术前、术后护理及有效的功能锻炼是非常必要的。

一、适应证

髋关节骨性关节病患者疼痛严重、行走明显受限、影响生活、年龄在 45 岁以上者;类风湿关节炎引起髋关节强直者;股骨头缺血性坏死、股骨头变形、塌陷、关节间隙变狭窄者;有关节游离体者;髋关节中心脱位合并股骨头骨折或坏死者;人工股骨头置换术失败者;中年股骨颈骨折应用麦氏截骨术治疗失败者。

二、禁忌证

年老、体弱、严重呼吸和循环系统功能障碍不能承受手术者;髋关节有化脓性感染史者;髋关节有结核病感染史者;髋关节周围的皮肤、肌腱条件缺欠者。

(一)手术方式简介

1.人工髋关节置换术

常使用以下两种手术方式:后外侧入路、前外侧和直接外侧入路。

2.人工全髋关节翻修术

导致翻修的原因主要是骨溶解和感染,然后依次为假体松动、复发性脱位。

3.髋关节钻孔减压术

取决于坏死病变的大小、疾病的分期、股骨头塌陷的程度。

(二)护理评估

了解患者髋关节的强度、耐力及现有的全关节运动范围;躯体疼痛和移动障碍程度;有无长期服用激素导致肾上腺皮质功能异常;有无强直性脊柱炎及腰椎活动异常;评估患者心功能对手术的耐受力及对手术知识了解程度、术前恐惧、紧张等心理状态。

(三)护理要点及措施

1.术前护理措施

(1)心理护理:多数患者病程长,有反复发作而致多次住院的经历,对手术心存疑虑或缺乏信心,因病痛折磨和生活质量低下不得不考虑手术治疗;手术患者年龄较大有不同程度的听力障碍,与医护人员沟通较困难,但却十分在意医护人员是否关注自己。根据以上的特点,护士应以热情、耐心的态度面对患者和家属,常常与患者交谈,及时了解其心态,消除患者及家属疑虑,使之主动配合治疗。

(2)做好术前准备:完善各项术前检查,以排除严重的心肺疾病、高血压等。根据 X 线片测量关节大小,选择合适的人工髋关节。术前常规用抗生素治疗,预防感染,术前 1d 做皮肤准备工作并禁饮食 8h。

（3）饮食护理：给予高蛋白食物以提高机体抵抗力并嘱患者注意避免感冒。

（4）体位训练：指导患者行卧位练习，患肢中立外展 30°，两腿间可放置厚枕，试穿防旋鞋。正确使用拐杖：选择适合患者身高、臂长的拐杖，拐杖的支撑角均要用橡胶装置以防滑，指导患者用拐杖支撑站立，以患肢不负重为宜。

（5）排便训练：指导患者练习使用便盆或小便器，以适应术后床上排便。

便盆使用：放置便盆时，将臀部适当抬高，既避免下肢的内收和外旋，又要防止骶尾部被便盆擦伤。

小便器使用：男患者可使用尿壶，女患者可用女式尿壶，避免频繁抬臀而增加髋部运动。

2.术后护理措施

（1）体位护理：术后给予平卧位，患肢外展 15°～30°中立位，用皮牵引制动并穿防旋鞋，防止人工髋关节脱位。搬动患者时，加强对患侧髋关节的保护，避免内收和外旋。搬运患者及使用便盆时要特别注意，将骨盆整个托起，切忌屈髋动作。

（2）生命体征观察：由于手术创伤大，应重视心血管功能变化。有条件时应使用心电监护仪，观察血压、脉搏、呼吸变化，每小时测量一次，持续 14～16h。如有血压突然升高、心律失常等情况，应及时告知医生给予处理。

（3）输液观察：由于多为老年患者，术后敏感性差，为防止急性心力衰竭和肺水肿发生，应严格掌握和控制输液速度，密切观察并记录 24h 尿量以及尿色变化。

（4）患肢血供观察：术后 48h 内应密切观察患肢末梢血供，若患肢皮肤发绀、皮温低、足背动脉搏动减弱或消失，应及时报告医生处理。术后 3～5d 行 X 线摄片，以了解人工关节置换的情况。

（5）伤口和引流管的观察：由于手术创口大，术后应充分引流，以免局部血液淤滞。观察引流液的量、色，术后早期引流量为 50～250mL/d，色淡红。为了达到术后创腔既充分引流又避免过多失血，手术当天采用非负压引流，术后一天改为持续负压引流，当 24h 引流量少于 50mL 即予拔管。如伤口敷料有较多渗血、渗液应及时更换，保持切口的干燥和清洁。

（6）并发症的预防护理

预防肺部栓塞：肺栓塞是人工关节置换术后常见并发症。术后应鼓励患者多咳嗽，促进痰液排出，必要时做雾化吸入，以稀释痰液。

预防局部感染：观察切口有无红、肿、热、痛等局部感染症状。如术后体温持续升高、3d 后切口疼痛加剧、血常规中白细胞升高、胸部 X 线示正常时，可考虑切口感染，应在继续使用抗生素的同时，加强切口换药工作。

预防髋关节脱位：应及早向患者宣教预防髋关节脱位的重要性，使之从思想上提高认识并告知具体注意事项，加强防范意识。

（7）饮食护理：术后饮食因人而异，应少食高糖、高胆固醇饮食，多食高热量、高蛋白、高维生素食物。尤其老年患者，因胃肠功能差，饮食上应遵循高钙、易消化吸收、少食多餐原则，多食蔬菜、水果,以防便秘。

(8)功能锻炼

第一阶段:术后 1~3d,主要以肌肉的静力收缩运动和远端关节的运动为主。①股四头肌训练:仰卧位,患肢外展 30°保持中立位,膝下可垫一纸卷或软枕,主动下压膝关节,保持大腿肌肉收缩状态 10s,然后放松。②踝关节跖屈、背伸运动:仰卧位,主动最大限度地进行足趾伸屈运动、踝关节背伸及抗阻训练,运动时避免髋关节内、外旋,每个动作保持 10s,再放松。③臀肌收缩运动:患者卧位伸直腿,上肢舒适地放在身体两侧,收缩臀部肌肉,保持 10s,放松。④髌骨推移运动:仰卧位,推动髌骨上、下、左、右旋转。

第二阶段:术后 4~7d,主要是加强肌肉的等张收缩和关节运动。①直腿抬高运动:仰卧位,下肢伸直抬高,要求足跟离床 20cm,开始时在空中停顿 5s,以后停顿时间逐步增加。此运动应以主动为主,被动为辅,以患者不感疲劳为宜。②屈髋、屈膝运动:仰卧位,医护人员一手托在患者膝下,一手托在足跟,在不引起疼痛情况下行屈髋、屈膝运动,但屈髋小于 45°。③抬臀运动:患者取仰卧位,双手支撑身体,抬高臀部 10cm,保持 5~10s。

第三阶段:①从术后第 8d 开始,患者疼痛已经减轻或消失,假体周围的肌肉和韧带开始修复,可循序渐进地活动,以离床训练为主。但是非骨水泥型的患者该时期的训练应在 14d 以后或更长时间进行。②侧卧位外展:翻身时护士一手托患者臀部,一手托膝部,将患者身体同时转为侧位,并在两腿间垫上枕头。③卧位到坐位训练:双手撑起,患肢外展,屈髋小于 45°,利用双手和健侧肢体支撑力将患肢移至床边,同时,护士应抬起患者上半身协助其离床,并帮助患者将下肢移到床边。④坐位到站位训练:拄拐,患肢不负重。患者移到床边,健腿先着地,患肢后触地,患侧上肢拄拐,利用健侧肢体和双手支撑力挺髋站立,扶拐在床边站立约 2min 即可,但应防止低血压和虚脱。⑤站位到行走训练:患肢不负重,行走时必须有护士或家属在旁保护,以免发生意外,时间根据患者体力,一般不超过 15min。

(四)健康教育

(1)反复强调老年患者术后功能锻炼的重要性,使其认识到进行功能锻炼是增强手术效果的必要手段,并指导其锻炼的正确方法。

(2)自理能力训练:鼓励患者在床上进行力所能及的活动,如洗脸、刷牙、梳头、进食等。在离床后,要锻炼站立时的自理活动能力,从而达到增加代谢,促进食欲,增强自信,早日康复,提高生活质量的目的。

(3)体位指导:取平卧位或半卧位,3 个月内避免侧卧。术后 3 周内屈髋小于 45°,以后根据病情逐渐增加屈髋度,但不可大于 90°。遵循"三不"原则:不要交叉双腿、不要坐矮椅或沙发、不要屈膝而坐。

(4)功能活动指导:术后 3 周内可用助行器、拐杖行走。3 个月后,患肢可逐渐负重,但拐杖的使用应坚持双拐—单拐—弃拐原则。之后可进行简单活动,如散步等。下午可适当抬高患肢,以减轻上午散步导致的水肿。6 个月内避免患肢内收和内旋,站立时患肢应尽量外展。完全康复后可进行散步、骑车、打保龄球、打乒乓球、游泳、跳舞等活动,并控制适当的体重,避免做对人工髋关节产生过度压力造成磨损的运动,如跳跃、快跑、滑冰、打网球等。

(5)日常活动指导:避免弯腰拾物,不穿系带鞋,穿裤及袜时应取伸髋屈膝位;加强营养,戒烟酒;避免体重过度增加而加重对假体的负担;尽量不要单独外出活动,外出时最好使用手杖,既可保护自己,又可向周围暗示以获取帮助。在进行一切活动时,均应减少对患髋的负重。

(6)复诊时间:术后 3 个月内,每月复诊一次;术后 6 个月内,每 3 个月复诊一次;以后每 6 个月复诊一次。若有髋部疼痛或活动后严重不适,应随时复诊。

第九章　妇产科疾病的护理

第一节　外阴、阴道手术的护理

一、外阴、阴道创伤

（一）病因

分娩是导致外阴、阴道创伤的主要原因。此外还有外伤、受到强暴至局部软组织损伤及初次性交导致阴道组织损伤等。创伤有时可伤及阴道，或穿过阴道损伤尿道、膀胱或直肠。

1.分娩损伤

分娩损伤是导致外阴阴道损伤最常见的原因。主要除了子宫收缩过强、产程进展过快、胎儿过大或头过硬、骨盆狭窄、会阴软组织异常等原因外，也与手术产及接产手法不当、缩宫素使用不当等相关，其中初产妇的发生率明显高于经产妇。

2.性交损伤

由性交引起的外阴阴道损伤多为粗暴性行为、性姿势不正确或强奸所致。初次性生活准备不足，外阴阴道发育不良、畸形，哺乳期和绝经期妇女由于雌激素水平的下降，阴道组织变脆，外阴阴道术后导致局部组织弹性降低，阴道变短等均易发生性交损伤。

3.外伤性损伤

多因不慎猛然摔跌碰撞到坚硬的物体引起，如骑自行车后摔倒，可造成外阴及阴道的损伤。

（二）临床表现

根据外阴、阴道创伤的部位、深浅、范围不同，临床表现也存在着差异。

1.疼痛

疼痛是外阴、阴道创伤的主要症状。

2.局部肿胀

水肿或血肿，为常见表现。由于外阴、阴道组织疏松、血管丰富，损伤后导致组织液渗出，及出血不易自然停止，往往形成血肿。

3.外出血

由于局部组织损伤，血管破裂，有活动出血，量可多可少，出血量多时可引起贫血及休克。

4.其他

由于疼痛,患者常出现坐卧不安,行走困难;出血量多时,可有头晕、乏力、心慌、出汗等休克前期症状;合并感染时可有发热和局部红、肿、热、痛等。形成外阴血肿时,可见外阴部有紫蓝色块状物突起,压痛明显;伤及膀胱、尿道,可有尿液自阴道流出;伤及直肠,可见直肠黏膜外翻等。

(三)辅助检查

1.病史

通过仔细的病史询问。了解损伤的原因及部位。

2.妇科检查

明确损伤的部位、范围、程度。

3.实验室检查

出血多的患者红细胞计数及血红蛋白下降;伤口感染者可见白细胞数目增高。

4.影像学检查

了解有无邻近脏器损伤。

(四)治疗方法

外阴、阴道创伤的治疗原则是确切止血、镇痛、抢救休克、防治感染。

1.有活动性出血

应立即输液、输血,纠正休克治疗。

2.局部血肿的处理

外阴、阴道小血肿,可行压迫、冷敷,使血管收缩减少出血,并严密观察血肿的情况;如血肿不继续增大,24h后改为热敷,可服中药,促进吸收。对外阴、阴道大的血肿,应立即行血肿切开缝合术,缝合出血点,关闭死腔,彻底止血。并在缝合后放置橡皮引流条,用纱条填塞压迫。当血肿巨大,止血困难时,可行选择性盆腔动脉栓塞术治疗。

3.局部伤口的处理

对局部伤口应先清理伤口,有活动性出血点应先缝扎止血,然后用肠线缝合裂伤。注意无菌操作,勿留残腔,勿损伤周围组织器官。术后防止感染,禁止性生活,直至伤口完全愈合。

4.行手术修补

直肠、尿道、膀胱的裂伤应分别予以缝合,后穹窿盆腹腔贯通伤腹腔内出血者,应急诊行开腹探查和修补术。

5.抗感染外阴、阴道血肿容易并发感染,术后应给予抗生素治疗。

(五)护理评估

1.病史

了解导致损伤的原因,以帮助准确判断病情。

2.身心状况

了解患者全身状况及局部损伤,评估疼痛的性质、程度及相关因素。了解患者受损伤后的心理状态及心理反应。

（六）护理问题

1.疼痛

与外阴、阴道创伤有关。

2.恐惧

与突发创伤事件有关。

3.潜在的并发症

失血性休克。

（七）护理措施

1.严密观察病情

对有活动性出血的患者,应密切观察生命体征及尿量的变化,并准确记录,以早期发现休克前期症状,及早治疗。注意观察血肿的大小及其变化。出血量多的患者应遵医嘱给予输血、输液及吸氧治疗。遵医嘱使用镇痛药物镇痛。

2.心理护理

了解患者及家属的心理状态,评估其焦虑、恐惧等不良情绪的程度,适时做好心理护理。鼓励患者及家属面对现实,积极配合治疗,使病情尽快恢复。

3.非手术治疗患者的护理

对血肿小,采取非手术治疗者,应嘱患者采取正确的体位,避免血肿受压;及时给予止血、镇痛药物;24h 内冷敷,使血管收缩,并降低局部神经敏感性,以达到止血镇痛的目的。24h 以后可行热敷或外阴部烤灯,促进局部水肿或血肿的吸收。治疗期间要保持外阴部的清洁、干燥,每天行外阴冲洗 3 次,大便后及时清洁外阴。

4.做好术前准备

患者需要进行手术治疗前,应做好配血,皮肤准备,并禁食禁水。向患者及家属讲解手术的必要性及注意事项,以取得配合,使患者在良好的心理状态下接受手术治疗。

5.术后护理

术后应积极为患者镇痛。血肿切开缝合术后置导尿管,患者需卧床休息,阴道内填塞纱条一般在术后 24~48h 取出,纱条取出或外阴包扎松解后应密切观察阴道及外阴伤口有无出血及有无进行性疼痛加重或阴道、肛门坠胀等再次形成血肿的症状。保持外阴部清洁、干燥。

二、先天性无阴道

先天性阴道闭锁是双侧副中肾管发育不良或双侧副中肾管尾端发育不良所致。先天性无阴道几乎均合并无子宫或仅有始基子宫,卵巢功能多正常。有些患者的外阴前庭,在相当于阴道口处,可见一浅凹或很短的管腔,此为泌尿生殖窦演变所致。

（一）病因

病因不清,一方面是阴道始基与尿生殖窦在正常阴道分化中的完整性存在争议,一方面判断确切的病因必须包括内分泌和遗传发生等调节因素。目前所知,先天性阴道闭锁既非单基因异常的结果,也非致癌物质所致。

（二）临床表现

患者体格、第二性征、外阴发育均正常,但无阴道口,或仅在前庭后部见一浅凹,偶见短浅阴道盲端。常伴子宫发育不良,多合并无子宫或仅有痕迹子宫。45％～50％患者伴泌尿道异常,10％患者伴脊椎异常。极少数子宫发育正常的患者因经血倒流,可有周期性腹痛。

（三）辅助检查

1.妇科检查

外阴检查未见阴道口或在阴道外口处有一浅窝。有正常子宫的患者出现宫腔积血时,可扪及下腹部包块。

2.B超检查

了解盆腔内生殖器情况。

（四）治疗原则

手术治疗是唯一有效的方法,尽早发现、及时行人工阴道成形术。

常见的手术方式有:①羊膜法阴道成形术;②盆腔腹膜阴道成形术;③乙状结肠代阴道成形术;④皮瓣阴道成形术;⑤外阴阴道成形术(Williams 手术)。若有正常子宫,应使阴道与子宫颈连通。

（五）护理评估

1.病史

了解患者的年龄,月经:有无原发性闭经、周期性腹痛。婚姻:是否结婚,未婚者拟定何时结婚?已婚者有无性生活困难。

2.身心状况

了解先天性阴道闭锁患者的心态、承受力、对手术的期望值。

（六）护理问题

1.自尊紊乱

与性生活困难及缺乏生育能力有关。

2.焦虑

与担心手术的效果有关。

3.疼痛

与手术及术后置放模具有关。

4.有感染的危险

与手术后及模具护理不当有关。

5.知识缺乏

缺乏术后相关知识。

(七)护理措施

1.心理护理

尊重患者,保护患者隐私。先天性阴道闭锁的患者往往羞于启齿,不愿谈论疾病,更不愿让同屋病友得知其诊断。针对患者的心理状态,在与患者的接触中,尽量选择在一个独立的、不被他人干扰的环境,努力创造轻松的氛围,以取得患者的信任。在与患者交流中应耐心倾听患者的心声,了解她们的担忧、顾虑,有针对性地给予指导,使她们能面对现实,努力配合治疗,以期达到最佳疗效。

2.术前特殊准备

根据患者情况选择适当型号的阴道模具,并准备 2 个以上的模具和丁字带,消毒后备用。另外,需根据手术方式做相应的准备,如行皮瓣阴道成形术需对一侧大腿内侧中部进行皮肤准备;行羊膜法阴道成形术需术前备好羊膜。结肠代法阴道成形术,由于需做肠吻合,术前需要进行肠道准备。

3.术后护理

(1)阴道成形术易造成会阴静脉丛、淋巴管的破坏,使会阴部静脉、淋巴回流受阻,导致外阴水肿,患者出现肿胀、疼痛感。因此,在行会阴冲洗时要注意观察患者有无会阴部的水肿,如出现水肿可遵医嘱使用 50% $MgSO_4$ 湿热敷,每日 2 次,每次 20～30min 以促使水肿的消退。

(2)患者行阴道成形术后,由于在人工腔道内填有软模具,可主诉有大便感,甚至伤口胀痛难忍,需及时通知医师并遵医嘱给予药物镇痛。少部分患者在服用镇痛药后仍无缓解,为防止软模具对人工腔道过紧的压迫,造成局部组织的缺血坏死,医师会酌情考虑提前拆线,并将软模具更换成由玻璃或硅胶制成的硬模具。

(3)正常情况下手术后 7～10d 拆线更换硬模具,由于伤口较新鲜,患者常会有明显的疼痛感,难以配合,因此,放置前半小时应遵医嘱给予镇痛药物,以缓解疼痛;放置时嘱患者深吸气,以减轻症状。

(4)手术及伤口邻近尿道、直肠,创面又有异物填塞和渗出,极易导致感染的发生,因此需加强局部护理。在术后 1d 起,每日为患者行会阴冲洗 2 次;大便后,需随时行会阴冲洗。更换硬模具后会阴冲洗改为每日 1 次。在留置尿管期间做好尿管的护理,注意有无血尿,以观察发现膀胱是否受损。注意防止尿管脱出,每日清洁尿管。同时应监测患者生命体征、血白细胞、阴道渗出物的变化;保持床单位的清洁、嘱患者勤换内裤;遵医嘱给予抗生素;开窗通风、限制探视陪伴等,以避免感染的发生。

4.教会患者更换阴道模具的方法

向患者讲解有关手术的方法、术后注意事项及置放阴道模具的重要性,使患者能够清楚地认识到正确置放模具是手术成功的关键。出院前,护士应评估患者是否已掌握了正确的放置方法。

5.健康及随访指导

（1）健康指导

①模具更换：出院回家后，每日需更换 1 次模具。更换模具前，一定要先清洗双手，再用 1：40 的络合碘溶液冲洗阴道，并将无菌模具全部放入阴道内，之后使用卫生带兜紧。一旦不慎使模具脱落，一定要在 15～20min 重新放入 1 个无菌阴道模具。在家，模具清洗及用含氯消毒液浸泡后，可采用煮沸或络合碘浸泡消毒法进行消毒。②术后由于伤口疼痛和活动不便，加之饮食不当容易出现便秘。便秘时，腹压增加，极易使模具脱出。因此，患者除进高蛋白、高维生素、易消化的饮食外，更需富含粗纤维的饮食及增加饮水量，同时适当活动，保证大便的通畅。

（2）随访指导：患者出院后仍需要不。间断地置放模具 3～6 个月，以后定期随诊，根据具体情况，遵医嘱可酌情减少戴模具的时间。

三、尿瘘

尿瘘是指生殖道与泌尿道之间形成的异常通道，表现为尿液自阴道流出，不能控制。包括膀胱阴道瘘、尿道阴道瘘、输尿管阴道瘘等，其中最常见的是膀胱阴道瘘。尿瘘管是一种极为痛苦的损伤性疾病。由于不能自行控制排尿，外阴部长期浸泡在尿液中，不仅给患者带来肉体上痛苦，精神上的负担也很重。

（一）病因

导致泌尿生殖瘘的原因很多，常见的病因是产伤和盆腔手术损伤。

1.产伤

是引起尿瘘的主要原因（约占 90%）。主要由于头盆不称、胎位异常、胎儿过大，产程延长，尤其是在第二产程，阴道前壁、膀胱、尿道被挤压在胎头和耻骨联合之间，导致局部组织缺血坏死形成尿瘘。在产科手术中直接造成的损伤。

2.妇科手术损伤

经腹或经阴道进行盆腔的妇科手术损伤均可能导致尿瘘。通常是由于分离组织粘连造成的损伤。

3.其他原因

外伤、放疗后、晚期生殖泌尿道肿瘤、子宫托安放不当等均可造成尿瘘。

（二）临床表现

1.漏尿

是最主要的症状。尿液不能控制地从阴道流出。膀胱阴道瘘、膀胱尿道阴道瘘，瘘孔位于尿道内口及（或）以上者，如瘘孔较大，尿液全部由阴道内漏出，而患者完全不能排尿；若瘘孔较小，而瘘孔周围有肉芽形成瓣状，患者往往能控制一部分尿液，而当膀胱过度充盈时，有溢尿现象。

2.局部刺激

外阴部、臀部、大腿内侧皮肤,由于长期受尿液的浸渍,发生不同程度的皮炎、皮疹和湿疹,造成局部刺痒与灼痛,影响日常生活。

3.尿路感染

尿瘘患者有时可有不同程度的泌尿系感染症状,出现尿频、尿急、尿痛及下腹部不适等症状。

4.闭经

可能由于精神创伤,15%的尿瘘患者可有继发性闭经或月经失调。

5.精神痛苦

由于漏尿,影响患者的学习和生活,特别是影响其社交活动,给患者带来巨大的精神痛苦,以致出现精神抑郁。

(三)辅助检查

1.亚甲蓝试验

可明确瘘孔位置和辨认小瘘孔。将 $100\sim200mL$ 亚甲蓝稀释液注入膀胱,自阴道壁有蓝色液流出者为膀胱阴道瘘。自宫颈口或其裂伤中流出者,可为膀胱宫颈瘘或膀胱子宫瘘。如无蓝色液体流出,则应怀疑为输尿管瘘。

2.靛胭脂试验

目的在于诊断输尿管瘘。凡经亚甲蓝试验阴道无蓝色液体流出者,可静脉注入靛胭脂 $5mL$,$5\sim10min$ 后观察阴道有无蓝色液体流出,有则可诊断输尿管阴道瘘。

3.膀胱镜、输尿管镜检查

了解膀胱容积、黏膜情况,有无炎症、结石等,明确瘘孔位置、大小、数目及其与膀胱三角的关系等。输尿管镜检查可以明确输尿管受阻的部位。

4.静脉肾盂造影

有助于了解肾功能、输尿管通畅情况。方法是静脉注入 76% 泛影葡胺,分别在注射后 $5min$、$15min$、$30min$、$45min$ 摄片,据显影情况做出诊断。

5.肾图

目的在于了解肾功能及上尿路通畅情况。

(四)治疗方法

尿瘘的治疗以手术修补为主。非手术治疗仅限于分娩或手术后1周内发生的膀胱阴道瘘和输尿管小瘘孔,置留置尿管 $2\sim4$ 周有愈合的可能。

手术治疗中重要的是手术时间的选择。直接损伤的尿瘘应尽早手术。其他原因所致的尿瘘应等 $3\sim6$ 个月,待组织水肿消退、局部血液供应恢复正常再行手术。如修补手术失败,应至少等3个月后再进行第2次修补术。

(五)护理评估

1.病史

了解患者产史及盆腔手术史。了解患者既往病史,如肿瘤、结核及是否接受放射治疗等情况。

2.身心情况

评估患者漏尿情况,有无自主排尿等。评估患者的心理状态及患病后的心理感受等。

(六)护理问题

1.焦虑

与疾病造成的生活质量下降有关。

2.有皮肤完整性受损的危险

与溢尿时尿液刺激皮肤有关。

3.社交孤独

与长期漏尿,不愿意与人交往有关。

4.有感染的危险

与长期溢尿及手术有关。

5.知识缺乏

与缺乏疾病相关知识及术后相关知识有关。

(七)护理措施

1.心理护理

热情接待患者,主动关心患者,认真倾听患者的主诉。讲解有关疾病的知识及手术前后的注意事项,让患者了解手术方法及效果,增强其治疗疾病的信心,使其主动配合治疗及护理。

2.适当体位

对有些妇科手术后所致的小瘘孔,给予保留尿管,并根据瘘孔的位置采用正确的体位,使小瘘孔自行愈合。一般采用使瘘孔高于尿液液面的位置。

3.保证液体入量

由于有漏尿的症状,患者往往不愿意喝水,造成尿液呈酸性,这样漏出的尿液对皮肤刺激更大。因此,应嘱咐患者多饮水,一般每天入量不要少于3000mL,必要时按医嘱静脉输液,以保证液体入量,达到稀释尿液、自动冲洗膀胱的目的,减少漏出的尿液对患者皮肤的刺激。

4.做好术前准备

除按一般外阴阴道手术前准备外,协助患者每天用低浓度的消毒液坐浴,常用的有1∶5000的高锰酸钾和0.02%的碘伏液等。外阴局部有湿疹的患者,可在坐浴后进行红外线照射治疗,然后涂氧化锌软膏,使局部干燥,患者舒适。按医嘱使用抗生素治疗。老年妇女和闭经者遵医嘱术前1周开始服用雌激素,或阴道局部应用含雌激素的软膏,以促进术后阴道上皮生长,有利于伤口愈合。

5.术后护理

术后患者的护理是手术成功的关键,除一般护理外,应根据患者瘘孔的位置选择体位。如膀胱阴道瘘中,如瘘孔在膀胱后底部者,应取俯卧位;瘘孔在侧面者应健侧卧位,使瘘孔居于高位,减少尿液对修补伤口处的浸泡。保留尿管者,应注意防止尿管脱落,勿打折、堵塞,保持其通畅,避免膀胱过度充盈影响伤口愈合。一般情况尿管要保留 10～14d,拔管后协助患者每 1～2 小时排尿 1 次,以后可慢慢延长排尿时间,但应避免膀胱过度膨胀,术后要加强盆底肌肉的锻炼,同时积极预防咳嗽、便秘等使腹压增加的因素及避免增加腹压的动作。

6.健康教育

(1)患者出院后应按医嘱服用药物,告知患者服药的方法及注意事项。

(2)出院 3 个月内禁止性生活及重体力劳动。

(3)如出现咳嗽、便秘等应积极治疗。

(4)保证营养物质的摄入,进食高蛋白、高维生素、高纤维素、低脂的饮食,注意粗细粮的搭配。

(5)如再次出现漏尿要及时到医院就诊。

(6)保持外阴清洁干燥,每日清洗外阴,勤更换内裤。

四、盆底功能障碍性疾病

盆底肌肉群、筋膜、韧带及其神经构成辅助的盆底支持系统,其相互作用和支持、维持盆腔器官的正常位置。女性盆底功能障碍是各种原因导致的盆底支持薄弱,进而盆腔脏器移位所引发其他盆腔器官的位置和功能异常。盆底功能障碍性疾病是中老年女性常见病,发病率约为 40%,主要包括盆腔器官脱垂及压力性尿失禁。随着人口老龄化,盆腔器官脱垂发病率还将上升。

(一)女性盆底组织解剖和功能

女性盆底是由封闭骨盆出口的多层肌肉和筋膜组成,有尿道、阴道和直肠经此贯穿而出。盆底肌肉群、筋膜、韧带及其神经构成了复杂的盆底支持系统,其互相作用和支持,承托并保持子宫、膀胱和直肠等盆腔脏器的正常位置。

盆底前方为耻骨联合下缘,后方为尾骨尖,两侧为耻骨降支、坐骨升支及坐骨结节。盆底由外、中、内 3 层组织构成。外层即浅层筋膜与肌肉;中层即泌尿生殖膈,由上下 2 层坚韧的筋膜及一层薄肌肉组成;内层为盆底最坚韧的一层,由肛提肌及筋膜所组成。

盆底肌肉是维持盆底支持结构的主要成分,其中,肛提肌起着最主要的支持作用,其对盆腔脏器有很强的支持作用。

(二)子宫脱垂

子宫从正常位置沿阴道下降或脱出,当宫颈外口达坐骨棘水平以下,甚至子宫全部脱出阴道口以外,称子宫脱垂。

1.病因

(1)分娩损伤:是发生子宫脱垂的解剖学基础。分娩过程中软产道及其周围盆底组织极度扩张,肌纤维拉长或断裂,特别是第二产程延长和助产手术分娩所导致的损伤。产后过早从事重体力劳动,也会影响盆底组织张力的恢复,导致尚未复旧的子宫有不同程度的下移。常伴有阴道前后壁膨出。

(2)支持子宫组织疏松薄弱:①绝经后雌激素水平的降低,使盆底组织萎缩退化而薄弱。②营养不良导致的子宫支持组织薄弱。③盆底组织先天发育不良。④多产妇、多次分娩影响盆腔支持组织的恢复。

(3)腹腔内压力增加:长期慢性咳嗽、长期站立工作、长期重负荷体力劳动、久蹲、便秘、腹水或盆腹腔巨大肿瘤等造成长期腹压增加,可加重或加快发生子宫脱垂。

2.临床分度

(1)子宫脱垂分度:子宫脱垂是以患者平卧用力向下屏气时子宫下降的最低点为分度标准,将子宫脱垂分为3度。

Ⅰ度:子宫颈下垂距处女膜<4cm,但未脱出阴道口外。轻型:宫颈外口距处女膜缘<4cm,未达处女膜缘。重型:宫颈已达处女膜缘,阴道口可见子宫颈。

Ⅱ度:子宫颈及部分子宫体已脱出阴道口外。轻型:宫颈脱出阴道口,宫体仍在阴道内。重型:部分宫体脱出阴道口。

Ⅲ度:子宫颈及子宫体全部脱出阴道口外。

(2)POP-Q分类法:目前国际上多采用国际节制协会1996年公布的POP-Q评估系统。此系统是分别利用阴道前壁、阴道顶端、阴道后壁上的2个解剖指示点与处女膜的关系来界定盆腔器官的脱垂程度。与处女膜平行以0表示,位于处女膜以上用负数表示,处女膜以下用正数表示。阴道前壁上的2个点分别为Aa和Ba。阴道顶端的2个点分别为C点和D点。阴道后壁上的2个点分别与阴道前壁的2个点是对应的,分别是Ap和Bp。另外包括阴裂(gh)的长度,会阴体(pb)的长度,以及阴道的总长度(TVL)。

阴裂(gh)的长度为尿道外口正中线到处女膜后缘的中线距离。

会阴体(pb)的长度为阴裂的后端边缘到肛门中点距离。

阴道的总长度(TVL)为总阴道长度。

3.临床表现

轻度患者一般无自觉症状。Ⅱ、Ⅲ度子宫脱垂对子宫韧带有牵拉,患者会出现盆腔充血,有不同程度的腰骶部酸痛或下坠感,站立过久或重体力劳动后症状明显,卧床休息后会减轻。重度患者常伴有直肠、膀胱膨出,出现排便、排尿困难,易发生尿路感染。患者外阴"肿物"脱出,行动不便,轻者卧床后"肿物消失",重者"肿物"一直存在,不可还纳。暴露在外的宫颈由于长期受到摩擦,组织增厚、角化、出现溃疡、分泌物增多或因感染导致脓性分泌物。子宫脱垂很少影响月经,也不影响受孕、妊娠、分娩,但子宫脱垂不可还纳者,可因子宫颈水肿而宫颈扩张困难导致难产。

4.辅助检查

(1)妇科检查时嘱患者平卧,并向下屏气或加腹压,判断子宫脱垂的程度,并予分度,同时观察有无溃疡及溃疡的大小、部位、深浅等情况。在患者膀胱充盈时嘱其咳嗽,观察有无溢尿。

(2)宫颈细胞学检查。

(3)做双合诊检查子宫两侧有无包块。

5.治疗原则

治疗方法应根据患者的情况进行选择,但要以安全、简单和有效为原则。

(1)支持治疗:加强营养,适当安排休息和工作,避免重体力劳动,保持大便通畅,积极治疗使腹压增高的咳嗽、便秘等慢性疾病。加强盆底肌肉和筋膜张力,促进盆底功能恢复。

(2)非手术治疗

①子宫托:子宫托是一种支持子宫和阴道壁并使其维持在阴道内而不脱出的工具。适用于不同程度的子宫脱垂和阴道前后壁脱垂的患者,但不能应用于重度子宫脱垂伴盆腔明显萎缩以及宫颈或阴道壁有炎症和溃疡的患者,经期和妊娠期停用。目前以环形、喇叭花形和球形的子宫托最为常用。使用时要选用大小合适的子宫托,第 1 次使用要在医生的指导下进行安置。白天使用,晚上取出洗净备用,使用后每 3 个月复查 1 次。

②盆底肌肉(肛提肌)锻炼:适用于轻度子宫脱垂者。可配合服用中药补中益气汤同时进行。

③改善全身情况:治疗使腹压增高的慢性疾病;绝经者在妇科内分泌医生指导下适量补充雌激素;注意劳逸结合。

(3)手术治疗:适用于非手术治疗无效、子宫脱垂Ⅱ度及以上或 POP-Q 分期Ⅲ度以上的患者。手术治疗原则为恢复正常子宫解剖位置或切除子宫及阴道壁多余黏膜,缝合修补盆底肌肉,特别是肛提肌,重建会阴体,合并中度以上压力性尿失禁应同时行膀胱颈悬吊术。手术方式根据患者年龄、生育要求及全身健康情况选择。常用的手术方法有曼式手术、经阴道子宫全切术及阴道前后壁修补术、阴道封闭术、子宫悬吊术。

6.护理评估

(1)病史:评估患者的饮食习惯,了解月经史、孕产史及产后是否过早重体力劳动等情况。了解其有无慢性病,如便秘、慢性咳嗽、盆腹腔巨大包块等。

(2)身心状况:子宫脱垂的分度,脱出物是否可回纳,若不可回纳,有无糜烂、破溃,患者的排尿、排便情况。若有这些症状,可给患者带来极大的生理、心理上的痛苦。

7.护理问题

(1)组织完整性受损:与子宫脱垂后子宫颈、体及阴道前后壁摩擦所致的糜烂、溃疡有关。

(2)有感染的危险:与摩擦所致的溃疡有关。

(3)自我形象紊乱:与子宫脱垂及切除子宫有关。

(4)知识缺乏:与缺乏相关知识有关。

8.护理措施

(1)心理护理:子宫脱垂病程较长,护士应亲切地对待患者、理解患者;鼓励患者说出自己的疾苦;讲解疾病知识和预后,协助患者早日康复。

(2)日常护理指导患者:①重度脱垂者如子宫脱出后应及时回纳,避免过久的摩擦。病情重,不能回纳者需卧床休息,减少下地活动次数、时间。②保持外阴部的清洁、干燥,每日使用流动的清水进行外阴冲洗,禁止使用酸性或碱性等刺激性药液。若出现溃疡需遵医嘱于冲洗后涂抹溃疡油;有感染时,需遵医嘱使用抗生素。③冲洗后嘱患者更换干净的棉制紧内裤,或用清洁的卫生带、丁字带,它们可有效地支托下垂的子宫,避免或减少摩擦。④使用纸垫时需选择吸水性、透气性均佳的用品。⑤进食高蛋白、高维生素的饮食,促进溃疡面愈合,增加机体抵抗力。

(3)子宫托的使用:使用子宫托的患者需注意:选择合适的型号、详细学会放置的方法、保持子宫托及阴道的清洁,防止感染发生。另外,子宫托应每天早上放入阴道,睡前取出消毒后备用,避免放置过久压迫生殖道而致糜烂、溃疡,甚至坏死造成生殖道瘘。上托后,分别于第1个月、3个月、6个月时到医院检查1次,以后每3～4个月到医院检查1次。

(4)手术前护理:术前5d开始阴道准备,根据患者子宫脱垂的程度可进行坐浴或阴道冲洗,有溃疡的患者冲洗后局部涂抹抗生素软膏。因子宫颈无感觉,冲洗时要注意冲洗液的温度,一般在41℃～43℃为宜。其他护理同外阴阴道手术护理。

(5)术后护理:术后除按一般外阴阴道手术护理外,应注意子宫脱垂患者术后应卧床休息7～10d。留置尿管10～14d,保持尿管通畅。避免增加腹压的动作;术后要保持大便通畅,并每天进行外阴冲洗2次。

(6)术后宣教:子宫脱垂术后存在复发的可能,因此患者术后仍需注意休息。不能从事重体力劳动、举重物、长时间站立、行走,预防咳嗽及便秘等使腹压增加的活动及慢性病。术后要坚持做肛提肌的锻炼,使松弛的盆底组织逐渐恢复张力并起到进一步的预防作用。术后一般休息3个月,出院后1、3个月时进行复查。

(7)预防措施:①实行计划生育,避免多孕、多胎。②医护人员提高助产技术。③进行产后体操锻炼,帮助机体恢复。④产后避免重体力劳动,以免影响盆底支持组织的恢复。⑤盆底肌肉组织的锻炼:每日做收缩肛门运动2～3次,每次10～15min。⑥积极治疗使腹压增加的慢性疾病,如咳嗽、便秘等。⑦避免长时间的站立、行走、久蹲。⑧更年期及绝经期的妇女在妇科内分泌医生的指导下使用激素替代疗法,并定期复查。⑨注意饮食结构,保证营养物质及粗纤维的摄入,防止便秘。⑩注意体育锻炼,提高身体素质。

五、外阴、阴道手术患者的护理

(一)手术种类
外阴手术是指女性外生殖器部位的手术,主要包括外阴癌根治切除术、前庭大腺切除术、处女膜切开术、阴式子宫切除术、阴道成形术、阴道前后壁修补术、尿瘘修补术等。

(二)手术护理
1.手术前准备
(1)做好心理护理:帮助患者积极配合治疗。

(2)皮肤准备:常在术前1d进行,其范围上至耻骨联合上10cm,下包括外阴部、肛门周围、臀部及大腿内侧上1/3。

(3)肠道准备:同腹部手术涉及肠道者。

(4)阴道准备:术前3d开始进行阴道准备,一般行阴道冲洗或坐浴,每天2次,常用1:5000高锰酸钾等溶液。术日晨用消毒液进行阴道和宫颈消毒。必要时宫颈涂甲紫。

2.手术后护理

(1)体位:处女膜闭锁及有子宫的先天性无阴道患者,术后应采取半卧位,以利于经血的流出;外阴根治术后的患者则应取平卧位,双腿屈膝外展,膝下垫软枕,以减轻腹股沟及外阴部的张力,有利于切口的愈合;行阴道前后壁修补术或盆底修补术后的患者以平卧位为宜,禁止半卧位,从而降低外阴、阴道张力,促进切口的愈合。

(2)疼痛护理:护士应该正确评估患者的疼痛情况,采取多种措施镇痛,如更换体位、应用自控镇痛泵、按医嘱及时给予镇痛药物等,并及时、准确地评价镇痛效果。

(3)切口护理:外阴部肌肉组织较薄、张力大,切口不易愈合,有的外阴部手术需加压包扎或阴道内留置纱条压迫止血。应观察切口有无渗血、红肿热痛等炎性反应征象;并仔细观察切口周围皮肤的颜色、温度、湿度以及有无皮肤或皮下组织坏死等。

(4)保持外阴清洁干燥:每天行外阴擦洗2次,观察阴道分泌物的量、性质、颜色及有无异常气味。手术3d后可行外阴烤灯,以保持切口干燥,促进血液循环,有利于切口的愈合。

(5)保持大小便通畅:外阴、阴道手术一般留置尿管5～7d,应注意保持尿管的通畅,并做好保留尿管患者的护理;拔除尿管以后,观察患者自排小便情况。为防止大便对切口的污染及排便时对切口的牵拉,以控制术后5d大便为宜。术后第3天开始可服用液状石蜡30mL,每晚1次,使大便软化,避免排便困难。

(6)出院指导:嘱患者避免增加腹压的动作,如蹲、用力大便等,以免增加切口局部的张力,影响切口的愈合;逐渐增加活动量,避免重体力劳动;保持外阴部的清洁,防止感染;出院1个月后到门诊检查术后恢复情况,术后3个月再次到门诊复查,经医生检查确定切口完全愈合后方可恢复性生活;休息过程中,如有切口异常应及时就诊。

第二节　分娩镇痛的护理

分娩疼痛是客观事实,分娩疼痛有生理及心理因素。分娩镇痛可提高分娩期母婴安全、缩短产程,减少手术产率,减少产后出血,降低胎儿缺氧及新生儿窒息的发生,支持产妇心理健康。产痛的发生是一个复杂的生理和心理过程,产妇疼痛感受有很大的差异。产痛的原因主要是由于子宫收缩时肌纤维拉长或撕裂,血管受压致缺血缺氧,刺激神经末梢上传到大脑痛觉中枢引起疼痛。其次胎儿通过产道时对产道的压迫造成损伤,牵拉产生疼痛,多数产妇和胎儿能够耐受产痛。如果产妇过度的紧张,焦虑和惊恐,体内致痛物质分泌增加可加重疼痛。紧张-焦虑-疼痛恶性循环,可以互相转化。产科的镇痛不是无痛,而是医务人员采取各种方法减轻产痛,达到产妇觉得可以忍受的程度。

一、减轻产痛应具备的要求

镇痛的方法应该对母亲、胎儿、新生儿无影响;不影响子宫收缩;对产程无负面影响;减痛的方法要起效快,作用可靠;方法简便,产妇要清醒参与配合。

二、镇痛方法

即药物镇痛法和非药物镇痛法。

1.非药物镇痛法

世界卫生组织在 1996 年 1 月出版的正常分娩监护使用手册中提出鼓励和提倡使用非药物镇痛措施,因为,非药物镇痛方法对母婴没有不良影响。

(1)环境的改变:分娩环境影响产妇的心理状态,如果产妇处于一种紧张喧闹的环境可造成精神紧张,心情烦躁。现代化的产房要求是单人房间,有利于丈夫陪伴分娩、保护产妇隐私、保证休息,保证母婴安全。

房间墙壁粉刷成温馨的颜色,可以悬挂图片,照片等装饰物,使产妇进入房间后感觉温馨的像家一样。产房内设置产床、辐射台、电视、音响、分娩球、分娩椅等设施以保证产妇待产和分娩。

(2)开展健康宣教与产妇交流:开展多种形式健康指导与咨询,增进孕妇与助产士之间的理解和信任,解决她们心中的疑虑,提供心理支持使孕妇有充分的心理准备进入产程。

(3)精神支持:产程中,医务人员开展导乐陪伴分娩,进行心理疏导,及时通报产程进展情况,运用鼓励性语言等做到心理支持。

(4)开展家属陪伴分娩:鼓励丈夫参与分娩非常重要,丈夫可以给妻子提供最好的心理支持,在陪产的过程中,给妻子爱抚和安慰,减少了产妇的孤独感,帮助产妇按摩、擦汗、提醒呼吸的节律等。

(5)鼓励孕妇采取自由体位:为减轻产妇待产过程中的不适,加速产程进展,产妇在待产过程中应多下床走动,根据自己的情况采取站立、走动、摇摆和旋转骨盆、蹲、跪、坐等姿势。尽量保持上身直立的姿势,这样胎头会与宫颈贴得紧密,宫缩时有效地扩张宫颈,促进产程进展。孕妇走动时,其骨盆的轻微摆动有利于胎头在骨盆中转动,孕妇卧床时尽量采取侧卧位,有利于胎头的旋转。

(6)呼吸调节:在待产过程中运用呼吸技巧,可以提高产妇对疼痛的阈值,增加其适应子宫收缩的能力,达到放松的效果。

(7)冷、热敷:冷敷、热敷用来促进临产妇的舒适松弛以减轻疼痛,可以用冷毛巾为其敷前额、面部,用热水袋热敷腰部,但要注意不要伤害皮肤,也可淋浴或泡在浴缸中利用水温和水的浮力减轻疼痛。

(8)其他方法:按摩、聊天、看电视、听音乐、针灸等,对减轻产痛均有帮助。

2.药物镇痛

临产时应用药物镇痛,以最小有效剂量为原则。常用的方法有:会阴局部麻醉、阴部神经阻滞、宫颈旁局部麻醉、腰麻、骶管阻滞和腰段硬膜外麻醉。应用腰麻、骶管阻滞、硬膜外麻醉时,应做好上肢静脉输液、供氧及急救物品,以应对意外的抽搐、呼吸抑制及血压降低。

第三节 孕期的护理

一、孕期监护与管理

孕期监护是指对孕妇进行定期产前检查,明确孕妇和胎儿的健康情况,及早发现及干预妊娠期的异常情况,对孕妇进行卫生指导等。

(一)首次产前检查

1.护理评估

(1)一般情况:孕妇姓名、年龄、职业、结婚年龄、孕产史、丈夫情况。

(2)月经史。

(3)本次妊娠经过。

(4)既往史:有无高血压、心、肺、肝、肾疾病,内分泌疾病,血液疾病,结核病和其他传染病史及治疗情况,有无手术史及不良孕产史,有无食物或药物过敏史,有无输血史。

(5)家族史:询问家族中有无高血压、糖尿病、双胎、结核病、遗传病等病史。

(6)心理状况:了解孕妇和家属的心理状况,对妊娠的态度、看法及感受,对婴儿的性别有无期望;是否焦虑、恐惧,家庭经济状况、孕妇的社会支持系统如何。

2.护理要点

(1)观察全身情况:主要观察精神状态、发育、营养情况;测身高、体重、血压。检查全身皮肤黏膜有无皮疹、黄染。脊柱及四肢有无畸形。

(2)计算预产期和孕周:方法是,末次月经第 1 天所在的,月份数加 9 或减 3,天数加 7。

(3)妇科检查:包括妇科器检查和双合诊(早孕者)。

(4)产科检查

①视诊:注意腹部的形态,有无瘢痕等。

②触诊:通过四部手法检查胎先露、胎方位,测量腹围、宫高,注意子宫大小是否与妊娠月份相符。

③听诊:听取胎心音,正常为 $120\sim160$ 次/min。

(5)实验室检查:血常规和 Rh 血型、尿常规、RPR、HBsAg+HCV、珠蛋白生成障碍性贫血常规+G-6PD、肝酶学检查、HIV 等。

(6)B 超检查:一般分别于发现妊娠时、妊娠 $11\sim13^{+6}$ 周、$20\sim24$ 周、$30\sim32$ 周以及 37 周

以后各做 1 次。

(7)其他血液检查:如 AFP 定量和 β-HCG、糖尿病筛查等。

(8)产前检查时间:确诊早孕时即可开始做产前检查;一般是妊娠 20～28 周每 4 周检查 1 次,28～36 周每 2 周检查 1 次,36 周后每周检查 1 次。有特殊情况者适当增加产检次数。

(9)分诊

①须转高危门诊者:如前置胎盘、胎儿宫内生长受限、母儿血型不合、羊水异常、多胎妊娠及其他合并症等。

②须转优生遗传门诊者:高龄孕妇、习惯性流产史、不良孕产史、遗传性疾病史或染色体异常、孕期感染五项异常、夫妇双方珠蛋白生成障碍性贫血等。

3.健康教育

(1)妊娠保健知识教育,告知产前检查的时间。

(2)心理指导:为孕妇及其亲属提供相关的心理辅导,以适应孕期的角色转变与身体的变化。

(3)饮食指导:饮食应多样化,保证热量、蛋白质、维生素、矿物质等的供给,但不宜饮酒及吃辛辣和刺激性食物。

(4)作息指导

①大多数孕妇在整个孕期可照常工作,但避免过重体力劳动和提重物;适当参加活动,以不感到疲惫为原则。

②注意休息,保证每天有 8～9h 的睡眠时间。避免长时间坐位,因会增加静脉血栓形成。

(5)用药指导:妊娠期用药必须在医生指导下合理使用。

(6)指导自数胎动:妊娠 28 周开始每天数胎动并记录,每日 3 次(最好于进餐 1h 后开始计数),每次 1h,正常情况 12h 胎动(3h 结果×4)应>30 次。

(7)行为指导

①卫生:衣服要宽大,勤换洗,不应盆浴,以防逆行感染。

②性生活:孕妇一般不必限制性生活,但如果有妊娠合并前置胎盘或既往有流产史,或出现早产风险者建议避免性生活。

(二)复诊产前检查

1.护理要点

(1)询问前次产前检查后,有无特殊情况出现。

(2)评估孕妇对孕期监护和保健知识的掌握情况。

(3)测体重、血压,必要时检查尿蛋白。

(4)测量腹围、宫高、胎位、胎心音,了解先露入盆情况。

(5)检查有无水肿,尤其注意下肢有无水肿。

(6)必要的辅助检查及相关疾病筛查。

(7)有异常转到高危门诊作相应处理。

2.健康教育

(1)孕期特殊检查(见首次产前检查)的时间与配合方法。

(2)督促妊娠达 28 周的孕妇参加产前学习班。

(3)进行孕期卫生保健指导,预约下次复诊日期。

(三)孕妇管理

根据卫生部的要求,实行孕产期系统保健的三级管理,推广使用孕产妇系统保健手册。

(1)三级管理。一级机构(基层医院或保健站)对全体孕产妇负责,定期检查一旦发现异常,及早将高危孕妇或高危胎儿转至上级医院进行监护处理。

(2)使用保健手册需从确诊早孕时开始,凭保健手册定期作产前检查;分娩后需将分娩及产后母婴情况填写完整后将手册交给产妇居住的基层医疗保健组织,由街道卫生院进行产后访视后将保健手册汇总送至县、区妇幼保健所进行详细的统计分析。

二、孕期常见症状及其处理

1.消化系统症状

早期妊娠常见的反应有食欲缺乏、恶心、呕吐等。指导孕妇保持心情愉快及环境空气流通;饮食宜清淡,少吃多餐或餐后散步。如果症状严重且消瘦乏力、少尿,则应及时到医院诊治。

2.尿频、尿急

应指导孕妇学会做缩肛运动,增强排尿控制能力;有尿意则及时排空膀胱,切勿以减少液体入量来解除尿频。

3.晕厥

妊娠早期平卧突然坐起、下蹲后突然站起或长期站立易出现晕厥。指导孕妇动作要慢,出现症状时要及时坐下或躺下作深呼吸,有助血液回流及避免跌倒受伤。

4.白带增多

阴道分泌物增多,如白带为黄色或凝乳样且外阴奇痒时则是阴道炎,必须去医院治疗。

5.便秘

宜增加纤维及水分的摄入;适当参加运动和活动;养成定时排便习惯,必要时使用开塞露或缓泻药。

6.痔疮

预防措施是调节饮食,多吃蔬菜、水果,戒辛辣食物。痔疮通常在分娩后可缩小,如痔疮脱出,可行手法还纳。

7.下肢及外阴静脉曲张及下肢水肿

指导孕妇避免过久站立,坐位或卧位时应抬高下肢,可作足背屈曲运动,穿弹性裤/袜。会阴水肿者可抬高臀部休息,如水肿明显且休息后不消退,则属病态。

8.下肢肌肉痉挛

痉挛发作时,应抬高下肢,将脚和足趾向上扳,使踝关节屈曲,腓肠肌被拉伸,疼痛可迅速减轻。平时可作局部按摩、热敷或活动下肢有助血液循环以及按医嘱补充钙剂、维生素 D 和晒太阳等提高血钙水平。

9.腰背痛

主要的预防方法是保持正确的日常生活姿势。

10.坐骨神经痛

疼痛严重时活动受限，走路跛行。治疗方法主要是卧床休息，补充 B 族维生素，产后压迫解除，疼痛随之消失。

11.耻骨联合痛

指导孕妇应少活动并指导活动的方法，多卧床休息，可使用腹带固定骨盆，产后症状会逐渐好转。

12.仰卧位低血压综合征

应避免长时间仰卧。

13.皮肤的潮红瘙痒等

避免太阳光暴晒，补充 B 族维生素，避免用碱性强、刺激性大的洗浴液和化妆品。

三、胎儿健康状况的评估

（一）胎儿心率的评估

正常值为 120~160 次/min。

（二）胎动

正常情况 12h 胎动应＞30 次，12h 内胎动数不得少于 10 次。12h 胎动次数少于 10 次或逐日下降＞50% 而不能恢复者，表示胎儿可能存在缺氧，应立即就诊。胎动计数方法见本节中的孕期监护与管理。

（三）胎儿电子监护

1.胎心率

胎儿监护仪记录的胎心率可有两种基本变化，即基线胎心率（BF-HR）及周期性胎心率。

（1）基线胎心率：指在无宫缩或无胎动时记录的 FHR，正常为 120~160 次/min。

（2）周期性胎心率：指与宫缩有关的 FHR 变化。可分为

①加速型：此结果表示胎儿情况理想。

②无变化型：见此结果时，须了解孕妇进食情况，饥饿者嘱及时进食；刺激胎动；协助孕妇取左侧卧位；通知医生协助供氧。

③减速型、正弦波型：出现胎心减速或正弦波型时须协助孕妇改变体位、报告医生，根据医嘱供氧或协助行紧急剖宫产准备。

2.预测胎儿宫内储备能力的方法与结果解释

（1）无应激实验（NST）：观察无宫缩时，胎动和胎心率之间的关系。持续监护 20~40min，

其结果如下。

①有反应型：胎心率基线正常、稳定，20min 内有 2 次或以上胎动伴有 FHR 加速＞15/min，持续时间＞15s，此结果表示胎儿情况理想。

②无反应型：20min 内无胎动或胎动少于 2 次，胎动后无加速或虽有加速但幅度＜15/min，持续时间＜15s，此时应寻找原因。

(2)催产素激惹实验(OCT)：了解胎儿的储备能力，预测胎儿能否耐受临产过程。其结果如下。

①阴性：10min 有 3 次有效宫缩(宫腔内压力达 25～30mmHg，持续时间≥30s)，而不出现胎心率的晚期减速，胎动后胎心率加速。此结果提示胎盘储备功能良好。

②阳性：＞50％的宫缩时出现胎心率的晚期减速，胎动后无胎心率加速，表明胎盘功能不良，胎儿有慢性宫内缺氧。

③可疑：宫缩后偶见 FHR 晚期减速，胎动后胎心率有时加速，有时不加速，此种结果应于 24h 重复实验。

(四)胎儿生物物理监测

这是综合胎儿监护及 B 超检查以判断胎儿有无急性或慢性缺氧的一种监护方法：BBP ≥8分，无胎儿宫内窘迫；5～7 分为可疑胎儿宫内窘迫，＜6 分应考虑终止妊娠；≤4 分表示胎儿严重缺氧，需终止妊娠。

(五)胎盘功能检查

1.胎动

与胎盘血管状态关系密切，胎盘功能低下时，胎动每 12h＜10 次。

2.孕妇尿雌三醇值

评估胎儿胎盘单位功能。24h 尿＞15mg 为正常值，10～15mg 为警戒值，＜10mg 为危险值。也可测尿雌激素/肌酐比值，＞15 为正常值，10～15 为警戒值，＜1d 为危险值。有条件者还可测血清游离雌三醇值，正常足月妊娠时临界值为 40nmol/L，低于此值提示胎盘功能低下。

3.测定孕妇血清人胎盘生乳素(HPL)

足月妊娠 HPL 值为 4～11mg/L。若该值于足月妊娠时＜4mg/L，或突然降低 50％，提示胎盘功能低下。

4.缩宫素激惹试验(OCT)

NST 试验无反应型需作 OCT，OCT 阳性提示胎盘功能减退。

5.阴道脱落细胞检查

舟状细胞成堆、无表层细胞、嗜伊红细胞指数(EI)＜10％、致密核少者，提示胎盘功能良好；舟状细胞极少或消失、有外底层细胞出现、EI＞10％、致密核多者，提示胎盘功能减退。

6.其他

胎儿电子监护仪与 B 型超声联合行胎儿生物物理监测，也能提示胎盘功能。

(六)胎儿成熟度检查

测定胎儿成熟度的方法,除计算胎龄、测子宫长度、腹围[胎儿体重(g)=宫高(cm)×腹围(cm)+200]及 B 型超声测量(BPD>8.5cm)外,还可通过经腹壁羊膜腔穿刺抽取羊水,进行下列项目检测。

1.羊水卵磷脂/鞘磷脂(L/S)比值

该值>2,提示胎儿肺成熟。能测出羊水磷脂酰甘油,提示胎儿肺成熟结果可靠。

2.羊水泡沫试验或震荡试验

是一种快速而简便测定羊水中表面活性物质的试验。若两管液面均有完整的泡沫环,提示胎肺成熟。

3.羊水肌酐值

该值≥176.8μmol/L(2mg%),提示胎儿肾成熟。

4.羊水胆红素类物质

用△OD_{450}测该值<0.02,提示胎儿肝成熟。

5.羊水淀粉酶值

碘显色法测该值≥450U/L,提示胎儿唾液腺成熟。

6.羊水含脂肪细胞出现率

该值达 20%,提示胎儿皮肤成熟。

四、高危妊娠的护理

高危妊娠是指妊娠期有个人或社会不良因素及有某种并发症或合并症等,可能危害孕妇、胎儿与新生儿或导致难产者。

1.护理评估

(1)一般病史:孕妇年龄<18 或≥35 岁,身高<1.5m,骨、软产道畸形,有生殖器官手术史。

(2)孕产史:有围生儿死亡史,人工流产≥3 次,自然流产≥2 次,有早产史、剖宫产史。

(3)妊娠合并症:心脏病、肾脏病、肝脏病、血液病、母儿血型不合等。

(4)本次妊娠情况:妊娠剧吐、胎位异常、多胎妊娠、妊娠期出血(流产、前置胎盘、胎盘早剥)、过期妊娠、先兆早产、羊水过多、羊水过少、妊娠高血压疾病、胎儿宫内发育迟缓、妊娠期手术、意外事件等。

2.护理要点

(1)根据高危评分标准,于孕早期进行初筛,每次产检时进行复筛。

(2)早孕阶段(孕 12 周前):注意有无内科疾病及胎儿发育异常,确定本次妊娠的高危程度及是否可以继续妊娠。

(3)中期妊娠(13~27 周):注意监护胎儿宫内发育情况。

(4)晚期妊娠(28周后):高危程度轻者孕 36 周前可在门诊加强监护,指导孕妇注意孕期的保健和自测胎动。高危程度较重者需住院监护,做好潜在危险的估计。

(5)注意休息:卧床休息,多取左侧卧位。

(6)增加营养:高蛋白、高热量、高维生素的饮食,补充足够的铁剂和钙剂,不要挑食、偏食。

(7)综合治疗:对有妊娠合并症者应配合相应专科进行检查和治疗。

(8)适时终止妊娠:终止妊娠的时间取决于疾病威胁母体的严重程度、胎盘功能和胎儿成熟度。

3.健康教育

(1)自数胎动。

(2)测量体重:孕 20 周起体重每周约增加 0.5kg,整个孕期体重增加约 12.5kg。体重每周增加<0.3kg 或>0.5kg 者须进一步检查。

(3)出现以下情况需马上就诊:持续头痛、眼花;阴道流血、流水;突然剧烈腹痛;发热超过38℃;严重频繁呕吐;孕 28 周后,12h 胎动少于 10 次;面部、四肢严重水肿;胸闷、心跳气促,嘴唇发绀等。

五、分娩前的准备

1.孕妇的准备

(1)心理准备,帮助孕妇树立信心,指导其复习产前培训班有关分娩的知识。

(2)身体准备

①适当增加热能、蛋白质和必需氨基酸的摄入,以储备能量。

②若仍在上班,则应将预产期告诉单位领导,准备好交班,而且应减轻工作量,避免从事粗重的劳动。

③保证有足够的睡眠。

(3)环境准备:产后居住的卧室最好是通风良好、光线柔和的房子。

(4)物品准备:分娩时所需的物品,应于预产期前 1 个月就准备好,用袋子装好,放在家属都知道的地方,例如

①产妇的证件:医疗证或生育保险证、病历、孕妇保健手册。

②入院物品:牙膏、牙刷、带吸管的杯子、毛巾、脸盆、卫生纸、梳子、平时的保养品、纸底裤、外套、防滑拖鞋、少量食物等。

③出院物品:视天气情况准备产妇及新生儿穿的衣服。

2.家属的准备

家属尤其是丈夫对孕妇的理解和支持能够稳定孕妇的情绪。

(1)接近预产期,丈夫尽量不要外出,尤其夜间,应有人陪伴孕妇。

(2)安排产后的家务,尤其是产后的饮食以及陪月人员的安排。

(3)物资准备:如现金、食品、衣服、被褥等。

（4）工作安排：了解允许请假的日数、预先做好工作安排。

3.新生儿物品准备

（1）奶具：若准备母乳喂养者只需购买2～3套奶具，人工喂养者则需7～8套。此外，还有洗奶瓶的刷、消毒奶瓶的专用锅各1～2个。

（2）物品：人工喂养者需准备冷、暖水瓶、奶粉以及布尿布或纸尿裤等。

（3）衣物：新生儿宜选择颜色浅淡、质地柔软的棉布衣服，贴身衣服不要有硬物如纽扣、拉链；尽量不要穿套头的衣服。

（4）床及床上用品：小床、床垫、毯子、棉被或睡袋、枕头。

（5）日常用品：小毛巾、大毛巾、洗澡盆、沐浴露、润肤油、婴儿指甲剪、婴儿手推车等。

（6）保健品：探热针、吸鼻器（吸鼻涕用）、棉签等。

第四节　妊娠合并症的护理

妊娠合并心脏病是严重的妊娠合并症。妊娠期、分娩期和产褥期均可使心脏负担加重而诱发心力衰竭，在我国孕产妇死因中高居第2位，占非直接产科死因的第1位。

一、妊娠、分娩对心脏病的影响

（一）妊娠期

妊娠期母体循环血量自孕6周开始逐渐增加，至孕32～34周达到最高峰，较妊娠前增加30％～45％，导致心排血量增加，心率加快，心肌耗氧量加大，心脏负担显著加重。妊娠早期以心排血量增加为主，妊娠4～6个月时增加最多，平均较孕前增加30％～50％。心排血量受孕妇体位影响极大，约5％孕妇可因体位改变使心排血量减少出现不适，如"仰卧位低血压综合征"。妊娠中晚期需要增加心率以适应血容量增多，分娩前1～2个月心率每分钟平均约增加10次。此外，妊娠晚期子宫增大，使膈肌上升，导致心脏向左向上移位，使出入心脏的大血管发生扭曲，机械性地增加心脏负担，更易使心脏病孕妇发生心力衰竭。

（二）分娩期

分娩期为心脏负担最重的时期。在第一产程，子宫收缩能增加周围循环阻力，使血压升高，另外，每次宫缩有250～500mL血液从子宫被挤出进入体循环，每次宫缩时心排血量约增加24％，同时有血压增高、脉压增宽及中心静脉压升高。第二产程时由于产妇用力屏气，腹壁肌及骨骼肌同时收缩，使周围循环阻力及肺循环阻力均增加，同时腹压增加又使内脏血液涌向心脏，所以，第二产程心脏负担最重。第三产程胎儿胎盘娩出后，子宫突然变小，胎盘循环停止，子宫血窦内大量血液突然进入体循环，另外，由于腹压骤降，血液向内脏灌注，造成血流动力学急剧变化。此时，患心脏病的孕妇易发生心力衰竭。

(三)产褥期

产后 3d 内仍是心脏负担较重的时期。除子宫收缩使一部分血液进入体循环以外,孕期组织间潴留的液体也开始回到体循环,使循环血量暂时性增加,应警惕心力衰竭的发生。

二、妊娠合并心脏病的类型及其对妊娠的影响

(一)先天性心脏病

占妊娠合并心脏病患者的 35%～50%,位居第一。无发绀型心脏病如房间隔缺损、室间隔缺损、动脉导管未闭等,除个别症状严重外,一般均能安全度过妊娠、分娩和产褥期。发绀型心脏病如法洛四联症、艾森曼格综合征等,对妊娠期血流量增加和血流动力学改变的耐受性极差,妊娠时母亲和胎儿的死亡率可高达 30%～50%,若发绀严重,自然流产率可高达 80%,所以这类心脏病妇女不宜妊娠,如已妊娠应该尽早终止。经手术治疗后心功能为 Ⅰ～Ⅱ 级者,可在严密观察下继续妊娠。

(二)风湿性心脏病

1.二尖瓣狭窄

最多见,占风湿性心脏病的 2/3～3/4。由于血流从左心房流入左心室受阻,妊娠期血容量增加和心率加快,舒张期左室充盈时间缩短,可发生肺淤血和肺水肿。无明显的血流动力学改变的轻症患者,可在严密的监护下妊娠。二尖瓣狭窄越严重,妊娠的危险性越大,能否妊娠应根据心功能情况慎重考虑。

2.二尖瓣关闭不全

由于妊娠期外周阻力下降,使二尖瓣反流程度减轻,故一般能较好耐受妊娠及分娩。

3.主动脉瓣狭窄及关闭不全

妊娠期外周阻力降低可使主动脉反流减轻,一般可以耐受妊娠。主动脉瓣狭窄增加左心射血阻力,严重者应手术矫正后再考虑妊娠。

(三)妊娠期高血压疾病性心脏病

既往无心脏病史和体征的妊娠期高血压疾病孕妇,突然发生以左心衰竭为主的全心衰竭者称妊娠期高血压疾病性心脏病,系因冠状动脉痉挛、心肌缺血、周围小动脉阻力增加、水钠潴留及血黏稠度增加等因素加重了心脏负担而诱发急性心力衰竭。合并中、重度贫血时,更易发生心肌受累。这种心脏病在发生心力衰竭之前,常有干咳,夜间明显,易误认为上呼吸道感染或支气管炎而延误诊疗时机。若诊断及时,经积极治疗,大多数能度过妊娠和分娩期,产后随着病因消除,病情会逐渐缓解。

(四)围生期心脏病

围生期心脏病是发生于妊娠期后 3 个月至产后 6 个月内的扩张型心肌病。确切病因不清,可能与病毒感染、免疫、高血压、肥胖、营养不良及遗传因素有关。发生于妊娠晚期占

10%，产褥期及产后 3 个月内最多，约占 80%，产后 3 个月以后占 10%。其特征为既往无心血管疾病史的孕妇，出现心肌收缩功能障碍和充血性心力衰竭。主要表现为呼吸困难、心悸、咯血、胸痛、肝大、水肿等心力衰竭的症状，结合胸片、超声心动图、心电图，诊断并不困难。初次心衰经早期治疗后，1/3～1/2 患者可完全康复，再次妊娠可能复发。曾患围生期心脏病心力衰竭且遗留心脏扩大者，应避免再次妊娠。

（五）心肌炎

为心肌本身局灶性或弥漫性炎性病变。可发生于妊娠任何阶段，病因主要认为是病毒感染及细菌、真菌、原虫、药物、毒性反应或中毒引起。急慢性心肌炎临床表现差异较大，诊断较困难。主要表现为既往无心瓣膜病、冠心病或先天性心脏病，在病毒感染后 1～3 周内出现发热、咽痛、咳嗽、恶心、呕吐、乏力、心悸、呼吸困难和心前区不适。急性心肌炎病情控制良好者，可在密切监护下继续妊娠。

三、妊娠合并心脏病对胎儿的影响

不宜妊娠的心脏病患者一旦妊娠，或妊娠后心功能恶化者，流产、早产、死胎、胎儿宫内发育迟缓、胎儿窘迫及新生儿窒息的发生率均明显增高。围生儿死亡率是正常妊娠的 2～3 倍。某些治疗心脏病的药物对胎儿也存在潜在的毒性反应，如地高辛可以通过胎盘到达胎儿体内。多数先天性心脏病为多基因遗传，国外报道，双亲中任何一方患有先天性心脏病，其后代先心病及其他畸形的发生机会较对照组增加 5 倍，如室间隔缺损、肥厚性心肌病、马方综合征等均具有较高的遗传性。

四、心脏病孕妇心功能分级

纽约心脏病协会（NYHA）依据患者对体力活动的耐受情况将孕妇心功能分为 4 级。

Ⅰ级：一般体力活动不受限制。

Ⅱ级：一般体力活动稍受限制，活动后心悸、轻度气短，休息时无症状。

Ⅲ级：一般体力活动显著受限制，休息时无不适，轻微日常工作即感不适、心悸、呼吸困难，或既往有心力衰竭史。

Ⅳ级：不能进行任何活动，休息时仍有心悸、呼吸困难等心力衰竭表现。

心功能分级应动态进行，它与决定可否妊娠、分娩时机和分娩方式的选择及判断预后有关。

五、妊娠期心力衰竭的临床表现

（一）早期心力衰竭的临床表现

（1）轻微活动后即出现胸闷、心悸、气短。

（2）休息时心率每分钟超过 110 次，呼吸每分钟超过 20 次。

（3）夜间常因胸闷而坐起呼吸，或到窗口呼吸新鲜空气。

（4）肺底部出现少量持续性湿啰音，咳嗽后不消失。

（二）典型心力衰竭的临床表现

1.左心衰竭

①症状：程度不同的呼吸困难（劳力性呼吸困难，夜间阵发性呼吸困难，端坐呼吸，急性肺水肿）；咳嗽、咳痰、咯血；乏力、疲倦、心慌、头晕；少尿、肾功能损害症状。②体征：肺部湿啰音；心脏体征（除心脏病固有体征外，尚有心脏扩大、肺动脉瓣区第二心音亢进及舒张期奔马律）。

2.右心衰竭

以体循环淤血的表现为主。①症状：消化道症状（腹胀、食欲缺乏、上腹部胀痛、恶心、呕吐等）；劳力性呼吸困难。②体征：颈静脉怒张，肝大，下肢水肿，心脏体征（可因右心室显著扩大而出现三尖瓣关闭不全的反流性杂音）。

六、诊断

（1）妊娠前有心悸、气短、心力衰竭史，或曾有风湿热病史，体检、X线、心电图检查曾被诊断有器质性心脏病。

（2）有劳力性呼吸困难，经常性夜间端坐呼吸、咯血，经常性胸闷胸痛等临床症状。

（3）有发绀、杵状指、持续性颈静脉怒张。心脏听诊有舒张期 2 级以上或粗糙的全收缩期 3 级以上杂音。有心包摩擦音、舒张期奔马律和交替脉等。

（4）心电图有严重心律失常，如心房颤动、心房扑动、三度房室传导阻滞，ST 段及 T 波异常改变等。

（5）X线检查显示心脏显著扩大。超声心动图检查心肌肥厚、瓣膜运动异常、心内结构畸形。

七、治疗原则

（一）非孕期

患有心脏病的育龄妇女，孕前应进行医学咨询，由医生根据心脏病的类型和程度，决定患者能否妊娠。对不能妊娠者，应指导患者避孕。

（二）妊娠期

1.决定是否继续妊娠

凡不宜妊娠的心脏病孕妇应在孕 12 周前行人工流产。若妊娠已超过 12 周，终止妊娠需进行较复杂的手术，手术的危险性不亚于继续妊娠和分娩，所以应积极治疗心力衰竭，使之度过妊娠和分娩为宜。对顽固性心衰病例，为减轻心脏负担，应与内科医师配合，在严密监护下行剖宫取胎术。

2.定期产前检查

能及早发现心力衰竭的早期征象。对可以妊娠者,应加强孕期监护,定期产前检查,严密监护心功能状态和妊娠情况,积极预防、纠正各种妨碍心功能的因素,预防心力衰竭,适时终止妊娠。

3.动态观察心脏功能

定期进行超声心动图检查,测定心脏射血分数、每分心排血量、心脏排血指数及室壁运动状态,判断随妊娠进展的心功能变化。

4.心力衰竭的治疗

与未孕者基本相同。但应用强心药时应注意,孕妇血液稀释、血容量增加及肾小球滤过率增强,同样剂量的药物在孕妇血中浓度相对偏低。同时孕妇对洋地黄类药物耐受性较差,需注意其不良反应。妊娠晚期发生心力衰竭,原则是待心力衰竭控制后再行产科处理,应放宽剖宫产指征。如为严重心力衰竭,经内科各种措施均未能奏效,继续发展将导致母儿死亡时,也可以边控制心力衰竭边紧急剖宫产,取出胎儿,减轻心脏负担,以挽救孕产妇及胎儿的生命。

(三)分娩期

对心功能Ⅰ～Ⅱ级,胎儿不大,胎位正常,宫颈条件良好者,可考虑在严密监护下经阴道分娩。在分娩过程中,注意各产程的处理,预防心力衰竭的发生。凡胎儿偏大,产道条件不佳及心功能Ⅲ～Ⅳ级者,均应择期行剖宫产结束妊娠。手术时以选择连续硬膜外阻滞麻醉为好,麻醉药中不应加肾上腺素,麻醉平面不宜过高,为防止仰卧位低血压综合征,可采取左侧卧位15°,上半身抬高30°。术中、术后应严格限制液体输入量。不宜再妊娠者,最好同时行输卵管结扎术。

(四)产褥期

产后3d尤其是产后24h内仍是发生心力衰竭的危险时期,产妇必须充分休息并密切监护。应用广谱抗生素预防感染,直至产后1周左右,无感染征象时停药。心功能Ⅲ级以上者不宜哺乳。不宜再妊娠者,可在产后1周行绝育术。

八、护理问题

1.组织灌注量改变

与胎盘血液灌注改变有关。

2.心排血量减少

与产后腹压下降,回心血量减少有关。

3.有感染的危险

与宫腔内操作、产道损伤及机体抵抗力降低有关。

4.有胎儿受损的危险

与血氧含量不足致胎儿发育迟缓、胎儿宫内窘迫有关。

5.焦虑

与担心新生儿健康及照顾新生儿能力受限有关。

九、护理措施

1.非孕期

根据心脏病的种类、病情、心功能及是否手术矫治等具体情况,决定是否适宜妊娠。对不宜妊娠者,指导患者采取有效措施严格避孕。

2.妊娠期

(1)加强孕期保健,定期产前检查或家庭访视。重点评估心功能及胎儿宫内情况。若心功能在Ⅲ级或以上,有心力衰竭者,均应立即入院治疗。心功能Ⅰ～Ⅱ级者,应在妊娠36～38周入院待产。

(2)预防心力衰竭,保证孕妇每天至少10h的睡眠且中午宜休息2h,休息时采取左侧卧位或半卧位。提供良好的支持系统。注意营养的摄取,指导孕妇应摄入高热量、高维生素、低盐低脂饮食且富含多种微量元素如铁、锌、钙等,少量多餐,多食蔬菜和水果。妊娠16周后,每日食盐量不超过4～5g。

(3)预防及治疗诱发心力衰竭的各种因素,如贫血、心律失常、妊娠高血压综合征、各种感染,尤其是上呼吸道感染等。

(4)指导孕妇及家属掌握妊娠合并心脏病的相关知识。及时为家人提供信息。

3.急性心力衰竭的紧急处理

患者取坐位,双腿下垂;立即高流量加压吸氧,可用50%的乙醇湿化;按医嘱用药,如吗啡、快速利尿药、血管扩张药(硝普钠、硝酸甘油、酚妥拉明)、强心药、氨茶碱等。另外,一定情况下可用四肢轮流三肢结扎法。

4.分娩期

(1)严密观察产程进展,防止心力衰竭的发生。左侧卧位,上半身抬高。观察子宫收缩,胎头下降及胎儿宫内情况,正确识别早期心力衰竭的症状及体征。第一产程,每15分钟测血压、脉搏、呼吸、心率各1次,每30分钟测胎心率1次。第二产程每10分钟测1次上述指标,或持续监护。给予吸氧。观察用药后反应。严格无菌操作,给予抗生素治疗持续至产后1周。

(2)缩短第二产程,减少产妇体力消耗。

(3)预防产后出血。胎儿娩出后,立即在产妇腹部放置沙袋,持续24h。为防止产后出血过多,可静脉或肌内注射缩宫素(禁用麦角新碱)。遵医嘱输血、输液,仔细调整滴速。

(4)给予生理及情感支持,降低产妇及家属焦虑。

5.产褥期

(1)产后72h严密监测生命体征,产妇应半卧位或左侧卧位,保证充足休息,必要时镇静,在心功能允许时,鼓励早期下床适度活动。

(2)心功能Ⅰ～Ⅱ级的产妇可以母乳喂养;Ⅲ级或以上者,应及时回乳。指导摄取清淡饮食,防止便秘。保持外阴部清洁。产后预防性使用抗生素及协助恢复心功能的药物。

(3)促进亲子关系建立,避免产后抑郁发生。

(4)不宜再妊娠者在产后 1 周做绝育术,未做绝育术者应严格避孕。

(5)详细制定出院计划。

第五节　妊娠并发症的护理

一、前置胎盘

妊娠 28 周后,胎盘附着于子宫下段,甚至胎盘下缘达到或覆盖宫颈内口,其位置低于胎先露部,称前置胎盘。前置胎盘是妊娠晚期严重并发症,也是妊娠晚期出血最常见的原因。

1.护理评估

(1)病史:了解是否为患前置胎盘的高危人群,如:年龄大于 35 岁产妇、经产及多产妇、多次刮宫、剖宫产史、子宫内膜损伤、吸烟或吸毒等。

(2)护理体查:①检查生命体征、阴道流血情况、子宫收缩及胎心率;②腹部触诊时子宫软,无压痛,大小与妊娠周数相符;胎儿先露部高浮,易并发胎位异常。

(3)了解有无伴头晕、眼花、心悸等不适。

(4)心理状况:了解孕妇及家属的情绪。

2.护理要点

(1)监测生命体征;观察阴道流血时间及量。

(2)定时听诊胎心或进行电子胎心率监护,应注意宫缩情况,按医嘱使用宫缩抑制药。

(3)严禁肛查和灌肠,慎做阴道检查。

(4)休息与活动:出血期间绝对卧床休息。出血完全停止后可逐渐增加下床活动量。

(5)饮食:进食富含蛋白质、纤维、铁质食物。

(6)防止便秘,避免过度使用腹压。

(7)保持外阴清洁。

(8)如出血增多,立即报告医生,按病情需要配合行术前护理准备。

(9)心理护理:及时向患者、家属交代病情、治疗方案和效果,让患者及家属有充分心理准备,配合治疗和护理。

3.健康教育

(1)养成良好生活习惯:孕妇应戒烟、戒毒、避免被动吸烟。

(2)告知定时产前检查的必要性,发现妊娠期出血立即就医。

(3)指导产妇落实避孕措施:避免多次刮宫、引产,防止多产,以减少子宫内膜损伤,降低子宫内膜炎发病率。

二、胎盘早剥

妊娠 20 周后或分娩期正常位置的胎盘在胎儿娩出前,部分或全部从子宫壁剥离称胎盘早剥。胎盘早剥是妊娠晚期严重并发症,处理不及时可危及母儿生命。

1.护理评估

(1)病史:了解孕妇有无胎盘早剥的高危因素,如外伤、高血压、肾炎、子宫肌瘤及吸烟史等。

(2)了解孕妇有否腹痛、是否持续存在,有无阴道流血及量。

(3)护理体查

①测量生命体征、观察有无贫血征、四肢皮肤温度,注意有无休克征象。

②检查子宫高度与妊娠月份是否相符,宫体是否板硬及有压痛。

③检测胎心率及子宫收缩、阴道流血情况。

(4)心理状况:了解孕妇及家属的情绪。

2.护理要点

(1)怀疑胎盘早剥者,须立即卧床休息并报告医生。

(2)禁食,建立静脉通道,抽血检查时一同配血,做好手术准备及新生儿抢救准备。

(3)持续胎儿监护,密切观察孕妇神志、生命体征、腹痛、宫缩、阴道流血及有无凝块、子宫是否压痛及宫底有否上升等情况。

(4)协助医生床边 B 超检查及其他相关检查。

(5)并发症的护理

①凝血功能障碍:遵医嘱补充凝血因子、应用肝素及抗纤溶药物;并定时抽血送检凝血功能。

②肾衰竭:记录 24h 出入量,及早发现少尿或无尿。

③产后出血:密切观察生命体征、阴道流血量及子宫收缩情况,遵医嘱给予宫缩药及按摩子宫,配合抽血查凝血功能。

(6)心理-社会支持:孕妇及家属对突发的阴道流血、腹痛或被告知病情严重,感到恐惧、惊慌、无助。医护人员应及时交代病情,耐心说明治疗方案及效果,以取得其理解和配合。

3.健康教育

(1)教育孕妇产前定期检查,积极预防和治疗妊娠高血压疾病。

(2)教育孕妇尽量避免仰卧位及做好孕期安全防护措施,避免腹部外伤。

(3)告知出院后应注意休息和保证足够营养,增强体质。

三、胎膜早破

在临产前胎膜破裂,称胎膜早破(PROM)。

1.护理评估

(1)病史:询问阴道流液的量、性质及开始流液的时间。

(2)护理体查:检查生命体征、阴道流液、胎心率、宫缩等情况。

(3)心理状态:了解有无焦虑情绪。

2.护理要点

(1)嘱孕妇卧床休息,测量胎心率。若先露高浮者,须绝对卧床休息。

(2)查看阴道流液的量、性质、颜色、气味,有异常气味或颜色时报告医生处理。若检查未见明显阴道流液,可进一步行妇科窥器检查。

(3)胎儿心电监护,观察胎心音、宫缩情况。

(4)测量生命体征,如羊膜腔感染时,可有发热、母儿心率增快、子宫有压痛等。

(5)遵医嘱行常规血液检查,安胎者定期检查血白细胞计数及 C 反应蛋白等。

(6)保持会阴清洁卫生,勤换会阴垫。

(7)胎膜早破超过 12h 者,预防性使用抗生素;超过 24h 者,按医嘱于产后留取胎盘、胎膜、新生儿口鼻分泌物行细菌培养。

(8)终止妊娠者,根据其分娩方式给予分娩期护理。

(9)心理护理:告知孕产妇及其亲属目前的病情、治疗进展与护理,使其情绪稳定,配合治疗。

3.健康教育

(1)孕期保健知识教育:①妊娠末 6 周避免性生活;避免负重及腹部受碰撞。②积极治疗下生殖道炎症及牙周炎。③补充维生素、钙、锌、铜等营养素。④怀疑胎膜破裂应立即急诊就诊。

(2)告知胎膜破裂后,卧床休息时。

四、羊水异常

(一)羊水过多

妊娠期间羊水量超过 2000mL 者称羊水过多。

1.护理评估

(1)病史/高危因素,如:孕妇年龄、有无妊娠高血压疾病、糖尿病等合并症及不良孕产史。

(2)了解孕妇有无心慌、气短、不能平卧等不适。

(3)心理状态:焦虑程度及对生育的期盼。

2.护理要点

(1)测量生命体征,询问孕妇的自觉症状,腹胀严重、胸闷、气促者予半坐位。

(2)测量子宫高度、腹围,监测胎心、宫缩情况。

(3)胎儿无明显畸形且症状较轻者,应注意休息,低盐饮食,防止便秘,减少增加腹压。

(4)在放羊水或破膜引产过程中,观察患者血压、脉搏、有无阴道流血及自觉不适、羊水流出的速度和量,注意有无胎盘早剥迹象。

(5)对破膜引产者,注意保持外阴清洁卫生。

(6)产后加强子宫收缩,密切观察阴道流血情况,采用宫缩药、按摩子宫等方法防止宫缩乏力性产后出血。

(7)心理护理:应针对孕妇具体情况,说明处理的方式与效果,让孕妇及家属有充分思想准备,以取得其理解和配合。

3.健康教育

(1)孕期嘱孕妇定期产前检查,积极治疗可能引起羊水过多的相关疾病。

(2)嘱孕妇应注意观察子宫高度的变化,增加产检次数,不适随诊。

(3)对胎儿畸形的产妇,嘱产后到医院查找原因,下次妊娠前应到优生遗传门诊就诊。

(二)羊水过少

妊娠期间羊水量少于300mL者称羊水过少。

1.护理评估

(1)病史:了解有无妊娠高血压疾病、过期妊娠、胎儿宫内发育迟缓、不良产史以及末次月经时间和最早确定妊娠的时间。

(2)询问孕妇胎动时有无不适感及孕前体重。

(3)测量孕妇的宫高、腹围、体重。

(4)心理状态:评估孕妇及家属的心理状态。

2.护理要点

(1)测量生命体征,嘱多卧床休息,取侧卧位,按医嘱予吸氧。

(2)胎儿电子监护了解子宫收缩及胎儿情况。

(3)需延长孕周者,应注意营养的摄入,保证孕妇及胎儿的发育需要。

(4)终止妊娠者,根据其分娩方式给予分娩期护理。阴道试产者试产过程须警惕胎儿宫内窘迫征象。

(5)做好新生儿急救准备;产后认真检查新生儿有无畸形。

(6)心理-社会支持:向孕妇及家属解释本病的情况,帮助其积极参与治疗和自我保健护理,说明保持心情愉快,配合治疗对胎儿发育的好处。

3.健康教育

(1)教会孕妇自我监测胎儿宫内情况,数胎动。

(2)嘱产妇产后注意休息,保持情绪平稳。

(3)安抚失去胎儿的产妇及亲属,指导其计划生育措施,嘱其再孕后应到优生遗传门诊就诊,加强产前检查,及时发现胎儿畸形。

五、多胎妊娠

一次妊娠有两个或两个以上胎儿,称为多胎妊娠,以双胎妊娠最为多见。与遗传、年龄和胎次以及使用药物等有关。

1.护理评估

(1)病史:了解孕妇的年龄、胎次、是否曾用促排卵药及家族有无多胎史。

(2)评估孕妇的早孕反应程度、食欲、呼吸情况、是否常感到多处胎动而非某一固定部位。

(3)运用四步触诊法进行产前检查;宫底高度是否大于孕周。在腹部的不同部位是否可听到两个胎心音,且差异每分钟大于 10 次。

(4)心理状态:了解是否担心早产、经济负担加重等。

2.护理要点

(1)增加产前检查的次数,每次监测宫高、腹围、体重。

(2)注意多休息,尤其是妊娠最后 2～3 个月。

(3)加强营养,尤其是注意补充铁、钙、叶酸等,以满足妊娠的需要。

(4)因多胎妊娠的孕妇腰酸背痛较明显,可做骨盆倾斜运动,局部热敷。采取措施预防静脉曲张的发生。

(5)试产时严密观察产程和胎心率变化,如发现有宫缩乏力或产程延长,及时处理。第一个胎儿娩出后,协助于产妇腹部扶正第二个胎儿的胎位,严密观察,及时发现脐带脱垂或胎盘早剥。

(6)为预防产后出血的发生,第二个胎儿娩出后应立即静脉滴注催产素,腹部放置沙袋,防止腹部压力骤降引起低血压。

(7)心理护理:帮助双胎妊娠的孕妇完成两次角色转变,接受成为两个孩子的母亲的事实。告知双胎虽属于高危妊娠,但孕妇不必过分担心母儿的安危,说明保持心情愉快,积极配合治疗的重要性。指导家属准备双份新生儿用物。

3.健康教育

(1)指导孕妇或产妇注意加强休息,增加营养。

(2)嘱孕妇加强产前检查,避免剧烈活动及过度劳累,加强胎动监测。出现异常情况时应立即就诊。可提前住院待产。

(3)对产妇进行有关产褥期及新生儿护理相关知识的宣教,指导双胎母乳喂养的技巧,提供科学哺乳知识。

第六节 正常分娩的护理

一、第一产程的临床表现

(一)规律宫缩

产程开始,有规律的子宫收缩,持续时间为 30～50s,强度由弱到强,间隔时间 5～6min。当宫口近开全时,宫缩持续时间可长达 1min 或更长,间歇期仅 1～2min。

(二)宫口扩张期

通过肛诊或阴道检查,可以确定宫口扩张程度。宫口扩张期可分为潜伏期和活跃期。

1.潜伏期

规律子宫收缩到宫口扩张 3cm,初产妇约为 8h,经产妇为 4h。超过 16h 为潜伏期延长。此过程子宫颈变薄、变软,宫颈扩张速度缓慢,胎头下降不明显。

2.活跃期

宫口扩张 3cm 至宫口开全。初产妇约需 4h,最大时限 8h;若超过 8h,称为活跃期延长。进入活跃期后,宫口不再扩张达 2h 以上,为活跃期停滞。

(1)加速期:此期宫颈扩张加速,宫口扩张到 4cm,约需 90min。

(2)最大加速期:为宫颈扩张最快时期,宫颈扩张 4~9cm,约需 2h。

(3)减速期:宫颈扩张 9~10cm,约需 30min。

(三)胎头下降

活跃期时胎头下降程度明显。胎头下降程度是决定能否经阴道分娩的重要观察项目。为能准确判断胎头下降程度,应定时做肛门或阴道检查,以明确胎头颅骨最低点的位置,并能协助判断胎位。

(四)胎膜破裂

胎先露部下降入盆后,将羊水阻断为前后两部,在胎先露部前面形成的前羊水囊称胎胞,羊水量约 100mL,它有助于扩张宫口。随着宫缩增强,子宫羊膜腔内压力增高,胎膜自然破裂。破膜多发生在宫口近开全或开全时。

二、第一产程的观察与处理

(一)检测生命体征

产妇入室时应测量体重、脉搏、体温、血压等,正常的产妇在产程中应每 2 小时测量血压 1 次,血压异常时应视情况缩短测量时间。每 4 小时测量体温 1 次。

(二)观察子宫收缩

产程中每 1~2h 观察子宫收缩情况并记录,最简单的方法是:助产人员将手放在产妇腹部(子宫底部),了解宫缩强度、持续时间及间隔时间。至少观察 3 次宫缩。

(三)观察宫口扩张

临产以后,子宫收缩的不断增强、频繁,胎儿先露部不断下降扩张宫口,初产妇子宫颈会逐渐扩张变薄,宫口扩张。入院时做 1 次阴道检查,在潜伏期时可每 4 小时做 1 次阴道检查。活跃期后可每 2 小时做 1 次阴道检查来确定宫口扩张、胎头下降情况。

(四)检测胎心音

胎心率的变化反映胎儿在宫腔内的情况,正常的胎心率每分钟 120~160 次,基础胎心率可在 2 次子宫收缩之间检查 1min 而判定。胎心率变异性的检查需要在子宫收缩期间及宫缩后 30s 持续检查判定。可以通过胎心外监护来描记宫缩和胎心的变化。

在正常情况下,入院时,立即做入室试验,胎心外监护。在第一产程每小时检查胎心 1 次。在第二产程每 15 分钟检查胎心 1 次。自然或人工破水之后,立即检查胎心。如果胎心率异常或母亲和胎儿有异常情况,应持续监测胎心率变化。

(五)精神安慰及放松法

助产士全程陪护产程,使产妇具有安全感。鼓励丈夫参与分娩给予产妇生理上、心理上、情感上的支持。指导产妇应用自我帮助方法,宫缩间歇时尽可能放松休息,保持情绪松弛和平静。多设想一些可以让自己感到愉快的事情,转移对宫缩的注意力。宫缩间歇时多活动,宫缩时采取自己感觉舒适的体位,利用呼吸放松技巧。利用低声呻吟或叹气进行宣泄。暗示和想象。

(六)促进舒适

1.下床走动及改变体位

产妇入院后,除非有不能下床的禁忌证,如:破水并且胎先露高浮、血压高、用镇静药产程休息等,都应鼓励其在助产人员和丈夫的陪伴下下床走动。

2.保持床单位清洁

更换床单,随时帮待产妇擦汗,以促进舒适;保持会阴部的清洁与干燥,增进舒适,预防感染。

3.补充液体及能量

待产过程长,呼吸运动以及大量排汗,产妇会感到口干舌燥,补充水分或其他含高热量的饮料对保持体力很重要,鼓励产妇多进高热量的流质或半流质饮食。

4.定期排空膀胱

膀胱充盈会增加子宫收缩时的不适感,会影响胎头的下降,导致产程延长,造成尿潴留。护理人员应每 1~2h 提醒待产妇排尿 1 次,排空膀胱。

5.按摩

利用触觉的刺激帮助产妇放松以及减轻疼痛和不适。按摩减轻疼痛可以在子宫体的下段作轻柔的按摩,也可以在产妇面部或下肢按摩,按摩法对轻中度的疼痛较有效,对于强度很大的疼痛效果不明显。可用揉捏法来减轻产妇颈部、肩膀及背部的不舒适。

(七)呼吸控制

正确的使用呼吸技巧,可以帮助产妇放松,提高产妇对疼痛的阈值,增加其适应子宫收缩的能力,使子宫收缩更有效。

三、第二产程的临床表现

宫口开全后,胎膜多已破裂。未破膜者,常影响胎头下降,应行人工破膜。破膜后,宫缩常暂时停止,产妇略感舒适,随后重现宫缩且较前增强。

（一）子宫收缩逐渐增强

此时宫缩强度及频率都达高峰，每次宫缩持续达 60s 左右，间歇仅 1～2min，阵痛逐渐加剧；疼痛时间延长，间歇期缩短。

（二）产妇感到肛门坠胀及排便感

当胎头下降达盆底时，压迫盆底组织，产妇出现排便感并不自主地向下屏气，此时会阴体变薄，肛门松弛。

（三）胎儿下降及娩出

随着宫缩促使胎头下降，胎头暴露于阴道口。在宫缩时胎头露于阴道口，宫缩间歇时胎头缩回阴道内，此时称为胎头拨露。随着产程进展，露出阴道口的胎头越来越大，当胎头双顶径越过骨盆出口时，胎头不再缩回，此称为胎头着冠。此后，会阴极度扩张伸展变薄，胎头进行仰伸，随之胎头复位和外旋转，前肩和后肩相继娩出，胎体很快娩出并伴后羊水排出。压迫骨盆底组织时，产妇有排便感，不自主地向下屏气。

四、第二产程的护理

（一）做好接产准备

待产室和产房最好是同一房间，每个房间只放 1 张产床，这样做有利于家属进入产房陪产，可保护产妇隐私；保证产妇之间互不干扰。

初产妇子宫颈口开全 10cm，经产妇子宫颈口开 5～6cm 时做好分娩的准备。做好会阴部的清洁与消毒，为产妇清洁和消毒会阴，清洁要遵循由外向内，消毒时由内向外由上向下的原则。

（二）铺产台

接生者穿上刷手衣，戴好口罩、帽子。刷手、戴无菌手套及无菌手术衣接产，按无菌操作技术进行接产。打开辐射暖台，提前预热。铺产台，准备好新生儿复苏器械和药品。

（三）产妇和胎儿监护

在第二产程，助产人员要严密监测产妇状况，严密监测宫缩及胎头下降情况。指导产妇用力的技巧，在子宫强烈收缩时使用腹压，鼓励产妇根据自己的感觉控制用力的长短。产妇憋气时间过长，可能造成母体血氧不足以及胎盘血流减少、胎儿血液酸碱度增高、氧分压减低、二氧化碳分压升高、胎心率异常的发生率增加。每 15 分钟应听胎心 1 次，胎心异常时，应缩短听诊间隔时间，也可应用电子胎心监护仪进行持续的监测。

（四）生活护理

第二产程初期，指导帮助产妇采取舒适的体位，如侧卧位、蹲位、跪位，助产士应在产妇身边陪伴，提醒和鼓励产妇在两次宫缩间尽量放松休息保存体力，护理人员与陪伴的家属应给予全面的支持和指导。为产妇擦汗，喂少量温度适宜的饮料，协助产妇及时排空膀胱，随时告知准产程进展情况。及时赞扬鼓励产妇,增强其信心。新生儿出生后进行母婴皮肤接触,鼓励父母搂抱和抚摸新生儿,注意新生儿保暖,新生儿出现觅食反射时,帮助母亲尽早让新生儿吸吮乳房,促进乳汁分泌。

五、第三产程护理

第三产程为胎儿娩出至胎盘娩出,又称胎盘娩出期,一般需要 5～15min。若超过 30min 胎盘仍未娩出,即诊断为"胎盘滞留"。

(一)胎盘娩出及检查

1.胎盘剥离征象

胎儿娩出后,常规给予产妇肌内注射或静脉推注缩宫素 10～20U 帮助子宫收缩。子宫下段隆起子宫底上升,有少许阴道出血,脐带下移,表示胎盘已经自子宫壁剥离。用手在耻骨联合上轻压子宫体下段,嘱产妇稍向下用力,助产人员轻轻牵拉脐带,胎盘娩出。

2.胎盘检查

胎盘分为胎儿面和母体面,多数情况下,胎盘以胎儿面方式娩出,胎盘娩出后将胎盘平放在操作台上进行检查,要仔细检查胎盘、胎膜是否完整。注意母体面胎盘小叶有无缺损,胎盘边缘有无断裂的血管,注意有无副胎盘,如发现有残留胎盘或胎膜,应给予处理。测量胎盘大小、脐带长度。

(二)会阴检查及会阴裂伤缝合

第三产程后,仔细检查产道有无裂伤,及时缝合。会阴裂伤分度。会阴Ⅰ度裂伤:仅有会阴皮肤、阴道黏膜的撕裂,裂伤未达肌层。会阴Ⅱ度裂伤:裂伤达会阴体肌层,肛提肌及筋膜可有不同程度的裂伤,有时沿阴道后壁两侧沟向上延伸,致使阴道下段后壁呈舌状游离(又称舌状裂伤),更严重时可达阴道后穹窿部,但未损伤肛门括约肌。会阴Ⅲ度裂伤:会阴部皮肤、黏膜、盆底肌肉及部分或全部肛门括约肌裂伤,甚至包括直肠前壁。

(三)密切观察

要密切观察子宫收缩、血压、脉搏、阴道出血、膀胱充盈程度等。密切观察新生儿的一般情况,每 15 分钟检查 1 次,做好记录。

六、第四产程的护理

胎儿娩出后的 2h 称为第四产程。这一时期母婴容易有异常情况出现。

(一)对产妇的观察

在第四产程,对产妇护理方面包括:每 15 分钟观察 1 次宫底高度、子宫收缩情况,阴道出血,膀胱充盈程度等。每 1 小时测量血压、脉搏 1 次,并及时记录。注意观察膀胱充盈情况,督促和协助排尿。注意产妇主诉。协助产妇取舒适体位休息。帮助产妇更换会阴垫,干净的衣服,撤换湿床单,保暖。产妇感到口渴和饥饿,应提供清淡易消化、饮料和食物,帮助产妇恢复体力。

(二)对新生儿的观察

每 15 分钟观察 1 次脐带、呼吸、活动、皮肤颜色及反应。帮助早吸吮,并观察新生儿吸吮情况。做好记录。

第七节　异常分娩的护理

一、产力异常

分娩能否顺利进行的 4 个主要因素是产力、产道、胎儿及产妇的精神心理状态。这些因素在分娩过程中相互影响,其中任何 1 个或 1 个以上的因素发生异常,或这些因素之间不能相互适应而使分娩过程受阻,称为异常分娩,俗称难产。产力包括子宫收缩力、腹肌和膈肌收缩力以及肛提肌收缩力,其中以子宫收缩力为主,子宫收缩力贯穿于分娩全过程。在分娩过程中,子宫收缩的节律性、对称性及极性不正常或强度、频率有改变,称为子宫收缩力异常。子宫收缩力异常临床上分为子宫收缩乏力和子宫收缩过强两类。每类又分为协调性子宫收缩和不协调性子宫收缩。

(一)子宫收缩乏力

1.病因

子宫收缩乏力的原因是综合性的,常见有以下因素。

(1)产道与胎儿因素:由于胎儿先露部下降受阻,不能紧贴子宫下段及子宫颈部,不能刺激子宫阴道神经丛引起有力的反射性子宫收缩,是导致继发性子宫收缩乏力的最常见原因。

(2)精神因素:多见于初产妇,尤其是 35 岁以上的高龄初产妇,恐惧心理及精神过度紧张,干扰了中枢神经系统的正常功能而影响子宫收缩。

(3)子宫因素:子宫肌纤维过度伸展(如双胎、羊水过多、巨大胎儿等)使子宫肌纤维失去正常收缩能力;经产妇使子宫肌纤维变性、结缔组织增生影响子宫收缩;子宫肌瘤、子宫发育不良、子宫畸形(如双角子宫)等均能引起宫缩乏力。

(4)内分泌失调:临产后,产妇体内雌激素、催产素、前列腺素、乙酰胆碱等分泌不足,孕激素下降缓慢,子宫对乙酰胆碱的敏感性降低等,均可影响子宫肌兴奋阈,致使子宫收缩乏力。电解质(钾、钠、钙、镁)异常尤其子宫平滑肌细胞内钙离子浓度降低也影响子宫肌纤维收缩的能力。

(5)药物影响:临产后使用大剂量镇静药与镇痛药,如吗啡、哌替啶、氯丙嗪、硫酸镁、巴比妥等可使宫缩受到抑制。

(6)其他:营养不良、贫血和一些慢性疾病所致体质虚弱者,临产后进食与睡眠不足、过多的体力消耗、产妇过度疲劳、膀胱直肠充盈、前置胎盘影响先露下降等均可使宫缩乏力。

2.临床表现

(1)协调性子宫收缩乏力:子宫收缩具有正常的节律性、对称性和极性,但收缩力弱,宫腔压力低,<15mmHg,持续时间短,间歇期长且不规律,宫缩<2/10min。在收缩的高峰期,子宫体不隆起和变硬,用手指压宫底部肌壁仍可出现凹陷,此种宫缩乏力多属继发性宫缩乏力,产程开始子宫收缩正常,于第一产程活跃期后期或第二产程时宫缩减弱,常见于中骨盆与骨盆出口平面狭窄,持续性枕横位或枕后位等头。此种宫缩乏力对胎儿影响不大。

(2)不协调性子宫收缩乏力:多见于初产妇,其特点为子宫收缩的极性倒置,宫缩的兴奋点不是起自两侧子宫角部,而是来自子宫下段的一处或多处冲动,子宫收缩波由下向上扩散,收缩波小而不规律,频率高,节律不协调。宫腔内压力达20mmHg,宫缩时宫底部不强,而是中段或下段强,宫缩间歇期子宫壁不能完全松弛,这种宫缩不能使宫口如期扩张和先露部如期下降,属无效宫缩。此种宫缩乏力多属原发性宫缩乏力,故需与假临产鉴别。鉴别方法是给予强镇静药哌替啶100mg肌内注射。能使宫缩停止者为假临产,不能使宫缩停止者为原发性宫缩乏力。此种宫缩容易使产妇自觉宫缩强,持续腹痛,拒按,精神紧张,烦躁不安,体力消耗,产程延长或停滞,严重者出现脱水、电解质失常、肠胀气、尿潴留。由于胎儿-胎盘循环障碍,可出现胎儿宫内窘迫。

(3)产程曲线异常:产程进展的标志是宫口扩张和胎先露部下降。宫缩乏力导致产程曲线异常有8种。

①潜伏期延长:从临产规律宫缩开始至宫口开大3cm为潜伏期。初产妇潜伏期正常约需8h,最大时限16h,超过16h为潜伏期延长。

②活跃期延长:从宫口开大3cm开始至宫口开全为活跃期。初产妇活跃期正常约需4h,最大时限8h,超过8h为活跃期延长。

③活跃期停滞:进入活跃期后,宫口不再扩张达2h以上。

④第二产程延长:第二产程初产妇超过2h,经产妇超过1h尚未分娩。

⑤第二产程停滞:第二产程达1h胎头下降无进展。

⑥胎头下降延缓:活跃期晚期至宫口扩张9~10cm,胎头下降速度初产妇每小时<1cm,经产妇每小时<2cm。

⑦胎头下降停滞:活跃期晚期胎头停留在原处不下降达1h以上。

⑧滞产:总产程超过24h。

3.对母儿影响

(1)对产妇的影响

①体力损耗:由于产程延长,产妇休息不好、进食少,重者引起脱水、酸中毒、低钾血症;产妇精神疲惫及体力消耗可出现肠胀气、尿潴留等,加重子宫收缩乏力。

②产伤:由于第二产程延长,膀胱被压迫于胎先露部(特别是胎头)与耻骨联合之间,可导致组织缺血、水肿、坏死脱落以致形成膀胱阴道瘘或尿道阴道瘘。

③产后出血：子宫收缩乏力影响胎盘剥离、娩出和子宫壁的血窦关闭，容易引起产后出血。

④产后感染：产程进展慢、滞产、多次肛查或阴道检查、胎膜早破、产后出血等均增加产后感染的机会。

(2)对胎儿的影响：由于产程延长、子宫收缩不协调而致胎盘血液循环受阻，供氧不足；或因胎膜早破脐带受压或脐带脱垂易发生胎儿窘迫，新生儿窒息或死亡；因产程延长，导致手术干预机会增多，产伤增加，新生儿颅内出血发病率和病死率增加。

4.治疗原则

(1)协调性子宫收缩乏力：一旦出现协调性宫缩乏力，首先应寻找原因，检查有无头盆不称与胎位异常，阴道检查了解宫颈扩张和先露部下降情况。若发现有头盆不称，估计不能经阴道分娩者，应及时行剖宫产术。若判断无头盆不称和胎位异常，估计能经阴道分娩者，应采取加强宫缩的措施。

①第一产程

a.一般处理：消除紧张恐惧心理，鼓励多进食，适当的休息与睡眠。不能进食者每日液体摄入量应不少于 2500mL，可将维生素 C 1～2g 加入 5%～10%的葡萄糖液 500～1000mL 静脉滴注。对酸中毒者补充适量 5%碳酸氢钠。低钾血症时应给予氯化钾缓慢静脉滴注。补充钙剂可提高子宫肌球蛋白及腺苷酶活性，增加间隙连接蛋白数量，增强子宫收缩。自然排尿困难者，先行诱导法，无效时及时导尿。破膜 12h 以上应给予抗生素预防感染。

b.加强子宫收缩：人工破膜。宫颈扩张 3cm 或以上，无头盆不称，胎头已衔接者，可行人工破膜。破膜后先露下降紧贴子宫下段和宫颈内口，引起反射性宫缩，加速宫口扩张。现有学者主张胎头未衔接、无明显头盆不称者也可行人工破膜，认为破膜后可促进胎头下降入盆。破膜前必须检查有无脐带先露，破膜应在宫缩间歇、下次宫缩将开始时进行。破膜后术者手指应停留在阴道内，经过 1～2 次宫缩待胎头入盆后，术者再将手指取出。缩宫素静脉滴注。适用于协调性宫缩乏力、宫口扩张 3cm、胎心良好、胎位正常、头盆相称者。先用 5%葡萄糖液 500mL 静脉滴注，调节为 8～10 滴/min，然后加入缩宫素 2.5～5U，摇匀，每隔 15min 观察一次子宫收缩、胎心、血压和脉搏，并予记录。如子宫收缩不强，可逐渐加快滴速，一般不宜超过每分钟 40 滴，以子宫收缩达到持续 40～60s，间隔 2～4min 为好。评估宫缩强度的方法有 3 种：触诊子宫；电子监护；应用 Montevideo 单位(MU)表示，置羊水中压力导管测子宫收缩强度 mmHg×10min 宫缩次数，比如 10min 有 3 次宫缩，每次压力为 50mmHg，就等于 150MU。一般临产时子宫收缩强度为 80～120MU，活跃期宫缩强度为 200～250MU，应用缩宫素促进宫缩时必须达到 250～300MU 时，才能引起有效宫缩。若 10min 内宫缩超过 5 次、宫缩持续 1min 以上或听胎心率有变化，应立即停滴。外源性缩宫素在母体血中的半衰期为 1～6min，故停药后能迅速好转，必要时加用镇静药。若发现血压升高，应减慢滴注速度。由于缩宫素有抗利尿作用，水的重吸收增加，可出现尿少，需警惕水中毒的发生。地西泮静脉推注。地西泮能使宫颈平滑肌松弛，软化宫颈，促进宫口扩张，适用于宫口扩张缓慢及宫颈水肿时。常用剂量为 10mg，间隔 4～6h 可重复使用，与缩宫素联合应用效果更佳。

②第二产程:出现子宫收缩乏力时,在无头盆不称的前提下,也应加强子宫收缩,给予缩宫素静脉滴注,促进产程进展。若胎头双顶径已通过坐骨棘平面,等待自然分娩,或行会阴后一侧切开以胎头吸引术或产钳术助产;若胎头仍未衔接或伴有胎儿窘迫征象,应行剖宫产术。

③第三产程:为预防产后出血,于胎儿前肩娩出时静脉推注麦角新碱 0.2mg 或静脉推注缩宫素 10U,并同时给予缩宫素 10～20U 静脉滴注,使宫缩增强,促使胎盘剥离与娩出及子宫血窦关闭。凡破膜时间超过 12h,总产程超过 24h,肛查或阴道助产操作多者,应用抗生素预防感染。

(2)不协调性子宫收缩乏力:原则是恢复子宫收缩的生理极性和对称性,给予适当的镇静药哌替啶 100mg 或吗啡 10～15mg 肌内注射或地西泮 10mg 静脉推注,确保产妇充分休息,醒后不协调性宫缩多能恢复为协调性宫缩,产程得以顺利进展。如经上述处理无效,有胎儿窘迫或头盆不称,均应行剖宫产术。若不协调性子宫收缩已被控制,而子宫收缩力仍弱,可按协调性子宫收缩乏力处理,但在子宫收缩恢复其协调性之前,严禁应用缩宫素。

5.护理措施

(1)协调性子宫收缩乏力者:明显头盆不称不能从阴道分娩者,应积极做剖宫产的术前准备。估计可经阴道分娩者做好以下护理。

①第一产程的护理

a.改善全身情况:保证休息,关心和安慰产妇、消除精神紧张与恐惧心理。对产程时间长,产妇过度疲劳或烦躁不安者遵医嘱可给予镇静药,使其休息后体力、子宫收缩力得以恢复。补充营养、水分、电解质,鼓励产妇多进易消化、高热量饮食,对入量不足者需补充液体。保持膀胱和直肠的空虚状态。初产妇宫颈口开大不足 3cm、胎膜未破者,可给予温肥皂水灌肠,以促进肠蠕动,排出粪便与积气,刺激子宫收缩。自然排尿有困难者可先行诱导法,无效时应予导尿,因排空膀胱能增宽产道。经上述处理后,子宫收缩力可加强。

b.加强子宫收缩:如经上述护理措施后仍子宫收缩乏力,且能排除头盆不称、胎位异常和骨盆狭窄,无胎儿窘迫,产妇无剖宫产史,则按医嘱加强子宫收缩。在用缩宫素静脉滴注时,必须专人监护,随时调节剂量、浓度和滴速,以免发生子宫破裂或胎儿窘迫。

c.剖宫产术的准备:如经上述处理产程仍无进展,或出现胎儿宫内窘迫,产妇体力衰竭等,立即行剖宫产的术前准备。

②第二产程的护理:应做好阴道助产和抢救新生儿的准备,密切观察胎心、宫缩与胎先露下降情况。

③第三产程的护理:与医师继续合作,预防产后出血及感染。密切观察子宫收缩、阴道出血情况及生命体征的各项指标。注意产后及时保暖及饮用一些高热量饮品,利于产妇体力恢复。

(2)不协调性宫缩乏力者:医护人员要关心患者,指导产妇宫缩时做深呼吸、腹部按摩及放松技巧,减轻疼痛。陪伴不协调性宫缩乏力的产妇,稳定其情绪。多数产妇均能恢复为协调性宫缩。若宫缩仍不协调或伴胎儿窘迫、头盆不称等,应及时通知医师,并做好剖宫产术和抢救新生儿的准备。

（二）子宫收缩过强

1.病因

(1)急产几乎都发生于经产妇，其主要原因是软产道阻力小。

(2)缩宫素应用不当，如引产时剂量过大、误注子宫收缩药或个体对缩宫素过于敏感，分娩发生梗阻或胎盘早剥血液浸润肌层，均可导致强直性子宫收缩。

(3)产妇的精神过度紧张、产程延长、极度疲劳、胎膜早破及粗暴地、多次宫腔内操作等，均可引起子宫壁某部肌肉呈痉挛性不协调性宫缩过强。

2.临床表现

子宫收缩过强有两种类型，临床表现也各异。

(1)协调性子宫收缩过强：子宫收缩的节律性、对称性和极性均正常，仅子宫收缩力过强（宫腔压力大于 50mmHg）、过频（10min 内有 5 次或以上的宫缩且持续达 60s 或更长），若产道无阻力，宫颈口在短时间内迅速开全，分娩在短时间内结束，宫口扩张速度＞5cm/h（初产妇）或 10cm/h（经产妇），总产程＜3h 结束分娩，称为急产。经产妇多见。急产产妇往往有痛苦面容，大声叫喊。若伴头盆不称、胎位异常或瘢痕子宫，有可能出现病理缩复环或发生子宫破裂。

(2)不协调性子宫收缩过强：有两种表现。

①强直性子宫收缩：通常不是子宫肌组织功能异常，几乎均由外界因素异常造成，例如临产后由于不适当地应用缩宫素，或对缩宫素敏感，以及胎盘早剥血液浸润子宫肌层等，使子宫强力收缩，宫缩间歇期短或无间歇，均可引起宫颈口以上部分的子宫肌层出现强直性痉挛性收缩。产妇烦躁不安、持续腹痛、拒按。胎方位触诊不清，胎心音听不清。有时可在脐下或平脐处见一环状凹陷，即病理性缩复环。肉眼血尿等先兆子宫破裂的征象。

②子宫痉挛性狭窄环：子宫壁某部肌肉呈痉挛性不协调性子宫收缩所形成的环状狭窄，持续不放松，称子宫痉挛性狭窄环。狭窄环发生在宫颈、宫体的任何部位，多在子宫上下段交界处，也可在胎体某一狭窄部，以胎颈、胎腰处多见。产妇出现持续性腹痛、烦躁、宫颈扩张缓慢、胎先露下降停滞、胎心律不规则。此环特点是不随宫缩上升，阴道检查可触及狭窄环。

3.对母儿的影响

(1)对母体的影响：子宫收缩过强、过频，产程过快，可致初产妇宫颈、阴道以及会阴撕裂伤，若有梗阻则可发生子宫破裂危及母体生命，接产时来不及消毒可致产褥感染。产后子宫肌纤维缩复不良易发生胎盘滞留或产后出血。子宫痉挛性狭窄环虽不是病理性缩复环，但因产程延长，产妇极度痛苦、疲劳无力也容易致产妇衰竭，手术产机会增多。

(2)对胎儿的影响：宫缩过强、过频影响子宫胎盘的血液循环，胎儿在子宫内缺氧，易发生胎儿窘迫、新生儿窒息，甚至胎死宫内。胎儿娩出过快，胎头在产道内受到的压力突然解除可致新生儿颅内出血。如果来不及消毒即分娩，新生儿易发生感染。若坠地可致骨折、外伤等。

4.治疗原则

(1)凡有急产史的产妇，在预产期前 1～2 周不宜外出，宜提前住院待产。

(2)产兆开始即应做好接生及抢救新生儿窒息的准备。胎儿娩出时嘱产妇勿向下屏气。产后仔细检查宫颈、阴道、外阴,如有撕裂应及时缝合,并给予抗生素预防感染。

(3)如发生早产,新生儿应肌内注射维生素 K_1 10mg 预防颅内出血,并尽早肌内注射破伤风抗毒素 1500U 和抗生素预防感染。

(4)强直性子宫收缩,应及时给予宫缩抑制药,如 25%硫酸镁 20mL 加入 5%葡萄糖 20mL 缓慢静脉推注,或肾上腺素 1mg 加入 5%葡萄糖 250mL 内静脉滴注。如属梗阻性原因,应立即行剖宫产术。

(5)子宫痉挛性狭窄环,首先寻找原因,及时给予纠正。停止一切刺激,如禁止阴道内操作、停用缩宫素等。如无胎儿窘迫征象,可给予镇静药,如哌替啶 100mg 或吗啡 10mg 肌内注射,一般可消除异常宫缩。当子宫收缩恢复正常时,可行阴道助产或等待自然分娩。如经上述处理不能缓解,宫口未开全,胎先露部高,或伴有胎儿窘迫征象,均应行剖宫产术。

5.护理措施

(1)预防宫缩过强对母儿的损伤:密切观察孕妇状况,嘱其勿远离病房,一旦发生产兆,卧床休息,最好左侧卧位;需排大小便时,先查宫口大小及胎先露的下降情况,以防分娩在厕所内造成意外伤害;有产兆后提供缓解疼痛、减轻焦虑的支持性措施;鼓励产妇做深呼吸,提供背部按摩,嘱其不要向下屏气,以减慢分娩过程;与产妇交谈分散其注意力,向其说明产程进展及胎儿状况,以减轻产妇的焦虑与紧张。

(2)密切观察宫缩与产程进展:常规监测宫缩、胎心及母体生命体征变化;观察产程进展,发现异常及时通知医师;对急产者,提早做好接生及抢救新生儿准备。

(3)分娩期及新生儿的处理:分娩时尽可能做会阴侧切术,以防会阴撕裂,如有撕裂伤,应及时发现并予缝合。新生儿按医嘱给维生素 K_1 肌内注射,预防颅内出血。

(4)做好产后护理:除观察宫体复旧、会阴伤口、阴道出血、生命体征等情况外,应向产妇进行健康教育及出院指导。新生儿如出现意外,需协助产妇及家属顺利度过哀伤期,并提供出院后的避孕指导。

二、产道异常

产道异常包括骨产道(骨盆腔)异常及软产道(子宫下段、宫颈、阴道、外阴)异常,产道异常可使胎儿娩出受阻,临床上以骨产道异常多见。

(一)骨产道异常

骨盆径线过短或形态异常,致使骨盆腔小于胎先露可通过的限度,阻碍胎先露下降,影响产程顺利进展,称狭窄骨盆。狭窄骨盆可以为一个经线过短或多个径线过短,也可以一个平面狭窄或多个平面狭窄,当一个径线狭窄时,要观察同一平面其他径线的大小,再结合整个骨盆腔大小与形态进行综合分析,做出正确判断。狭窄骨盆的分类如下。

1.骨盆入口平面狭窄

分 3 级:Ⅰ级为临界性狭窄,骶耻外径 18cm,入口前后径 10cm,绝大多数可经阴道自然分娩;Ⅱ级为相对性狭窄,骶耻外径 16.5～17.5cm,入口前后径 8.5～9.5cm,须经试产后才能决定是否可以经阴道分娩;Ⅲ级为绝对性狭窄,骶耻外径≤16.0cm,入口前后径≤8cm,必须以剖宫产结束分娩。扁平骨盆常见有两种类型。

(1)单纯扁平骨盆:骨盆入口呈横扁圆形,骶岬向前下突出,使骨盆入口前后径缩短而横径正常。

(2)佝偻病性扁平骨盆:骨盆入口呈横的肾形,骶岬向前突,骨盆入口前后径短。骶骨变直向后翘。尾骨呈钩状突向骨盆出口平面。

2.中骨盆及骨盆出口平面狭窄

分 3 级:Ⅰ级为临界性狭窄,坐骨棘间径 10cm,坐骨结节间径 7.5cm;Ⅱ级为相对性狭窄,坐骨棘间径 8.5～9.5cm,坐骨结节间径 6.0～7.0cm;Ⅲ级为绝对性狭窄,坐骨棘间径≤8.0cm,坐骨结节间径≤5.5cm。我国妇女常见以下两种类型。

(1)漏斗骨盆:骨盆入口平面各径线正常,两侧骨盆壁向内倾斜,状似漏斗。其特点是中骨盆及出口平面明显狭窄,坐骨棘间径＜10cm,坐骨结节间径＜8cm,耻骨弓角度＜90°。坐骨结节间径与出口后矢状径之和＜15cm,常见于男型骨盆。

(2)横径狭窄骨盆:与类人猿型骨盆类似。骨盆入口、中骨盆及骨盆出口的横径均缩短,前后径稍长,坐骨切迹宽。测量骶耻外径值正常,但髂棘间径及髂嵴间径均缩短。临产后先露入盆不困难,但胎头下降至中骨盆和出口平面时,常不能顺利转为枕前位,形成持续性枕横位或枕后位,产程进入活跃晚期及第二产程后进展缓慢,甚至停滞。

3.骨盆 3 个平面狭窄

骨盆外型属女性骨盆,但骨盆每个平面的径线均小于正常值 2cm 或更多,称均小骨盆。多见于身材矮小、体形匀称的妇女。

4.畸形骨盆

骨盆失去正常形态称畸形骨盆。仅介绍下列两种。

(1)骨软化症骨盆:现已罕见。系因缺钙、磷、维生素 D 以及紫外线照射不足,使成年人期骨质矿化障碍,被类骨组织代替,骨质脱钙、疏松、软化。由于受躯干重力及两股骨向内上方挤压,使骶岬突向前,耻骨联合向前突出,骨盆入口平面呈凹三角形,粗隆间径及坐骨结节间径明显缩短,严重者阴道不能容纳 2 指。一般不能经阴道分娩。

(2)偏斜骨盆:系一侧髂翼与髂骨发育不良所致骶髂关节固定,以及下肢和髋关节疾病,引起骨盆一侧斜径缩短的偏斜骨盆。

(二)软产道异常

软产道包括子宫下段、宫颈、阴道及外阴。软产道异常所致的难产少见,容易被忽视。应在妊娠早期了解软产道有无异常。

1.外阴异常

(1)会阴坚韧:多见于初产妇,尤其 35 岁以上高龄初产妇更多见。由于组织坚韧,缺乏弹性,会阴伸展性差,使阴道口狭窄,在第二产程常出现胎先露部下降受阻,且可于胎头娩出时造成会阴严重裂伤。分娩时,应预防性会阴后一侧切开。

(2)外阴水肿:妊娠期高血压疾病、重度贫血、心脏病及慢性肾炎孕妇在全身水肿的同时,可有重度外阴水肿,分娩时妨碍胎先露部下降,造成组织损伤、感染和愈合不良等。在临产前,可局部应用50%硫酸镁液湿敷;临产后,仍有严重水肿者,可在严格消毒下进行多点针刺皮肤放液。分娩时,可做会阴后一侧切开。若瘢痕过大,扩张困难者,应行剖宫产术。

2.阴道异常

(1)阴道横膈:横膈较坚韧,多位于阴道上、中段。在横膈中央或稍偏一侧常有一小孔,易被误认为宫颈外口。若仔细检查,在小孔上方可触及逐渐开大的宫口边缘,而该小孔的直径并不变大。阴道横膈影响胎先露部下降,当横膈被撑薄,此时可在直视下自小孔处将膈做 X 形切开。待分娩结束再切除剩余的膈,用可吸收线间断或连续锁边缝合残端。若横膈高而坚厚,阻碍胎先露部下降,则需行剖宫产术结束分娩。

(2)阴道纵隔:阴道纵隔若伴有双子宫、双宫颈,位于一侧子宫内的胎儿下降,通过该侧阴道分娩时,纵隔被推向对侧,分娩多无阻碍。当阴道纵隔发生于单宫颈时,有时纵隔位于胎先露部的前方,胎先露部继续下降,若隔膜较薄可因先露扩张和压迫自行断裂,隔膜过厚可影响胎儿娩出。阴道瘢痕性狭窄轻者因妊娠后组织变软,不影响分娩。若瘢痕广泛、部位高者可影响先露下降。此外阴道尖锐湿疣于妊娠期生长迅速,患者于分娩时容易发生阴道裂伤、血肿及感染。

(3)阴道囊肿和肿瘤:阴道壁囊肿较大时,阻碍胎先露部下降,此时可行囊肿穿刺抽出其内容物,待产后再选择时机进行处理。阴道内肿瘤阻碍胎先露部下降而又不能经阴道切除者,均应行剖宫产术,原有病变待产后再行处理。

3.宫颈异常

(1)宫颈外口黏合:多在分娩受阻时发现。当宫颈管已消失而宫口却不扩张,仍为一很小的孔,通常用手指稍加压力分离黏合的小孔,宫口即可在短时间内开全。但有时为使宫口开大,需行宫颈切开术。

(2)宫颈水肿:多见于扁平骨盆、持续性枕后位或滞产,宫口未开全过早使用腹压,致使宫颈前唇长时间被压于胎头与耻骨联合之间,血液回流受阻引起水肿,影响宫颈扩张。轻者可抬高产妇臀部,减轻胎头对宫颈的压力,也可于宫颈两侧各注入0.5%利多卡因5~10mL或地西泮10mg静脉推注,待宫口近开全,用手将水肿的宫颈前唇上推,使其逐渐越过胎头,即可经阴道分娩。若经上述处理无明显效果,宫口不继续扩张,可行剖宫产术。

(3)宫颈坚韧:常见于高龄初产妇,宫颈缺乏弹性或精神过度紧张使宫颈挛缩,宫颈不易扩张。此时可静脉推注地西泮10mg。也可于宫颈两侧各注入0.5%利多卡因5~10mL,若不见缓解,应行剖宫产术。

(4)宫颈瘢痕:宫颈锥形切除术后、宫颈裂伤修补术后感染、宫颈深部电烙术后等所致的宫颈瘢痕,虽于妊娠后软化,若宫缩很强,宫口仍不扩张,不宜久等,应行剖宫产术。

(5)宫颈癌:此时宫颈硬而脆,缺乏伸展性,临产后影响宫口扩张,若经阴道分娩,有发生大

出血、裂伤、感染及癌扩散等危险,故不应经阴道分娩,应行剖宫产术,术后放疗。若为早期浸润癌,可先行剖宫产术,随即行广泛性子宫切除术及盆腔淋巴结清扫术。

(6)宫颈肌瘤:生长在子宫下段及宫颈部位的较大肌瘤,占据盆腔或阻塞于骨盆入口时,影响胎先露部进入骨盆入口,应行剖宫产术。若肌瘤在骨盆入口以上而胎头已入盆,肌瘤不阻塞产道则可经阴道分娩,肌瘤待产后再行处理。

(7)子宫下段异常:随着剖宫产率的增加,剖宫产术后并发症也随之升高,子宫下段切口感染,瘢痕较大,血管闭塞,血供障碍,子宫下段组织硬韧,遇到梗阻性难产可发生子宫下段破裂。分娩时要严密观察有无病理缩复环出现及血尿等,有异常及时处理。

(三)诊断检查

1.病史

询问孕妇有无佝偻病、脊髓灰质炎、脊柱和髋关节结核以及外伤史。若为经产妇,应了解有无难产史及新生儿有无产伤等。

2.一般检查

观察产妇的体型、步态有无跛足,有无脊柱及髋关节畸形,米氏菱形窝是否对称,有无尖腹及悬垂腹等体征。身高<145cm者,应警惕均小骨盆。

3.腹部检查

(1)腹部形态:注意观察腹型,尺测耻上子宫长度及腹围,B型超声观察胎先露与骨盆的关系,还须测量胎头双顶径、胸径、腹径、股骨长度,预测胎儿体重,判断能否顺利通过骨产道。

(2)胎位异常:骨盆入口狭窄往往因头盆不称,胎头不易入盆导致胎位异常,如臀先露、肩先露。中骨盆狭窄影响已入盆的胎头内旋转,导致持续性枕横位、枕后位。

(3)估计头盆关系:正常情况下,部分初孕妇在预产期前2周,经产妇于临产后,胎头应入盆。若已临产,胎头仍未入盆,则应充分估计头盆关系。检查头盆是否相称的具体方法:孕妇排空膀胱,仰卧,两腿伸直。检查者将手放在耻骨联合上方,将浮动的胎头向骨盆腔方向推压。若胎头低于耻骨联合平面,表示胎头可以入盆,头盆相称,称为跨耻征阴性;若胎头与耻骨联合在同一平面,表示可疑头盆不称,称为跨耻征可疑阳性;若胎头高于耻骨联合平面,表示头盆明显不称,称为跨耻征阳性。对出现跨耻征阳性的孕妇,应让其取两腿屈曲半卧位,再次检查胎头跨耻征,若转为阴性,提示为骨盆倾斜度异常,而不是头盆不称。

4.骨盆测量

(1)骨盆外测量:骨盆外测量的结果,可以间接反映出真骨盆的大小。骨盆外测量各径线<正常值2cm或以上为均小骨盆;骶耻外径<18cm为扁平骨盆。坐骨结节间径<8cm,耻骨弓角度<90°,为漏斗型骨盆。骨盆两侧斜径(以一侧髂前上棘至对侧髂后上棘间的距离)及同侧直径(从髂前上棘至同侧髂后上棘间的距离)一,两者相差>1cm为偏斜骨盆。

(2)骨盆内测量:骨盆外侧量发现异常,应进行骨盆内测量。对角径<11.5cm,骶岬突出为骨盆入口平面狭窄,属扁平骨盆。中骨盆平面狭窄及骨盆出口平面狭窄往往同时存在。应测量骶骨前面弯度、坐骨棘间径、坐骨切迹宽度(即骶棘韧带宽度)。若坐骨棘间径<10cm,坐

骨切迹宽度＜2横指,为中骨盆平面狭窄。若坐骨结节间径＜8cm,应测量出口后矢状径及检查骶尾关节活动度,估计骨盆出口平面的狭窄程度。若坐骨结节间径与出口后矢状径之和＜15cm,为骨盆出口平面狭窄。

5.B型超声检查

观察胎先露与骨盆的关系,测量胎头双顶径、胸径、腹径、股骨长度,预测胎儿体重,判断能否顺利通过骨产道。

(四)对母儿的影响

1.对母体的影响

若为骨盆入口平面狭窄,影响胎先露部衔接,容易发生胎位异常,引起继发性子宫收缩乏力,导致产程延长或停滞。若中骨盆平面狭窄,影响胎头内旋转,容易发生持续性枕横位或枕后位。胎头长时间嵌顿于产道内,压迫软组织引起局部缺血、水肿、坏死、脱落,于产后形成生殖道瘘;胎膜早破及手术助产增加感染机会。严重梗阻性难产若不及时处理,可导致先兆子宫破裂,甚至子宫破裂,危及产妇生命。

2.对胎儿的影响

头盆不相称容易发生胎膜早破、脐带脱垂,导致胎儿窘迫,甚至胎儿死亡;产程延长,胎头受压,缺血缺氧容易发生颅内出血;产道狭窄,手术助产机会增多,易发生新生儿产伤及感染。

(五)治疗原则

1.骨产道异常

明确狭窄骨盆的类别和程度,了解胎位、胎儿大小、胎心、宫缩强弱、宫颈扩张程度、破膜与否,结合年龄、产次、既往分娩史,综合判断,选择合理的分娩方式。

(1)轻度头盆不称:在严密监护下可以试产,试产过程一般不用镇静、镇痛药,少肛查,禁灌肠。密切观察胎儿情况及产程进展。勤听胎心音,破膜后立即听胎心音,观察羊水性状,必要时行阴道检查,了解产程进展,有无脐带脱垂。若胎头未衔接,胎位异常已破膜的产妇应抬高床尾。试产2～4h,胎头仍未入盆,并伴胎儿窘迫者,则应停止试产,及时行剖宫产术结束分娩。

(2)中骨盆狭窄:主要影响胎头俯屈,使内旋转受阻,易发生持续性枕横位或枕后位。若宫口已开全,胎头双顶径达坐骨棘水平或更低,可用胎头吸引、产钳等阴道助产术,并做好抢救新生儿的准备;若胎头未达坐骨棘水平,或出现胎儿窘迫征象,应行剖宫产术结束分娩。

(3)骨盆出口狭窄:出口。平面是产道最低部位,应在临产前对胎儿大小、头盆关系作充分估计,决定分娩方式,出口平面狭窄者不宜试产。若出口横径与后矢状径之和＞15cm,多数可经阴道分娩;两者之和为13～15cm者,多数需阴道助产;两径之和＜13cm,足月胎儿不易经阴道分娩,应行剖宫产术结束分娩。

(4)胎儿娩出:胎儿娩出后,及时注射宫缩药,使用抗生素预防产后出血和感染。

2.软产道异常

对软产道异常应根据局部组织的病变程度及对阴道分娩的影响,选择局部手术治疗处理,或行剖宫产术结束分娩。

（六）护理措施

1.产程处理过程的护理

（1）有明显头盆不称、不能从阴道分娩者,按医嘱做好剖宫产术的术前准备与护理。

（2）对轻度头盆不称的试产者其护理要点如下。

①专人守护,保证良好的产力。关心产妇饮食、营养、水分、休息。必要时按医嘱补充水、电解质、维生素 C。

②密切观察胎心、羊水变换及产程进展情况,发现异常及时通知医师并做好剖宫产的术前准备。

③注意子宫破裂的先兆,用手放在孕妇腹部或用胎儿电子监护仪监测子宫收缩及胎心率变化,发现异常时,立即停止试产,及时通知医师及早处理,预防子宫破裂。

（3）中骨盆或骨盆出口狭窄者,护士必须配合医师做好阴道助产的术前准备或按医嘱做好剖宫产的术前准备。

2.心理护理

向产妇及家属讲清楚阴道分娩的可能性及优点,增强其自信心;认真解答产妇及家属的疑问,使其了解目前产程进展的状况;向产妇及家属讲明产道异常对母儿的影响,解除对未知的焦虑,建立对医护人员的信任感,以取得良好的合作。

3.预防产后出血和感染

按医嘱使用宫缩药、抗生素。保持外阴清洁,每天冲(擦)洗会阴 2 次,使用消毒会阴垫。胎先露长时间压迫阴道或出现血尿时,应及时留置导尿管 8~12d,必须保证导尿管通畅,定期更换,防止感染。

4.新生儿护理

胎头在产道压迫时间过长或经手术助产的新生儿,应按产伤处理,严密观察颅内出血或其他损伤的症状。

三、胎位异常

胎位异常包括胎头位置异常、臀先露及肩先露,是造成难产的常见因素。

（一）持续性枕后位、枕横位

在分娩过程中,胎头以枕后位或枕横位衔接。在下降过程中,胎头枕部因强有力宫缩绝大多数能向前转 135°或 90°,转成枕前位自然分娩。仅有 5%~10%胎头枕骨持续不能转向前方,直至分娩后期仍位于母体骨盆后方或侧方,致使分娩发生困难者,称持续性枕后位。国外报道发病率为 5%左右。

1.病因

（1）骨盆异常:常发生于男型骨盆或类人猿型骨盆。这两类骨盆的特点是骨盆入口平面前半部较狭窄,不适合胎头枕部衔接,后半部较宽,胎头容易以枕后位或枕横位衔接。这类骨盆常伴有中骨盆平面及骨盆出口平面狭窄,影响胎头在中骨盆平面向前旋转,为适应骨盆形态而成为持续性枕后位或持续性枕横位。由于扁平骨盆前后径短小,均小骨盆各径线均小,而骨盆入口横径最长,胎头常以枕横位入盆,由于骨盆偏小,胎头旋转困难,胎头便持续在枕横位。

(2)胎头俯屈不良:若以枕后位衔接,胎儿脊柱与母体脊柱接近,不利于胎头俯屈,胎头前囟成为胎头下降的最低部位,而最低点又常转向骨盆前方,当前囟转至前方或侧方时,胎头枕部转至后方或侧方,形成持续性枕后位或持续性枕横位。

(3)子宫收缩乏力:影响胎头下降、俯屈及内旋转,容易造成持续性枕后位或枕横位。

(4)头盆不称:头盆不称使内旋转受阻,而呈持续性枕后位或枕横位。

(5)其他:前壁胎盘、膀胱充盈、子宫下段宫颈肌瘤均可影响胎头内旋转,形成持续性枕横位或枕后位。

2.诊断

(1)临床表现:临产后胎头衔接较晚及俯屈不良,由于枕后位的胎先露部不易紧贴子宫下段及宫颈内口,常导致协调性宫缩乏力及宫口扩张缓慢。因枕骨持续位于骨盆后方压迫直肠,产妇自觉肛门坠胀及排便感,致使宫口尚未开全时过早使用腹压,容易导致宫颈前唇水肿和产妇疲劳,影响产程进展。持续性枕后位常致活跃期晚期及第二产程延长。若在阴道口虽已见到胎发,历经多次宫缩时屏气却不见胎头继续顺利下降时;可能是持续性枕后位。

(2)腹部检查:在宫底部触及胎臀,胎背偏向母体后方或侧方,在对侧明显触及胎儿肢体。若胎头已衔接,有时可在胎儿肢体侧耻骨联合上方扪到胎儿颏部。胎心在脐下一侧偏外方听得最响亮,枕后位时因胎背伸直,前胸贴近母体腹壁,胎心在胎儿肢体侧的胎胸部位也能听到。

(3)肛门检查或阴道检查:若为枕后位,感到盆腔后部空虚,查明胎头矢状缝位于骨盆斜径上。前囟在骨盆右前方,后囟(枕部)在骨盆左后方则为枕左后位,反之为枕右后位。查明胎头矢状缝位于骨盆横径上,后囟在骨盆左侧方,则为枕左横位,反之为枕右横位。当出现胎头水肿、颅骨重叠、囟门触不清时,需行阴道检查,借助胎儿耳郭及耳屏位置及方向判定胎位,若耳郭朝向骨盆后方,诊断为枕后位;若耳郭朝向骨盆侧方,诊断为枕横位。

(4)B型超声检查:根据胎头颜面及枕部位置,能准确探清胎头位置以明确诊断。

3.分娩机制

胎头多以枕横位或枕后位衔接,在分娩过程中,若不能转成枕前位时,其分娩机制如下。

(1)枕左(右)后位:胎头枕部到达中骨盆向后行45°内旋转,使矢状缝与骨盆前后径一致。胎儿枕部朝向骶骨呈正枕后位。其分娩方式如下。

①胎头俯屈较好:胎头继续下降,前囟先露抵达耻骨联合下时,以前囟为支点,胎头继续俯屈使顶部及枕部自会阴前缘娩出。继之胎头仰伸,相继由耻骨联合下娩出额、鼻、口、颏。此种分娩方式为枕后位经阴道助娩最常见的方式。

②胎头俯屈不良:当鼻根出现在耻骨联合下缘时,以鼻根为支点,胎头先俯屈,从会阴前缘娩出前囟、顶部及枕部,然后胎头仰伸,便鼻、口、颏相继由耻骨联合下娩出。因胎头以较大

的枕额周径旋转,胎儿娩出更加困难,多需手术助产。

(2)枕横位:部分枕横位于下降过程中无内旋转动作,或枕后位的胎头枕部仅向前旋转45°。成为持续性枕横位。持续性枕横位虽能经阴道分娩,但多数需用手或行胎头吸引术将胎头转成枕前位娩出。

4.对母儿影响

(1)对产妇的影响:胎位异常导致继发性宫缩乏力,使产程延长,常需手术助产,容易发生软产道损伤,增加产后出血及感染机会。若胎头长时间压迫软产道,可发生缺血坏死脱落,形成生殖道瘘。

(2)对胎儿的影响:第二产程延长和手术助产机会增多,常出现胎儿窘迫和新生儿窒息,使围生儿病死率增高。

5.治疗

持续性枕后位、枕横位在骨盆无异常、胎儿不大时,可以试产。试产时应严密观察产程,注意胎头下降、宫口扩张程度、宫缩强弱及胎心有无改变。

(1)第一产程

①潜伏期:需保证产妇充分营养与休息。若有情绪紧张,睡眠不好可给予哌替啶或地西泮。让产妇朝向胎背的对侧方向侧卧,以利胎头枕部转向前方。若宫缩欠佳,应尽早静脉滴注缩宫素。

②活跃期:宫口开大3～4cm产程停滞,除外头盆不称可行人工破膜,若产力欠佳,静脉滴注缩宫素。若宫口开大每小时1cm以上,伴胎先露部下降,多能经阴道分娩。在试产过程中,出现胎儿窘迫征象,应行剖宫产术结束分娩。若经过上述处理效果不佳,每小时宫口开大<1cm或无进展时,则应剖宫产结束分娩。宫口开全之前,嘱产妇不要过早屏气用力,以免引起宫颈前唇水肿,影响产程进展。

(2)第二产程:若第二产程进展缓慢,初产妇已近2h,经产妇已近1h,应行阴道检查。当胎头双顶径已达坐骨棘平面或更低时,可先行徒手将胎头枕部转向前方,使矢状缝与骨盆出口前后径一致,或自然分娩,或阴道助产(低位产钳术或胎头吸引术)。若转成枕前位有困难时,也可向后转成正枕后位,再以产钳助产。若以枕后位娩出时,需做较大的会阴后一斜切开,以免造成会阴裂伤。若胎头位置较高,疑有头盆不称,需行剖宫产术,中位产钳禁止使用。

(3)第三产程:因产程延长,容易发生产后宫缩乏力,胎盘娩出后应立即静脉注射或肌内注射子宫收缩药,以防发生产后出血。有软产道裂伤者,应及时修补。新生儿应重点监护。凡行手术助产及有软产道裂伤者,产后应给予抗生素预防感染。

(二)胎头高直位

胎头以不屈不仰姿势衔接于骨盆入口,其矢状缝与骨盆入口前后径相一致,称胎头高直位。发病率国内文献报道为1.08%,国外资料报道为0.6%～1.6%。胎头枕骨向前靠近耻骨联合者称胎头高直前位,又称枕耻位;胎头枕骨向后靠近骶岬者称胎头高直后位,又称枕骶位。胎头高直位对母儿危害较大,应妥善处理。

1.病因

胎头高直位的病因尚不清楚,可能与下述因素有关。

(1)头盆不称,骨盆入口平面狭窄,胎头大,腹壁松弛,胎膜早破,均可使胎头矢状缝有可能被固定在骨盆前后径上,形成胎头高直位。

(2)腹壁松弛及腹直肌分离,胎背易朝母体前方,胎头高浮,当宫缩时易形成胎头高直位。

(3)胎膜突然破裂,羊水迅速流出,宫缩时胎头矢状缝易固定于骨盆入口前后径上,形成胎头高直位。

2.诊断

(1)临床表现:由于临产后胎头不俯屈,进入骨盆入口的胎头径线增大,胎头迟迟不衔接,使胎头不下降或下降缓慢,宫口扩张也缓慢,致使产程延长,常感耻骨联合部位疼痛。

(2)腹部检查:胎头高直前位时,胎背靠近腹前壁,不易触及胎儿肢体,胎心位置稍高在近腹中线听得最清楚。胎头高直后位时,胎儿肢体靠近腹前壁,有时在耻骨联合上方可清楚触及胎儿下颏。

(3)阴道检查:因胎头位置高,肛查不易查清,此时应做阴道检查。发现胎头矢状缝与骨盆入口前后径一致,后囟在耻骨联合后,前囟在骶骨前,为胎头高直前位,反之为胎头高直后位。

(4)B型超声检查:可探清胎头双顶径与骨盆入口横径一致,胎头矢状缝与骨盆入口前后径一致。

3.分娩机制

胎头高直前位临产后,胎头极度俯屈,以胎头枕骨在耻骨联合后方为支点,使胎头顶部、额部及颏部沿骶岬下滑入盆衔接、下降,双顶径达坐骨棘平面以下时,以枕前位经阴道分娩。若胎头高直前位胎头无法入盆,需行剖宫产术结束分娩。高直后位临产后,胎背与母体腰骶部贴近,妨碍胎头俯屈及下降,使胎头处于高浮状态迟迟不能入盆,即使入盆下降至盆底也难以向前旋转180°,故以枕前位娩出的可能性极小。

4.治疗

胎头高直前位时,若骨盆正常、胎儿不大、产力强,应给予充分试产机会,加强宫缩促使胎头俯屈,胎头转为枕前位可经阴道分娩或阴道助产,若试产失败再行剖宫产术结束分娩。胎头高直后位因很难经阴道分娩,一经确诊应行剖宫产术。

(三)面先露

胎头以面部为先露时称为面先露,多于临产后发现。面先露以颏骨为指示点,有颏左前、颏左横、颏左后、颏右前、颏右横、颏右后6种胎位,以颏左前及颏右后位较多见。我国15所医院统计发病率为0.80‰~2.70‰,国外资料为0.17‰~0.2‰。经产妇多于初产妇。

1.病因

(1)骨盆狭窄:有可能阻碍胎头俯屈的因素均可能导致面先露。胎头衔接受阻,阻碍胎头俯屈,导致胎头极度仰伸。

(2)头盆不称:临产后胎头衔接受阻,造成胎头极度仰伸。

(3)腹壁松弛:经产妇悬垂腹时胎背向前反曲,胎儿颈椎及胸椎仰伸形成面先露。

(4)脐带异常:脐带过短或脐带绕颈,使胎头俯屈困难。

(5)畸形:无脑儿因无顶骨,可自然形成面先露。先天性甲状腺肿,胎头俯屈困难,也可导致面先露。

2.诊断

(1)腹部检查:因胎头极度仰伸,入盆受阻,胎体伸直,宫底位置较高。颏前位时,在孕妇腹前壁容易扪及胎儿肢体,胎心由胸部传出,故在胎儿肢体侧的下腹部听得清楚。颏后位时,于耻骨联合上方可触及胎儿枕骨隆突与胎背之间有明显凹沟,胎心较遥远而弱。

(2)肛门检查及阴道检查:可触到高低不平、软硬不均的颜面部,若宫口开大时可触及胎儿口、鼻、颧骨及眼眶,并依据颏部所在位置确定其胎位。

(3)B型超声检查:可以明确面先露并能探清胎位。

3.分娩机制

面先露分娩机制包括:仰伸、下降、内旋转及外旋转。颏前位时,胎头以仰伸姿势衔接、下降,胎儿面部达骨盆底时,胎头极度仰伸,颏部为最低点,故转向前方,胎头继续下降并极度仰伸,颏部因位置最低而转向前方,当颏部自耻骨弓下娩出后,极度仰伸的胎颈前面处于产道小弯(耻骨联合),胎头俯屈时,胎头后部能够适应产道大弯,使口、鼻、眼、额、前囟及枕部自会阴前缘相继娩出,但产程明显延长。颏后位时,胎儿面部达骨盆底后,多数能经内旋转135°后以颏前位娩出。少数因内旋转受阻,成为持续性颏后位,胎颈已极度伸展,不能适应产道大弯,故足月活胎不能经阴道自然娩出,须行剖宫产结束分娩。

4.对母儿影响

(1)对产妇的影响:颏前位时,因胎儿颜面部不能紧贴子宫下段及宫颈内口,常引起宫缩乏力,致使产程延长;颜面部骨质不能变形,容易发生会阴裂伤。颏后位时,导致梗阻性难产,若不及时处理,造成子宫破裂,危及产妇生命。

(2)对胎儿的影响:胎儿面部受压变形,颜面皮肤发绀、肿胀,尤以口唇为著,影响吸吮,严重时可发生会厌水肿影响吞咽。新生儿于生后保持仰伸姿势达数日之久,需加强护理。

5.治疗

颏前位时,若无头盆不称,产力良好,有可能自然分娩;若出现继发性宫缩乏力,第二产程延长,可用产钳助娩,但会阴后斜切开要足够大。若有头盆不称或出现胎儿窘迫征象,应行剖宫产术。持续性颏后位时,难以经阴道分娩,应行剖宫产术结束分娩。若胎儿畸形,无论颏前位或颏后位,均应在宫口开全后行穿颅术结束分娩。

(四)臀先露

臀先露是最常见的异常胎位,占妊娠足月分娩总数的3%~4%。多见于经产妇。因胎头比胎臀大,分娩时后出胎头无明显变形,往往娩出困难,加之脐带脱垂较多见,使围生儿死亡率增高,是枕先露的3~8倍。臀先露以骶骨为指示点,有骶左前、骶左横、骶左后、骶右前、骶右横、骶右后6种胎位。

1.病因

妊娠 30 周以前,臀先露较多见,妊娠 30 周以后多能自然转成头先露。临产后持续为臀先露的原因尚不十分明确,可能的因素有以下几种。

(1)胎儿在宫腔内活动范围过大:羊水过多、经产妇腹壁松弛以及早产儿羊水相对偏多,胎儿易在宫腔内自由活动形成臀先露。

(2)胎儿在宫腔内活动范围受限:子宫畸形(如单角子宫、双角子宫等)、胎儿畸形(如无脑儿、脑积水等)、双胎妊娠及羊水过少等,容易发生臀先露。胎盘附着在宫底宫角部易发生臀先露,占 73%,而头先露仅占 5%。

(3)胎头衔接受阻:狭窄骨盆、前置胎盘、肿瘤阻塞骨盆腔及巨大胎儿等,也易发生臀先露。

2.临床分类

根据胎儿两下肢所取的姿势分为以下 3 类。

(1)单臀先露或腿直臀先露:胎儿双髋关节屈曲,双膝关节直伸,以臀部为先露。最多见。

(2)完全臀先露或混合臀先露:胎儿双髋关节及双膝关节均屈曲,有如盘膝坐,以臀部和双足为先露。较多见。

(3)不完全臀先露:以一足或双足、一膝或双膝,或一足一膝为先露。膝先露是暂时的,产程开始后转为足先露。较少见。

3.诊断

(1)临床表现:孕妇常感肋下有圆而硬的胎头。由于胎臀不能紧贴子宫下段及宫颈内口,常导致宫缩乏力,宫口扩张缓慢,致使产程延长。

(2)腹部检查:子宫呈纵椭圆形,胎体纵轴与母体纵轴一致。在宫底部可触到圆而硬、按压时有浮球感的胎头;若未衔接,在耻骨联合上方触到不规则、软而宽的胎臀,胎心在脐左(或右)上方听得最清楚。衔接后,胎臀位于耻骨联合之下,胎心听诊以脐下最明显。

(3)肛门检查及阴道检查:肛门检查时,触及软而不规则的胎臀或触到胎足、胎膝。若胎臀位置高,肛查不能确定时,需行阴道检查。阴道检查时,了解宫口扩张程度及有无脐带脱垂。若胎膜已破,能直接触到胎臀、外生殖器及肛门,此时应注意与颜面相鉴别。若为胎臀,可触及肛门与两坐骨结节连在一条直线上,手指放入肛门内有环状括约肌收缩感,取出手指可见有胎粪。若为颜面,口与两颧骨突出点呈三角形,手指放入口内可触及牙龈和弓状的下颌骨。若触及胎足时,应与胎手相鉴别。

(4)B 型超声检查:能准确探清臀先露类型以及胎儿大小、胎头姿势等。

4.分娩机制

以骶右前位为例加以阐述。

(1)胎臀娩出:临产后,胎臀以粗隆间径衔接于骨盆入口右斜径,骶骨位于右前方。胎臀逐渐下降,前髋下降稍快故位置较低,抵达骨盆底遇到阻力后,前髋向母体右侧行 45°内旋转,使前髋位于耻骨联合后方,此时粗隆间径与母体骨盆出口前后径一致。胎臀继续下降,胎体稍侧屈以适应产道弯曲度,后髋先从会阴前缘娩出,随即胎体稍伸直,使前髋从耻骨弓下娩出。继之双腿双足娩出。当胎臀及两下肢娩出后,胎体行外旋转,使胎背转向前方或右前方。

(2)胎肩娩出:当胎体行外旋转的同时,胎儿双肩径衔接于骨盆入口右斜径或横径,并沿此径线逐渐下降,当双肩达骨盆底时,前肩向右旋转45°。转至耻骨下,使双肩径与骨盆出口前后径一致,同时胎体侧屈使后肩及后上肢从会阴前缘娩出,继之前肩及前上肢从耻骨弓下娩出。

(3)胎头娩出:当胎肩通过会阴时,胎头矢状缝衔接于骨盆入口左斜径或横径,并沿此径线逐渐下降,同时胎头俯屈。当枕骨达骨盆底时,胎头向母体左前方旋转45°,使枕骨朝向耻骨联合。胎头继续下降,当枕骨下凹到达耻骨弓下时,以此处为支点,胎头继续俯屈,使颏、面及额部相继自会阴前缘娩出,随后枕部自耻骨弓下娩出。

5.对母儿影响

(1)对产妇的影响:胎臀形状不规则,不能紧贴子宫下段及宫颈内口,容易发生胎膜早破或继发性宫缩乏力,使产后出血与产褥感染的机会增多,若宫口未开全而强行牵拉,容易造成宫颈撕裂甚至延及子宫下段。

(2)对胎儿及新生儿的影响:胎臀高低不平,对前羊膜囊压力不均匀,常致胎膜早破,发生脐带脱垂是头先露的10倍,脐带受压可致胎儿窘迫甚至死亡;胎膜早破,使早产儿及低体重儿增多。后出胎头牵出困难,常发生新生儿窒息、臂丛神经损伤及颅内出血,颅内出血的发病率是头先露的10倍。臀先露导致围生儿的发病率与死亡率均增高。

6.治疗

(1)妊娠期:于妊娠30周前,臀先露多能自行转为头先露。若妊娠30周后仍为臀先露应予矫正。常用的矫正方法有以下几种。

①让孕妇排空膀胱,松解裤带,做胸膝卧位姿势,每日2次,每次15min,连做1周后复查。这种姿势可使胎臀退出盆腔,借助胎儿重心改变,使胎头与胎背所形成的弧形顺着宫底弧面滑动而完成胎位矫正。

②激光照射或艾灸至阴穴,近年多用激光照射两侧至阴穴,也可用艾条灸,每日1次,每次15~20min,5次为1个疗程。

③应用上述矫正方法无效者,于妊娠32~34周时,可行外转胎位术,因有发生胎盘早剥、脐带缠绕等严重并发症的可能,应用时要慎重,术前半小时口服沙丁胺醇4.8mg。行外转胎位术时,最好在B型超声监测下进行。孕妇平卧,两下肢屈曲稍外展,露出腹壁。查清胎位,听胎心率。操作步骤包括松动胎先露部、转胎。动作应轻柔,间断进行。若术中或术后发现胎动频繁而剧烈或胎心率异常,应停止转动并退回原胎位观察半小时。

(2)分娩期:应根据产妇年龄、胎产次、骨盆类型、胎儿大小、胎儿是否存活、臀先露类型以及有无合并症,于临产初期作出正确判断,决定分娩方式。

①择期剖宫产的指征:狭窄骨盆、软产道异常、胎儿体重>3500g、胎儿窘迫、高龄初产、有难产史、不完全臀先露等,均应行剖宫产术结束分娩。

②决定经阴道分娩的处理

第一产程:产妇应侧卧,不宜站立走动。少做肛查,不灌肠,尽量避免胎膜破裂。一旦破膜,应立即听胎心。若胎心变慢或变快,应行肛查,必要时行阴道检查,了解有无脐带脱垂。若有脐带脱垂,胎心尚好,宫口未开全,为抢救胎儿,需立即行剖宫产术。若无脐带脱垂,可严密观察胎心及产程进展。若出现协调性宫缩乏力,应设法加强宫缩。当宫口开大 4～5cm 时,胎足即可经宫口脱出至阴道。为了使宫颈和阴道充分扩张,消毒外阴之后,使用"堵"外阴方法。当宫缩时,用无菌巾以手掌堵住阴道口,让胎臀下降,避免胎足先下降,待宫口及阴道充分扩张后才让胎臀娩出。此法有利于后出胎头的顺利娩出。在"堵"的过程中,应每隔 10～15min 听胎心 1 次,并注意宫口是否开全。宫口已开全再堵易引起胎儿窘迫或子宫破裂。宫口近开全时,要做好接产和抢救新生儿窒息的准备。

第二产程:接产前,应导尿排空膀胱。初产妇应做会阴后一斜切开术。有 3 种分娩方式①自然分娩:胎儿自然娩出,不做任何牵拉。极少见,仅见于经产妇、胎儿小、宫缩强、骨盆腔宽大者。②臀助产术:当胎臀自然娩出至脐部后,胎肩及后出胎头由接产者协助娩出。脐部娩出后,一般应在 2～3min 娩出胎头,最长不能超过 8min。后出胎头娩出有主张用单叶产钳,效果佳。③臀牵引术:胎儿全部由接产者牵拉娩出,此种手术对胎儿损伤大,一般情况下应禁止使用。

第三产程:产程延长易并发子宫收缩乏力性出血。胎盘娩出后,应肌内注射缩宫素或麦角新碱,防止产后出血。行手术操作及有软产道损伤者,应及时检查并缝合,给予抗生素预防感染。

(五)肩先露

胎体纵轴与母体纵轴相垂直为横产式。胎体横卧于骨盆入口之上,先露部为肩,称肩先露,占妊娠足月分娩总数的 0.25%,是对母儿最不利的胎位。除死胎及早产儿胎体可折叠娩出外,足月活胎不可能经阴道娩出。若不及时处理,容易造成子宫破裂,威胁母儿生命。根据胎头在母体左或右侧和胎儿肩胛朝向母体前或后方,有肩左前、肩左后、肩右前、肩右后 4 种胎位。发生原因与臀先露类同。

1.诊断

(1)临床表现:胎先露部胎肩不能紧贴子宫下段及宫颈内口,缺乏直接刺激,容易发生宫缩乏力。胎肩对宫颈压力不均,容易发生胎膜早破。破膜后羊水迅速外流,胎儿上肢或脐带容易脱出,导致胎儿窘迫甚至死亡。随着宫缩不断加强、胎肩及胸廓一部分被挤入盆腔内,胎体折叠弯曲,胎颈被拉长,上肢脱出于阴道口外,胎头和胎臀仍被阻于骨盆入口上方,形成忽略性肩先露。子宫收缩继续增强,子宫上段越来越厚,子宫下段被动扩张越来越薄,由于子宫上下段肌壁厚薄相差悬殊,形成环状凹陷,并随宫缩逐渐升高,甚至可以高达脐上,形成病理缩复环,是子宫破裂的先兆,若不及时处理,将发生子宫破裂。

(2)腹部检查:子宫呈横椭圆形,子宫长度低于妊娠周数,子宫横径宽。宫底部及耻骨联合上方较空虚,在母体腹部一侧触到胎头,另侧触到胎臀。肩前位时,胎背朝向母体腹壁,触之宽大平坦;肩后位时,胎儿肢体朝向母体腹壁,触及不规则的小肢体。胎心在脐周两侧最清楚。根据腹部检查多能确定胎位。

（3）肛门检查或阴道检查：胎膜未破者，因胎先露部浮动于骨盆入口上方，肛查不易触及胎先露部。若胎膜已破、宫口已扩张者，阴道检查可触到肩胛骨或肩峰、肋骨及腋窝。腋窝尖端指向胎儿头端，据此可决定胎头在母体左或右侧。肩胛骨朝向母体前或后方，可决定肩前位或肩后位。例如胎头在母体右侧，肩胛骨朝向后方，则为肩右后位。胎手若已脱出于阴道口外，可用握手法鉴别是胎儿左手或右手，因检查者只能与胎儿同侧的手相握。例如肩右前位时左手脱出，检查者用左手与胎儿左手相握，余类推。

（4）B超：能准确探清肩先露，并能确定具体胎位。

2.治疗

（1）妊娠期：妊娠后期发现肩先露应及时矫正。可采用胸膝卧位、激光照射（或艾灸）至阴穴。上述矫正方法无效，应试行外转胎位术转成头先露，并包扎腹部以固定胎头。若行外转胎位术失败，应提前住院决定分娩方式。

（2）分娩期：根据胎产次、胎儿大小、胎儿是否存活、宫口扩张程度、胎膜是否破裂、有无并发症等，决定分娩方式。

①足月活胎，伴有产科指征（如狭窄骨盆、前置胎盘、有难产史等），应于临产前行择期剖宫产术结束分娩。

②初产妇、足月活胎，临产后应行剖宫产术。

③经产妇、足月活胎，也可行剖宫产。若宫口开大5cm以上，破膜不久，羊水未流尽，可在乙醚深麻醉下行内转胎位术，转成臀先露，待宫口开全助产娩出。若双胎妊娠第二胎儿为肩先露，可行内转胎位术。

④出现先兆子宫破裂或子宫破裂征象，无论胎儿死活，均应立即行剖宫产术。术中若发现宫腔感染严重，应将子宫一并切除。

⑤胎儿已死，无先兆子宫破裂征象，若宫口近开全，在全身麻醉下行断头术或碎胎术。术后应常规检查子宫下段、宫颈及阴道有无裂伤。若有裂伤应及时缝合。注意产后出血，给予抗生素预防感染。

（六）复合先露

胎先露部伴有肢体同时进入骨盆入口，称复合先露。临床以一手或一前臂沿胎头脱出最常见，多发生于早产者，发病率为0.80‰～1.66‰。

1.病因

胎先露部不能完全充填骨盆入口或在胎先露部周围有空隙均可发生。以经产妇腹壁松弛者、临产后胎头高浮、骨盆狭窄、胎膜早破、早产、双胎妊娠及羊水过多等为常见原因。

2.临床经过及对母儿影响

仅胎手露于胎头旁，或胎足露于胎臀旁者，多能顺利经阴道分娩。只有在破膜后，上臂完全脱出则能阻碍分娩。下肢和胎头同时入盆，直伸的下肢也能阻碍胎头下降，若不及时处理可致梗阻性难产，威胁母儿生命。胎儿可因脐带脱垂死亡，也可因产程延长、缺氧造成胎儿窘迫，甚至死亡等。

3.诊断

当产程进展缓慢时,行阴道检查发现胎先露部旁有肢体即可明确诊断。常见胎头与胎手同时入盆。诊断时应注意和臀先露及肩先露相鉴别。

4.治疗

发现复合先露,首先应查清有无头盆不称。若无头盆不称,让产妇向脱出肢体的对侧侧卧,肢体常可自然缩回。脱出肢体与胎头已入盆,待宫口近开全或开全后上推肢体,将其回纳,然后经腹部下压胎头,便胎头下降,以产钳助娩。若头盆不称明显或伴有胎儿窘迫征象,应尽早行剖宫产术。

(七)胎位异常的护理措施

胎位异常应加强分娩期的监测与护理,减少母儿并发症。护理措施如下。

(1)有明显头盆不称,胎位异常或确诊为巨大胎儿的产妇,按医嘱做好剖宫产术的术前准备。

(2)选择阴道分娩的产妇应做好如下护理。

①鼓励待产妇进食,保持产妇良好的营养状况,必要时给予补液,维持电解质平衡;指导产妇合理用力,避免体力消耗。枕后位者,嘱产妇不要过早屏气用力,以防宫颈水肿及疲乏。

②防止胎膜早破。产妇在待产过程中应少活动,尽量少做肛查,禁灌肠。一旦胎膜早破,立即观察胎心,抬高床尾,如胎心有改变,及时报告医师,并立即行肛查或阴道检查,及早发现脐带脱垂情况。

③协助医师做好阴道助产及新生儿抢救的物品准备,必要时为缩短第二产程可行阴道助产。新生儿出生后应仔细检查有无受伤。第三产程应仔细检查胎盘,胎膜的完整性及母体产道的损伤情况。按医嘱及时应用宫缩药与抗生素,预防产后出血与感染。

(3)心理护理。针对产妇及家属的疑问、焦虑与恐惧,护士在执行医嘱及护理照顾时,应给予充分的解释。将评估产妇及胎儿状况及时告诉产妇及家属。提供使产妇在分娩过程中有舒适感的措施,如松弛身心、抚摸腹部等持续的关照。鼓励产妇更好地与医护配合,以增强其对分娩的自信心,安全度过分娩期。

第十章 儿科疾病的护理

第一节 早产儿的护理

早产儿是指妊娠满 28 周至不满 37 足周分娩的新生儿,出生体重多小于 2500g,身高多小于 45cm。早产儿由于其各系统发育不成熟对外界环境适应能力差,易发生各种并发症,如呼吸窘迫综合征、颅内出血、硬肿病、感染、高胆红素血症、视网膜病等。早产儿死亡率高,国内报道为 12.7%~20.8%,是足月儿死亡率的 20 倍。因此,必须针对早产儿的不同情况进行正确的治疗和精心的护理,促进其正常生长,提高存活率。

一、病因

早产的发生与母体和(或)胎儿因素有关。母体方面主要有孕母患妊娠高血压疾病、感染、内分泌失调、营养不良、外伤及胎盘子宫因素(如胎盘早剥、胎膜早破等);胎儿方面主要有胎儿窘迫、多胎妊娠、严重溶血性疾病等。

二、早产儿的生理解剖特点

1.外表特点

头大,囟门宽大;皮肤红、薄、嫩,水肿发亮,胎脂丰富,皮下脂肪少;肋骨软,肋间肌无力。

2.体温调节功能差。

3.呼吸系统

呼吸浅快不规则,部分早产儿呈现间歇性呼吸暂停及喂奶后暂时性青紫,呼吸功能不稳定。

4.循环系统

早产儿常呈动脉导管延迟关闭,影响心、肺、肾、肠的血供。因血容量不足或心肌功能弱,血压低。

5.消化系统

吸吮力较差,吞咽反射弱.易呛咳;贲门括约肌松弛,胃容量小,易产生溢乳;胃肠分泌、消化力弱,易发生消化功能紊乱及营养障碍。

6.神经系统

神经系统发育不完善,视网膜发育不良。由于脑室管膜下存在着发达的胚胎生发层组织,易导致脑室内出血。

7.肝脏功能

葡萄糖醛酸转换酶不足,生理性黄疸持续时间长且较重,易引起高胆红素血症,并发胆红素脑病;凝血因子缺乏,易致出血;因肝糖原转变为血糖功能低,易发生低血糖。

8.血液系统

初生几天后,外周血红细胞及血红蛋白迅速下降。血管脆弱,易出血。

9.肾脏功能

肾单位少,肾小球滤过率低,肾小管功能差,易发生电解质及酸碱失衡。

10.免疫功能

从母体处获得的IgG含量少,易发生感染。

三、护理

1.护理目标

(1)及时发现异常,正确处理,提高存活率。

(2)正确给氧,维护早产儿呼吸功能,防止医源性损害。

(3)使早产儿适应外界环境,预防并发症。

(4)促进早产儿正常生长发育。

(5)指导家长了解早产儿的特点,掌握正确喂养方法及日常护理。

2.护理措施

(1)密切观察病情:严密监测生命体征并做好记录。早产儿易出现原发性呼吸暂停,主要与早产儿呼吸中枢及呼吸器官未发育成熟有关。此外,因咳嗽反射、呕吐反射均比较微弱,不易咳出气管、支气管的黏液,而易产生肺不张或肺炎。应注意观察呼吸状态、有无发绀及血氧饱和度情况,有异常及时通知医生处理。注意观察进食情况、精神反应、哭声、反射情况、肢体末梢温度及大小便情况。

(2)氧疗及呼吸的护理:勿常规给氧,吸氧要遵医嘱,对临床上无发绀、无呼吸窘迫、动脉氧分压(PaO_2)或经皮氧饱和度($TcSO_2$)正常者不必吸氧。浓度过高、吸氧时间过长,可引起支气管、肺发育不全和(或)早产儿视网膜病,导致严重后果。有呼吸窘迫的表现,在吸入空气时$PaO_2 < 50mmHg$ 或 $TcSO_2 < 85\%$者有吸氧指征,目标是维持 PaO_2 $50\sim80mmHg$,或 $TcSO_2$ $90\%\sim95\%$。①有轻度呼吸窘迫的患儿用头罩吸氧或改良鼻导管吸氧,给氧浓度视病情需要而定。开始时可试用40%左右的氧,$10\sim20min$ 后根据 PaO_2 或 $TcSO_2$ 调整。密切观察用氧后的反应,如需长时间吸入高浓度氧($>40\%$)才能维持PaO_2稳定时,应报告医生,考虑采用鼻塞持续气道正压给氧辅助呼吸;当临床上表现重度呼吸窘迫,吸入氧的浓度$>50\%$,呼吸指标仍无法维持时,需给予气管插管机械通气。护士应做好插管前的物品、环境等各项准备,协助医生实施。②氧疗过程中,应密切监测吸入氧浓度、PaO_2 或 $TcSO_2$,在不同的呼吸支持水平,都应以最低的氧浓度维持 PaO_2 $50\sim80mmHg$,$TcSO_2$ $90\%\sim95\%$。机械通气时,当患儿病情好转、血气改善后,及时报告医生,降低吸入氧浓度。调整氧浓度应逐步进行,以免波动过大。③对早产儿尤其是极低体重儿用氧时,一定要告知家长早产儿血管不成熟的特点,早产儿用氧的必要性和可能的危害性;④凡是使用过氧疗,符合眼科筛查标准的早产儿,应在出生后4~6周或矫正胎龄32~34周时进行早产儿视网膜病筛查,以便早期发现,早期治疗。

(3)准备适宜的环境,维护体温恒定:早产儿由于胎龄小,身体各器官系统发育不成熟,功能不健全,适应外界能力差,应为其准备适宜的环境。①备好远红外暖床、暖包及预热好的早产儿暖箱。娩出后在开放式远红外暖床上护理。及时清除口、鼻黏液,用柔软毛巾吸干全身羊水,但不必擦去皮肤上的胎脂。②早产儿因体表面积大,棕色脂肪少,皮肤散热迅速,产热能力差,同时体温调节中枢发育不成熟,如保暖不当易发生低体温,甚至体温不升($<35℃$)。常因寒冷而导致硬肿病的发生,因此需要在恒温环境中过渡。应提供合适的中性环境温度,相对湿度在55%~65%,使早产儿体温维持正常且身体耗氧量最少。暖箱温度根据早产儿体重调节。体重在1501~2000g者,暖箱温度在30℃~32℃;体重1001~1500g者,暖箱温度在32℃~34C;$<1000g$者,暖箱温度宜在34℃~36℃。在无暖箱的条件下,保暖方法需因地制宜。③每4~6h测体温1次,体温应保持恒定,皮肤温度36℃~37℃、肛温36.5℃~37.5℃。对早产儿喂奶、穿衣及换尿布等工作需在暖箱中轻柔进行。避免不必要的检查及移动。

(4)观察体重:每日在固定时间和相同状态下称体重1次,宜在哺乳前进行。早产儿有生理性体重减轻,一般在生后14d左右恢复至出生时体重,

(5)输液过程中加强巡视,严格控制输液速度,预防医源性高血糖、低血糖及其他并发症发生。

(6)预防感染:严格执行消毒隔离制度。房间每日定时通风。做好早产儿室及暖箱的日常清洁消毒工作,每名早产儿应有单独的用物。定期更换氧气瓶、吸引器、暖箱水槽中的水。护理前后需用肥皂洗手(流动水冲洗),护理人员按期做鼻咽拭子培养,感染及带菌者暂不进入早产儿室。

(7)皮肤黏膜护理:注意观察早产儿脐带、眼睛、伤口及输液部位的感染先兆,如有发红、分泌物或体温不稳等感染征兆时,应及时报告医师并协助处理。有感染者宜及时治疗,有传染病者及时隔离。

(8)防止低血糖发生:出生后前几天内早产儿可出现低血糖,且无明显症状,但对中枢神经系统等有不良影响。要定时检测血糖,如血糖低,报告医生及时处理,应尽早喂养,预防反复发作。

(9)喂养:第一次经口喂养要给清水,如吸吮、吞咽无障碍,再予糖水,以后给奶。强调母乳喂养,母乳中所含营养成分及免疫物质,适合早产儿所需。如母乳不足,选用早产儿配方奶。喂奶后采取右侧卧位,观察有无溢乳、呕吐、青紫现象及腹胀发生,防止吸入性肺炎、窒息等。注意补充维生素K,预防出血,还应注意铁剂、钙剂及其他维生素的补充;早产儿喂养应个体化,按日龄及接受情况而变动。吸吮能力差、吞咽功能不全、呼吸动作不协调、胃排空延迟者,可给予滴管、胃管喂养或胃肠外高营养;准确记录出入量,保持平衡。

(10)早产儿抚触:研究表明皮肤触摸能促进早产儿生长发育。通过抚触使早产儿肌肤饥渴得到满足,心理上得到安全感和安慰,促进早产儿神经系统的发育,增强早产儿免疫功能。早产儿出生 24h 后即可开始抚触,每天进行 3 次抚触,每次 15min。抚触应选在喂养后 1~2h 清醒时进行,不要选在进乳前后或睡眠前,避免引起呕吐或使其烦躁。

(11)出院指导:早产儿能自己吸吮进奶、在一般室温中体温平稳、体重稳定增长,并已达 2000g 以上、停止用药及吸氧等稳定的条件下可出院。出院前需对家长进行喂养、皮肤护理、如何观察早产儿一般情况、抚触等的护理指导,安排家长与护士一起进行喂养、皮肤护理等操作,护士查视是否正确,及时纠正不当之处,为出院做准备。制定定期随访时间表,以书面形式交给早产儿家长。出院后对其体格、智能及行为发育做定期随访、评估,并根据具体情况和发育阶段给予相应指导。

第二节 新生儿颅内出血的护理

新生儿颅内出血是围产儿死亡的重要原因之一,早产儿尤为多见。临床以窒息、中枢神经系统兴奋或抑制为其特征。预后不良,存活者常遗留永久性中枢神经系统后遗症。

一、病因

1.外在因素

凡能引起新生儿缺氧或产伤的因素均可导致颅内出血。缺氧使血管壁通透性增加,造成脑室或脑实质内点状出血。常见的缺氧原因有:胎盘早剥、脐带打结或脱垂、子痫等;与产伤有关,如急产、胎头过大、初产、难产等;缺氧和产伤同时存在,互相影响,加重病情。

2.内在因素

新生儿凝血功能不完善及血管壁脆弱,加上外因易引起颅内出血;少数可由于出血性疾病或先天性脑血管畸形破裂所致。

二、临床表现

症状因出血部位及出血量多少而轻重不一。缺氧性出血大多有新生儿窒息史,患儿可表现为兴奋、烦躁不安、哭声高尖、拥抱及吸吮反射减弱或消失、呼吸不规则、前囟饱满、眼球震颤,甚至局部或全身阵发性或强直性痉挛,严重者昏迷、死亡。影像学检查可以判断新生儿颅内出血类型和程度。

三、治疗

危重者或早产儿宜及时输注血浆或全血,以补充凝血因子,有利于止血。同时用止血药物控制出血;烦躁不安或惊厥时使用镇静剂;对明显颅内压增高者,可应用地塞米松或脱水剂如甘露醇降低颅内压;应用抗生素,预防继发肺炎等并发症。

四、护理

1.护理目标

(1)降低颅内压,维持呼吸,挽救生命。

(2)预防并发症。

(3)预防后遗症。

2.护理措施

(1)密切观察病情变化。①观察意识状态:意识状态的改变对治疗起主导作用。颅内出血的患儿意识和精神状态表现为激惹、过度兴奋或表情淡漠、嗜睡、昏迷等。不论患儿躁动或安静均应严密观察,发现意识的细微变化,从而获得及时救治机会。当患儿烦躁不安、尖声哭叫,眼睛出现凝视、斜视、眼球上转困难、眼震颤,伴有惊厥等,提示有颅内出血,应立即报告医生紧急处理。详细记录惊厥时间、次数、部位,为判断出血部位、出血量及预后估计提供依据。②观察生命体征变化:给予心电、呼吸、经皮氧饱和度监护。注意观察呼吸的频率、节律,颅内出血时患儿的呼吸改变为呼吸增快,继之减慢、不规则或暂停,出现发绀,提示病情危重;如心率减慢、呼吸深大提示颅内高压。上述情况均应报告医生及时处理,以防脑疝形成,导致死亡。③观察前囟紧张度:前囟凸起提示颅内压增高、出血量大,应及时报告医师,给予止血、脱水,以防脑疝;前囟凹陷提示脱水严重。④观察瞳孔大小和反射:观察瞳孔大小,对光反射及觅食、吸吮、拥抱等反射。若瞳孔大小不等,甚至散大,各种反射消失,提示病情危重,应立即协助医师进行抢救。⑤详细记录出入量,注意呕吐次数、呕吐的量及呕吐物的性质,观察大小便情况。

(2)保持呼吸道通畅:采取头肩部抬高,侧卧位,彻底清除呼吸道分泌物、呕吐物,吸痰时动作轻柔敏捷,注意无菌操作,以免呼吸道黏膜损伤导致感染。及时给予氧气吸入,根据病情需要可间断吸氧,以防发生氧中毒。

(3)保持安静:患儿绝对静卧,治疗和护理措施尽量集中进行。采用静脉留置针,减少反复穿刺对患儿的刺激,穿刺时可选用四肢血管,减少搬动头部,以免加重出血。采取头肩部抬高约 15°~30° 的右侧卧位,以助于减轻脑水肿和防止呕吐物的吸入。病室环境要安静。

(4)维持正常体温:注意保暖,定时测量体温;体温过高给予打开包被或物理降温,体温不升或早产儿可置暖箱内或采取其他保暖措施。病室内温、湿度适宜。

(5)采用微泵输液,以便于严格控制输液速度、输液量,严格控制输入量,滴速不宜过快。

(6)预防感染和并发症:住新生儿重症监护室,专人护理,严格执行消毒隔离制度。做好口腔护理,每日用 0.9%氯化钠注射液棉签擦洗口腔黏膜 2 次,如有糜烂给涂甲紫(龙胆紫)。做好皮肤护理,患儿皮肤柔嫩,活动度小,护理不当容易增加感染机会,轻轻帮助其变换体位,但头部尽量静止不动。注意观察皮肤情况,按时做脐部护理。

(7)合理喂养:病情危重者适当推迟开始喂奶时间。不能抱起喂奶,出血早期不能直接哺喂,以免因吸吮用力加重出血,可采用滴管或鼻饲法。哺喂过程中及喂奶后观察有无呕吐、青紫发生,防止呛奶引起窒息。病情许可时提倡母乳喂养。

(8)恢复期护理:注意瘫痪肢体护理,注意保持肢体功能位,加强肢体被动运动,预防功能受限或肌肉挛缩致残。

第三节 新生儿窒息的护理

新生儿窒息是指胎儿娩出后,有心跳无呼吸或呼吸不规律的缺氧状态。胎儿时期所有供给胎儿的氧气都是通过胎盘从母体的血液传送到胎儿的体内。胎儿肺脏在宫腔内处于扩张状态,但是其肺泡内充满了液体,而不是空气。由于灌注肺脏的小动脉处于明显的收缩状态,只有很少的血液流经肺脏,胎肺并不为胎儿供应氧气或排出二氧化碳。大部分血液通过阻力较低的旁路由动脉导管由肺动脉进入主动脉。

脐带被结扎后,脐动脉和静脉血流中断,从而提高了体循环血压。出生后随着呼吸,氧气进入肺泡中,动脉导管开始收缩,血液流入肺内,并在肺内摄取氧气,引起肺小动脉舒张,肺血流量急剧增加,吸收肺泡内的氧气,富含氧的血液进入新生儿全身组织,婴儿皮肤变得红润。

一、病因与发病机制

新生儿窒息 90% 以上发生在宫内和产时,产后因素较少。影响母体与胎儿间血液循环、气体交换的因素,均会造成胎儿缺氧,造成胎儿宫内窘迫。血氧浓度降低的任何因素都可引起新生儿窒息发生。

(1)出生过程中新生儿不能强有力地呼吸将肺内液体排出肺泡或空气受阻不能进入肺内(新生儿气道中有黏液、羊水或体位造成气道不通畅)。

(2)过度失血或心脏收缩力差或因缺氧而致心动过缓导致体循环低血压。

(3)肺动脉持续收缩导致氧气不能输送到身体各组织(肺缺氧导致肺小动脉的持续收缩,造成肺动脉高压,妨碍全身动脉血的氧合)。

二、临床表现

新生儿窒息初期,为保证身体重要器官,如心脏和脑组织的供血、供氧,肠道、肾、肌肉和皮肤内小动脉血管首先收缩,血流减少,致新生儿呈现皮肤苍白、肌张力低等。但是如果窒息持续存在,器官继续缺血、缺氧,新生儿机体进入失代偿状态,导致新生儿皮肤苍白或发绀;心动过缓;呼吸抑制,无呼吸或喘息;肌张力低下;血压下降,全身器官损伤,甚至死亡。

窒息根据新生儿皮肤颜色、呼吸、心率、肌张力及对刺激的反应诊断其严重程度,目前用 Apgar 评分法判定新生儿窒息的程度。生后 1min 0~3 分者为重度窒息;4~7 分为轻度窒息;8~10 分为正常新生儿。新生儿出生 5min 后评分仍低于 8 分,应给予充分重视。

1.原发性呼吸暂停

新生儿缺氧的最初表现是呼吸加快,如果缺氧延续,不予纠正,则转为呼吸停止、心率减慢,继而出现原发性呼吸暂停。在此阶段,如能及时给氧,并给予触觉刺激诱发呼吸,大多数新生儿能出现自主呼吸。

2.继发性呼吸暂停

如果缺氧持续未予纠正,则新生儿可出现喘息样呼吸(无效呼吸),心率继续减慢,血压开始下降,呼吸运动越来越弱,最终出现一次深度喘息而进入继发性呼吸暂停。在临床上遇到新生儿窒息时,在初步处理阶段给予触觉刺激后仍未能诱发自主呼吸时,说明新生儿已处于继发性呼吸暂停,应立即开始正压人工呼吸进行复苏。任何延误都可能导致建立自主呼吸的时间延长,从而增加脑损伤和减少复苏成功的机会。

3.窒息新生儿复苏情况

窒息新生儿经过复苏大多数能够恢复自主呼吸,皮肤转为红润,少数严重患儿病情进展,可出现休克表现,皮肤颜色发灰或苍白,体温低,四肢冷,呼吸浅或不规则,哭声弱或出现呻吟。有吸入者可吸气凹陷,胸廓隆起,听诊偶可闻及湿啰音,心前区可出现收缩期杂音,四肢松弛,有震颤样和其他惊厥性动作。

第四节 小儿肺炎的护理

肺炎是指不同病原体或其他因素所致的肺部炎症。以发热、咳嗽、气促、呼吸困难和肺部固定湿啰音为共同的临床表现。肺炎是婴幼儿时期的常见病,就全球而言,肺炎占 5 岁以下小儿死亡总数的 1/4～1/3。占我国住院小儿死亡的第 1 位,是我国儿童保健重点防治的"四病"之一。肺炎一年四季均可发病,以冬春季节多见。

一、分类

1.按病理分类

可分为大叶性肺炎、支气管肺炎、间质性肺炎等。

2.按病因分类

①感染性肺炎:如病毒性肺炎、细菌性肺炎、真菌性肺炎、支原体肺炎、衣原体肺炎、原虫性肺炎;②非感染性肺炎:如吸入性肺炎、过敏性肺炎等。

3.按病程分类

①急性肺炎:病程<1 个月;②迁延性肺炎:病程 1～3 个月;③慢性肺炎:病程>3 个月。

4.按病情分类

①轻症肺炎:主要是呼吸系统受累;②重症肺炎:除呼吸系统受累外,其他系统也受累,且全身中毒症状明显。

5.按临床表现典型与否分类

①典型性肺炎;②非典型性肺炎。

二、病因与发病机制

引起肺炎的病原体有病毒、细菌等。病毒中最常见的为呼吸道合胞病毒,其次为腺病毒、流感病毒等;细菌中以肺炎链球菌多见,其他有葡萄球菌、链球菌、革兰阴性杆菌等。低出生体重、营养不良、维生素 D 缺乏性佝偻病、先天性心脏病等患儿易患本病,且病情严重,易迁延不愈。

病原体多由呼吸道入侵,也可经血行入肺,引起支气管、肺泡、肺间质炎症。支气管因黏膜水肿而管腔变窄;肺泡壁因充血水肿而增厚,肺泡腔内充满炎性渗出物,从而造成通气和换气功能障碍,导致低氧血症与高碳酸血症。由于缺氧,患儿呼吸与心率加快,出现鼻翼翕动和三凹征。由于病原体毒素的作用,重症患儿常伴有毒血症,引起不同程度的感染中毒症状。缺氧、二氧化碳潴留及毒血症可导致循环系统、消化系统、神经系统的一系列症状及水、电解质与酸碱平衡紊乱,严重时可发生呼吸衰竭。

三、临床表现

1.支气管肺炎

为小儿最常见的肺炎,多见于 3 岁以下婴幼儿。

(1)轻症:仅表现为呼吸系统症状和相应的肺部体征。

①症状:大多起病急,主要表现为发热、咳嗽、气促和全身症状。a.发热:热型不定,多为不规则热,新生儿和重度营养不良儿可不发热,甚至体温不升;b.咳嗽:较频,初为刺激性干咳,以后有痰,新生儿则表现为口吐白沫;c.气促:多发生在发热、咳嗽之后;d.全身症状:精神不振、食欲减退、烦躁不安、轻度腹泻或呕吐。

②体征:呼吸加快,40~80 次/min,可有鼻翼翕动、点头呼吸、三凹征、唇周发绀。肺部可听到较固定的中、细湿啰音,病灶较大者可出现肺实变体征。

(2)重症:除呼吸系统症状和全身中毒症状外,常有循环、神经和消化系统受累的表现。

①循环系统:常见心肌炎、心力衰竭。心肌炎表现为面色苍白、心动过速、心音低钝、心律失常、心电图显示 ST 段下移、T 波低平或倒置。心力衰竭表现为呼吸突然加快,>60 次/min,极度烦躁不安,明显发绀、面色发灰,心率增快,>180 次/min,心音低钝、有奔马律,颈静脉怒张,肝迅速增大,尿少或无尿,颜面或下肢水肿等。

②神经系统:表现为烦躁或嗜睡,脑水肿时出现意识障碍、反复惊厥、前囟隆起、脑膜刺激征等。

③消化系统:常有食欲缺乏、腹胀、呕吐、腹泻等;重症可引起中毒性肠麻痹和消化道出血,表现为严重腹胀、肠鸣音消失、便血等。

2.几种不同病原体所致肺炎的特点

(1)呼吸道合胞病毒性肺炎:由呼吸道合胞病毒感染所致,多见于 2 岁以内,尤以 2~6 个月婴儿多见。喘憋为突出表现，2～3d后病情加重，出现呼吸困难和缺氧症。肺部听诊可闻及哮鸣音、呼气性喘鸣，肺基底部可听到细、湿啰音。临床表现两种类型：①毛细支气管炎：有上述临床表现，但中毒症状不严重。肺部X线片常显示肺气肿和支气管周围炎，有时可见小点片状阴影或肺不张。②间质性肺炎：全身中毒症状较重，呼吸困难明显，肺部体征出现较早，胸部X线片呈线条状或单条状阴影增深，或互相交叉成网状阴影，多伴有小点状致密阴影。

(2)腺病毒肺炎：以腺病毒3、7两型为主要病原体。①本病多见6个月至2岁幼儿；②起病急骤、全身中毒症状明显，呈稽留热，咳嗽较剧，可出现喘憋、呼吸困难、发绀等；③肺部体征出现较晚，常在发热4～5d后出现湿啰音，以后因病变融合而呈现肺实变体征；④胸部X线片改变出现较肺部体征为早，可见大小不等的片状阴影或融合成大病灶，肺气肿多见，病灶吸收需数周至数月。

(3)葡萄球菌肺炎：包括金黄色葡萄球菌及白色葡萄球菌所致的肺炎。多见于新生儿及婴幼儿。临床起病急、病情重、发展快。多呈弛张热，婴幼儿可呈稽留热。中毒症状明显，面色苍白、咳嗽、呻吟、呼吸困难。肺部体征出现早，双肺可闻及中、细湿啰音，易并发脓胸、脓气胸。常合并循环、神经及消化系统功能障碍。

(4)肺炎支原体肺炎：由肺炎支原体引起，多见于年长儿，婴幼儿发病率也较高。以刺激性咳嗽为突出的表现，有的酷似百日咳样咳嗽，咳黏痰，甚至带血丝，常有发热，热程1～3周。而肺部体征常不明显，仅有呼吸音粗糙，少数闻及干、湿啰音。婴幼儿起病急，呼吸困难、喘憋和双肺哮鸣音较突出。部分患儿出现全身多系统的临床表现，如心肌炎、心包炎、溶血性贫血、脑膜炎等。肺部X线片分为4种改变：①肺门阴影增粗；②支气管肺炎改变；③间质性肺炎改变；④均一的实变影。

(5)流感嗜血杆菌肺炎：由流感嗜血杆菌引起。近年来，该病有上升趋势。多见于小于4岁的小儿，常并发于流感病毒或葡萄球菌感染者。起病较缓，病情较重，全身中毒症状明显，有发热、痉挛性咳嗽、呼吸困难、鼻翼翕动、三凹征、发绀等，体检肺有湿啰音或肺实变体征。易并发脓胸、脑膜炎、败血症、心包炎、中耳炎等。胸部X线片表现多种多样。

(6)衣原体肺炎：①沙眼衣原体肺炎多见于6个月以下的婴儿，可于产时或产后感染，起病急，先有鼻塞、流涕，后出现气促、频繁咳嗽，有的酷似百日咳，但无回声，偶有呼吸暂停或呼气喘鸣，一般不发热。胸部X线片呈弥漫性间质性改变和过度充气。②肺炎衣原体肺炎多见于5岁以上小儿，发病隐匿，体温不高，咳嗽逐渐加重，两肺可闻及干、湿啰音。胸部X线片显示单侧肺下叶浸润，少数呈广泛单侧或双侧浸润。

四、实验室检查

1.外周血检查

①血细胞检查：病毒性肺炎白细胞总数大多正常或降低；细菌性肺炎白细胞总数及中性粒细胞增高，并有核左移。②四唑氮蓝试验（NBT）：细菌感染时NBT阳性细胞增多，正常为10%以下，若超过10%提示细菌感染，病毒感染时则不增加。③C反应蛋白（CRP）：细菌感染

时,血清 CRP 浓度增高,而非细菌感染时则升高不明显。

2.病原学检查

可做病毒分离或细菌培养,以明确病原体。血清冷凝集试验在 50%~70% 的支原体肺炎患儿中可呈阳性。

3.胸部 X 线检查

支气管肺炎早期肺纹理增粗,以后出现大小不等的斑片阴影,可融合成片,可伴有肺不张或肺气肿。

五、治疗要点

主要为控制感染,改善通气功能,对症治疗,防治并发症。

1.控制感染

根据不同病原体选用敏感抗生素控制感染;使用原则为早期、联合、足量、足疗程,重症患儿宜静脉给药;用药时间持续至体温正常后 5~7d,临床症状消失后 3d;抗病毒可选用利巴韦林等。

2.对症治疗

止咳、平喘、保持呼吸道通畅;纠正水、电解质与酸碱平衡紊乱、改善低氧血症。

3.肾上腺糖皮质激素的应用

中毒症状明显或严重喘憋、脑水肿、感染性休克、呼吸衰竭者,可应用肾上腺糖皮质激素,常用地塞米松,疗程 3~5d。

4.防治并发症

发生感染性休克、心力衰竭、中毒性肠麻痹、脑水肿等,应及时处理。脓胸和脓气胸者应及时进行穿刺引流。

六、护理措施

1.基础护理

(1)保持病室环境舒适,空气流通,温湿度适宜,定时开窗通风,避免直吹或对流风。尽量使患儿安静,避免哭闹,以减少氧消耗。不同病原体肺炎患儿应分室居住,以防交叉感染。

(2)饮食宜给予易消化、营养丰富的流质、半流质饮食,多喂水。少量多餐,避免过饱影响呼吸。喂哺时应耐心,哺母乳者应抱起喂,防止呛咳。重症不能进食时,给予静脉营养。保证液体的摄入量,以湿润呼吸道黏膜,防止分泌物干结,利于痰液排出;同时防止发热导致的脱水。

(3)置患儿于有利于肺扩张的体位并经常更换,或抱起患儿,以减少肺部淤血和防止肺不张。

(4)正确留取标本,以指导临床用药。

2.疾病护理

(1)保持呼吸道通畅:①及时清除口鼻分泌物,分泌物黏稠者应用超声雾化或蒸汽吸入;分泌物过多影响呼吸时,应用吸引器吸痰。②帮助患儿转换体位,翻身拍背,其方法是五指并拢,稍向内合掌,由下向上、由外向内的轻拍背部,以帮助痰液排出,防止坠积性肺炎。根据病情或病变部位进行体位引流。③按医嘱给予去痰药,指导和鼓励患儿进行有效的咳嗽。

(2)改善呼吸功能:①凡有缺氧症状,如呼吸困难、口唇发绀、烦躁、面色灰白等情况时应立即给氧。一般采用鼻导管给氧。氧流量为 0.5~1L/min,氧浓度不超过 40%,氧气应湿化,以免损伤呼吸道黏膜。缺氧明显者可用面罩给氧,氧流量 2~4L/min,氧浓度 50%~60%。若出现呼吸衰竭,则使用机械通气正压给氧。②按医嘱使用抗生素治疗肺部炎症、改善通气,并注意观察药物的疗效及不良反应。

(3)维持体温正常:发热者应注意体温的监测,警惕高热惊厥的发生,并采取相应的降温措施。

(4)密切观察病情:①若患儿出现烦躁不安、面色苍白、呼吸加快(>60 次/min)、心率增快(>160~180 次/min)、出现心音低钝或奔马律、肝短期内迅速增大等心力衰竭的表现,应及时报告医师,立即给予吸氧、减慢输液速度。若患儿突然口吐粉红色泡沫痰,应考虑肺水肿,可给患儿吸入经 20%~30%乙醇湿化的氧气,每次吸入时间不宜超过 20min。②密切观察意识、瞳孔等变化,若患儿出现烦躁、嗜睡、惊厥、昏迷、呼吸不规则等,提示颅内压增高,有脑水肿、中毒性脑病的可能,应立即报告医师并配合抢救。③若患儿病情突然加重,烦躁不安,体温持续不降或退而复升,咳嗽和呼吸困难加重,面色发绀,患侧呼吸运动受限等,提示并发了脓胸或脓气胸,及时配合医师进行胸穿或胸腔闭式引流。④密切观察有无腹胀、肠鸣音减弱或消失、呕吐、有无便血等。若腹胀明显伴低钾血症者,按医嘱补钾。有中毒性肠麻痹时给予腹部热敷、肛管排气、禁食、胃肠减压等,以促进肠蠕动,消除腹胀,缓解呼吸困难。

3.健康教育

(1)向家长介绍患儿病情,讲解疾病的有关知识和护理要点。

(2)宣传肺炎预防的相关知识,如不随地吐痰、咳嗽时用手帕或纸巾捂嘴等良好个人卫生习惯,防止疾病传播。冬春季节注意室内通风,尽量避免带小儿到公共场所。

(3)指导家长给患儿合理营养,提倡母乳喂养;加强体质锻炼,多进行户外活动;注意气候变化,及时增减衣服,避免着凉;按时预防接种和健康检查,积极防治原发病。

第五节　儿童脑水肿的护理

脑水肿是指脑实质液体增加引起的脑容积和重量增多而引起的一系列临床表现。在病理学上,脑细胞组织间隙中游离液体的积蓄称为脑水肿,而脑细胞内液体的增多则称为脑肿胀,但在实际临床工作中对此二者无从区分,或为同一病理过程的不同阶段,到后期往往同时存在,故常统称为脑水肿。

一、病因

(一)颅内、外感染

脑膜炎、脑炎、中毒性菌痢、肺炎等。

(二)颅内占位性病变

①脑肿瘤(包括脑膜白血病),大多源自小脑幕下后颅凹,以星形胶质细胞瘤、髓母细胞瘤较多见;②寄生虫(如猪囊尾蚴病);③脑脓肿或脑血管畸形等;④各种疾病引起的颅内出血和血肿。

(三)脑缺血缺氧

各种病因所造成的窒息、呼吸心跳骤停和休克等。

(四)脑脊液循环异常

先天及后天的各种疾病引起脑脊液产生过多或脑脊液循环受阻。

(五)其他

如高血压脑病、Reye 综合征等。

二、病理机制

在正常情况下,密闭颅腔内的脑实质、脑脊液及脑血流量保持相对恒定,使颅内压维持在正常范围内。如脑组织、脑脊液或颅内血管床中任何一种内容物的体积增大时,其余内容物的容积则相应地缩小或减少,以缓冲颅内压的增高。当代偿功能超过其所能代偿的限度时即发生颅内压增高,严重时迫使部分脑组织嵌入孔隙,形成脑疝,导致中枢性呼吸衰竭甚至呼吸骤停,危及生命。

三、护理评估

(一)身心状态

1.头痛

可呈广泛性或局限性,早起时重,当咳嗽、用力大便或改变头位时可使头痛加重,持续时间不定。婴幼儿表现为烦躁不安、尖叫或拍打头部,新生儿表现为睁眼不睡或尖叫。

2.呕吐

多不伴恶心,常为喷射性呕吐。开始早,起时重,以后可不定时,呕吐可减轻头痛。

3.意识改变

颅内压增高影响脑干网状结构,产生意识改变,早期有性格变化、淡漠、迟钝、学习记忆力下降、嗜睡或不安、兴奋,以后可致昏迷。

4.头部体征

头围对 1 岁以内小儿有诊断价值,头围增长过快多见于慢性颅内压增高。婴儿可见前囟紧张隆起,失去正常搏动,前囟迟闭可与头围增长过快并存,同时可有颅骨骨缝裂开,叩诊 Macewen 征阳性等。颅部听诊如有异常血管杂音提示颅内血管异常。

5.眼部体征

颅内压增高可导致第Ⅵ对脑神经单或双侧麻痹,表现为复视;上丘受压可产生上视受累(落日眼);第Ⅲ脑室或视交叉受压产生双颞侧偏盲、一过性视觉模糊甚至失明等;眼底多有双侧视乳头水肿,但婴儿期前囟未闭者不一定发生。

6.生命体征改变

多发生在急性颅内压增高时,一般血压(收缩压为主)最先升高,继而脉率减少,呼吸节律慢而不规则。生命体征改变乃因脑干受压所致,若不能及时治疗,颅内压将继续上升发生脑疝。

7.脑疝

各类脑疝的早期表现为意识状况恶化、肌张力改变、呼吸节律更加不整、惊厥或瞳孔变化等。

(1)小脑幕切迹疝:表现为四肢张力增高;意识障碍加深;同侧瞳孔先缩小或忽大忽小,继而扩大,对光反应减弱或消失,有时出现该侧上睑下垂或眼球运动受限及对侧肢体麻痹。如不能及时处理,病儿昏迷加重,可呈去大脑强直至呼吸循环衰竭。

(2)枕骨大孔疝:早期小儿多有颈项强直,呈强迫头位,逐渐发展出现四肢强直性抽搐,可突然出现呼吸中枢衰竭或呼吸猝然停止,双瞳孔缩小后扩大,眼球固定,意识障碍甚至昏迷。

小儿颅内压增高的症状、体征按起病急缓与发病年龄的不同而异,如急性颅内压增高者多见生命体征改变,而慢性者则多见前囟迟闭、头围过大,但急、慢性者均可有呕吐。婴儿多有前囟饱满,年长儿童常见眼底视乳头水肿,而意识障碍则在任何年龄均可见到。

(二)辅助检查

1.血、尿、粪常规检查及必要的血液生化检查

如电解质、血氨、肝功能等。

2.腰椎穿刺

术前应给予甘露醇等脱水剂,以细针缓慢放液。脑脊液除常规检查外应作细胞学检查以排除肿瘤。

3.颅透照

适用于囟门未闭的婴儿,方法简便、无损伤而易行,可发现脑室扩大或硬膜下积液等。

4.头颅 X 线摄片

颅内高压的头颅 X 线片表现为颅骨指压痕增多、蝶鞍扩大及前后床突骨质变薄或剥蚀(鞍上如有钙化则提示颅咽管瘤),12 岁以内小儿有颅缝增宽等。

5.颅部 B 超检查

适用于前囟未闭的婴幼儿,可发现脑室扩大、血管畸形及肿物等。

6.脑 CT 检查

凡疑似颅内肿瘤或其他占位性病变所致颅内压增高的患儿,应及时进行此项检查,尽早发现病因,及时处理。

7.其他

可按需要检查单光子发射计算机体层成像(SPECT)、磁共振成像、脑血管造影等。

四、治疗原则

急性颅内压增高患儿均应有专人守护并作特护记录,严密监测血压、呼吸、脉搏、体温、瞳孔、肌张力及有无惊厥、意识状态改变等,并记录出入量。

(一)急诊处理

意识障碍或昏迷者需作气管插管保持气道通畅,以气囊通气或呼吸机控制呼吸,监测血气,维持 $PaCO_2$ 在 $3.3\sim4.7kPa$、PaO_2 12kPa 左右。快速静脉注入 20%甘露醇 1g/kg。血压下降者需补液。

有脑干受压体征和症状者应行颅骨钻孔减压术,也可作脑室内或脑膜下穿刺以降低和监测颅内压。

(二)穿刺放液或手术处理

硬膜下积液、积脓或积血、脑脓肿、脑内血肿、硬膜外血肿等导致的颅内压增高,均需借此降低颅内压。因脑脊液循环梗阻所致颅内高压者,则需进行脑脊液分流术。少数颅内压持续增高者尚需除去一块颅骨以减压。

(三)降低颅内压

可使用高渗脱水剂,首选 20%甘露醇,每次$(0.5\sim1)g/kg$,$6\sim8$ 小时重复一次。重症患儿可合并使用利尿剂如呋塞米及大剂量短程地塞米松。为避免大剂量甘露醇引起脱水或静脉压下降,可同时使用白蛋白、血浆等保持胶体渗透压。

(四)病因治疗

去除病因,防止病变发展,如抗感染、纠正休克与缺氧、改善通气、消除颅内占位病变等。

(五)对症治疗

如抗惊厥、控制体温、保持水电解质及酸碱平衡等。

五、护理诊断

1.潜在并发症——生命体征改变

与颅内压升高导致的脑疝形成有关。

2.有窒息的危险

与惊厥、呕吐物吸入有关。

3.有受伤的危险

与惊厥发作有关。

4.疼痛

与颅内压增高引起的头痛有关。

六、护理目标

(1)患儿生命体征维持在正常范围。

(2)患儿不发生窒息。

(3)患儿惊厥发作时有足够的安全保护措施,不发生意外损伤。

(4)患儿头痛减轻或消失,舒适感增加。

七、护理措施

(一)密切观察病情变化,维持患儿生命体征平稳

(1)密切观察神志、瞳孔、生命体征、肢体活动等情况:出现异常时及时报告医师并协助抢救。

①意识:意识是判断是否发生脑疝及严重程度的主要指征;通过护理人员的细心观察,判断患儿处于意识障碍的哪个阶段(嗜睡、朦胧、浅昏迷、深昏迷)。

②瞳孔:仔细观察瞳孔是否等大、等圆,直接及间接对光反应是否灵敏,同时排除药物(阿托品、度冷丁)对瞳孔的影响。若出现一侧瞳孔进行性散大、对光反射迟钝或消失伴有意识障碍,则提示小脑幕切迹疝。

③生命体征:先测呼吸,再测血压、体温,以免患者躁动影响其准确性,注意是否出现Cushing's综合征甚至呼吸骤停。

④肢体活动:若出现偏瘫或原有偏瘫加重并伴有意识改变,则提示小脑幕切迹疝。

⑤其他:剧烈头痛、频繁呕吐为急性颅内压增高的表现,伴有意识改变时应警惕脑疝的发生。

(2)精确记录 24 小时出入水量,监测血生化指标,及时纠正水电解质及酸碱平衡紊乱。

(3)降低颅内压:可使用高渗脱水剂,首选 20% 甘露醇。重症或脑疝患儿可合并使用利尿剂如呋塞米(速尿),以提高血浆渗透压而达到迅速消除脑水肿、降低颅内压的效果;为避免大剂量甘露醇引起脱水或静脉压下降,可同时使用白蛋白、血浆等保持胶体渗透压。使用甘露醇的时间不宜过长,一般在 3～7 天以内,并应监测水电解质及渗透压。大剂量短程使用地塞米松可以稳定血-脑脊液屏障,多用于重症。

(4)护理过程中,应注意避免引起颅内压增高的各种诱因。

①保持病室安静,绝对卧床休息,抬高床头 15°～30°,避免影响睡眠和情绪的不良刺激。

②呕吐时头偏向一侧,随时清除呕吐物。

③翻身时动作轻柔,避免颈部屈曲、扭转。

④吸痰时避免反复强烈刺激患者,导致剧烈咳嗽。

⑤及时处理高热,以减轻或控制癫痫发作。

⑥控制输液量和速度,每天的输液量不可在短时间内输完,应于 24 小时内均衡输入。

⑦保持大、小便通畅,便秘时用润滑剂或低压灌肠通便,防止膀胱充盈过度。

⑧躁动患者的约束不可过度。

(二)维持呼吸功能

高流量输氧、保持呼吸道通畅、提高血氧含量是患者康复的保证。

(1)吸氧:一般可采用高流量输氧,对于呼吸功能障碍、不能维持血氧含量以及昏迷时间长或程度深的患者,应及时行气管切开或机械通气供氧,以保证脑组织有充分的氧气供应。

(2)吸痰:随时吸痰及呼吸道分泌物,保持气道通畅,为了防止缺氧,每次吸痰前加大氧流量或吸入纯氧,必要时先行气道雾化或湿化后再吸痰,以达到吸尽气道分泌物、痰液的目的。在患儿进食 1 小时内避免刺激患儿剧烈咳嗽,以免呕吐或食物反流导致窒息。

(3)给患儿喂食时应抬高床头 30°,进食 1 小时内尽量不搬动患儿,防止食物反流引起窒息。

(4)患儿发生惊厥,使用安定类药物时应静脉缓慢注射并注意观察有无呼吸抑制的发生。高热患儿采用冬眠疗法降温时,因大剂量氯丙嗪注射可促进气道分泌物增多,需注意及时清除呼吸道分泌物以保持呼吸道通畅。

(三)采取各种安全保护措施以避免患儿受伤

请参考"小儿惊厥"防止受伤的护理措施。

(四)疼痛的护理

(1)保持病室安静、整齐、清洁,减少噪声,室内光线柔和,工作人员操作轻柔。

(2)绝对卧床休息,患儿半卧位,抬高床头 15°~30°。

(3)遵医嘱使用高渗脱水剂如利尿剂,以达到迅速消除脑水肿、降低颅内压和减轻疼痛的目的。

(4)遵医嘱给予止痛剂和镇静剂,仔细观察药物的反应并随时提供讯息给医师,以便调整剂量或改变药物种类,达到有效控制疼痛的目的。

(5)对于年长患儿,可教他们在疼痛时想其他事情或数数、唱歌、听音乐、看电视等,以减轻疼痛。

(6)必要时配合医师做好腰穿及脑室穿刺引流以减轻颅内压,做好术后护理,腰穿后去枕平卧 4~6 小时,以免发生脑疝。

(五)侧脑室引流术后护理

(1)穿刺成功后,在无菌条件下连接脑室引流装置。

(2)妥善悬挂引流装置:引流管的最高处距侧脑室的距离应为 10~15cm,以维持正常颅内压。

(3)禁忌引流过快:引流早期应密切观察引流量和速度,防止引流过量、过快导致低颅内压性头痛、呕吐,而且在原有颅内压高的情况下骤然减压可导致硬脑膜下或硬脑膜外血肿、脑卒中、脑疝。

(4)控制引流脑脊液的量:年长儿的引流量 24 小时一般不超过 150～200mL,婴幼儿 24 小时一般不超过 100mL。引流同时应注意监测血清电解质,及时纠正水电解质及酸碱平衡紊乱。

(5)保持引流通畅:引流管不可受压、扭曲、折叠,适当限制患者头部的运动。做各种治疗及护理操作时应注意保护引流管,避免牵拉,防止脱出。引流管内如无脑脊液流出,应查明原因,不可强行冲洗。确认为阻塞者,需更换引流管。

(6)防止感染

①每日在严格无菌操作下更换引流装置:a.夹闭引流管;b.接头处严格消毒并以无菌纱布包裹;c.穿刺伤口消毒后盖无菌敷料。

②保持穿刺部位的敷料清洁干燥,如引流管脱落或敷料被脑脊液浸湿必须在无菌操作下及时更换。

③保持室内清洁,病房每日消毒 1 次。

(7)密切观察并记录脑脊液的量和性状:正常脑脊液为无色透明,无沉淀,术后 1～2 日内脑脊液可略带血色,以后转为橙色。

①若术后脑脊液中有大量鲜血或脑脊液颜色加深,常提示有脑室内出血,应紧急行手术止血的准备。

②脑室引流时间较长时易发生颅内感染,感染后的脑脊液混浊,呈毛玻璃状或有絮状物,患儿有颅内感染的征象。此时应引流感染性脑脊液送化验。

(8)拔管:持续脑脊液引流一般不超过一周,拔管前一日可试行将引流瓶挂高到 20～25cm,观察 2 日,注意有无颅内压增高症状的出现,无不适则夹管 2 日,2 日后正常可拔管。拔管前后切口如有脑脊液漏出应通知医师缝合,以免引起颅内感染。

参考文献

[1]陈娜,陆连生.内科疾病观察与护理技能[M].北京:中国医药科技出版社,2019.

[2]安利杰.内科护理查房案例分析[M].北京:中国医药科技出版社,2019.

[3]杨蓉,冯灵.神经内科护理手册[M].2版.北京:科学出版社,2019.

[4]谢萍.外科护理学[M].北京:科学出版社,2019.

[5]刘梦清,佘金文.外科护理[M].2版.北京:科学出版社,2019.

[6]王莉慧,刘梅娟,王箭.消化内科护理健康教育[M].北京:科学出版社,2018.

[7]周宏珍,张晓梅,魏琳.神经内科护理健康教育[M].北京:科学出版社,2018.

[8]吴欣娟.外科护理学[M].6版.北京:人民卫生出版社,2017.

[9]尤黎明.内科护理学[M].6版.北京:人民卫生出版社,2017.

[10]陆静波,蔡恩丽.外科护理学[M].北京:中国中医药出版社,2016.

[11]白凤霞.基础护理操作技术[M].兰州:兰州大学出版社,2017.

[12]崔焱.儿科护理学[M].北京:人民卫生出版社,2017.

[13]燕铁斌,尹安春.康复护理学[M].北京:人民卫生出版社,2017.

[14]兰华,陈炼红,刘玲贞.护理学基础[M].北京:科学出版社,2017.

[15]王欣,徐蕊凤,郑群怡.骨科护士规范操作指南[M].北京:中国医药科技出版社,2016.

[16]李卡,许瑞华,龚姝.普外科护理手册[M].北京:科学出版社,2015.

[17]樊新生.实用内科学[M].北京:科学出版社,2015.

[18]黄叶莉.神经疾病临床护理[M].北京:人民军医出版社,2014.

[19]石兰萍.临床内科护理基础与实践[M].北京:军事医学科学出版社,2013.

[20]田桂荣.临床常见疾病护理常规及护理规范[M].北京:中国科学技术出版社,2013.

[21]张瑞琴.实用骨科护理手册[M].北京:科学技术文献出版社,2013.

[22]姜梅.产科临床护理思维与实践[M].北京:人民卫生出版社,2013.

[23]曹荣桂.医院管理新编[M].北京:北京大学出版社,2009.

[24]梁桂仙.临床常见疾病护理常规[M].昆明:云南科技出版社,2011.

参考文献

[1] 李瑞. 植物生长环境与调控. 北京: 中国农业科学技术出版社, 2017.

[2] 安利和水. 中科......北京: 中国农业科学技术出版社, 2018.

[3] 郑秀. 植被与水循环学. 北京: 科学出版社, 2016.

[4] 谢华, 水林与防护. 北京: 科学出版社, 2015.

[5] ......北京: 科学出版社, 2010.

[6] 王丽志. 植被恢复. 北京: 科学出版社, 2018.

[7] ......北京: 科学出版社, 2018.

[8] ......北京: 人民卫生出版社, 2017.

[9] ......北京: 人民卫生出版社, 2012.

[10] ......北京: 中国中医药出版社, 2016.

[11] ......兰州: 兰州大学出版社, 2011.

[12] ......北京: 人民卫生出版社, 2011.

[13] ......北京: 人民卫生出版社, 2017.

[14] ......北京: 科学出版社, 2017.

[15] ......北京: 中国林业科学出版社, 2016.

[16] ......北京: 科学出版社, 2012.

[17] ......北京: 科学出版社, 2015.

[18] ......北京: 人民卫生出版社, 2011.

[19] ......北京: 军事医学科学出版社, 2013.

[20] ......北京: 中国林业科学出版社, 2013.

[21] ......北京: 科学技术文献出版社, 2016.

[22] ......北京: 人民卫生出版社, 2013.

[23] ......北京: 北京大学出版社, 2009.

[24] ......昆明: 云南科技出版社, 2011.